U0067384

表達性藝術治療概論

Stephen K. Levine & Ellen G. Levine 主編

蘇湘婷、陳雅麗、林開誠　譯

Foundations of Expressive Arts Therapy:

Theoretical and Clinical

Perspectives

Stephen K. Levine & Ellen G. Levine

目 錄
CONTENTS

▶▶▶ 【第一部】哲學與理論觀點 ◀◀◀

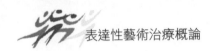

▶▶▶ 【第二部】臨床觀點 ◀◀◀

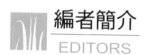

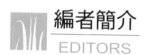

編者簡介
EDITORS

　　史第分・理文（Stephen K. Levine, PhD, DSSc）是多倫多約克大學社會科學、社會與政治思想的副教授；同時也是個演員、詩人和小丑，他是多倫多 ISIS-Canada（國際多元學習學校）的共同指導者，著有《製作：心理學及靈魂的語言》（*Poiesis: The Language of Psychology and the Speech of the Soul*, Jessica Kingsley Publishers）。更是瑞士歐洲研究學校（European Graduate School）的副院長，和表達藝術治療博士班課程的主任。

　　艾倫・理文（Ellen G. Levine, MSW, PhD）是兒童心理治療師，也是表達藝術治療師，並於 1988 年起任職兒童心智健康中心的資深社工至今。她是一位視覺藝術家，常在個人工作室或臨床治療時，與孩童和成人共同創作。她是多倫多 ISIS-Canada 的共同指導者，著有 *Tending the Fire: Studies in Art, Therapy and Creativity*（Palmerston Press）。也是瑞士歐洲研究學校的 North American Liaison 主任。

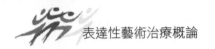

作者介紹
AUTHORS

安尼蒂‧碧德拉第（Annette Brederode）是一位藝術家、表達藝術治療師以及完形心理治療師。她具有豐富的成人心理治療、社區治療和門診治療經驗。目前擔任表達與創作藝術治療中心（Center for Expressive and Creative Arts Therapy）主任（由她於1985 年成立於阿姆斯特丹），至今仍然在阿姆斯特丹執業。她同時在芬蘭的赫爾辛基，指導一個表達藝術治療的訓練計畫。於1986年，安尼蒂更成立了國際網絡表達藝術治療訓練中心（International Network of Expressive Arts Therapy Training Centers）。

馬歌‧福斯（Margo Fuchs, PhD）在瑞士的歐洲研究學校，擔任表達藝術治療計畫的計畫總監。她是一位詩人、督導和心理治療師，同時也在歐洲與美國從事教學與出版工作。著有 Season-ing Life（Palmerston Press），並且與人合著 Minstrels of Soul（Palmerston Press）一書。

達莉雅‧哈普琳（Daria Halprin, MA）是位受過專業訓練的舞者與表演藝術家，在擔任心理治療師以前，曾經於大銀幕（電影）發展。她是加州 Tamalpa Institute 的共同創始者，著有 Coming Alive: The Creative Expression Method（Tamalpa Institute）。目前擔任跨國教師與訓練家的角色，是歐洲研究學校的教師。

麥金凱‧雅各比（Majken Jacoby, MA）原是一個藝術教師與畫家，在 Danish 公共服務電視與廣播電台擔任製作人和電視、廣播節目導演。身為一個視覺藝術家，曾參與出版、戲劇和傀儡劇製作等活動。同時是 ISIS-Denmark 的創辦人，也是瑞士歐洲研究學校的教師。

裴洛‧尼爾（Paolo J. Knill, PhD）是麻州萊思禮大學研究所（Lesley College Graduate School）的榮譽教授，和瑞士歐州研究學校的院長，同時也是一個表演藝術家、教師、督導和心理治療師。他是國際網絡表達藝術治療中心的創始人，著有 *Ausdruckstherapie* 和 *Medien in Therapie und Erziehung*（Eres Edition Lilienthal）。與人合著 *Minstrels of Soul*（Palmerston Press）。

艾倫‧理文　見編者簡介。

史第分‧理文　見編者簡介。

依麗莎白‧高登‧馬吉姆（Elizabeth Gordon McKim）是詩人和詩歌教師。她在麻州萊思禮大學教授表達藝術治療和創意藝術學習學科。她出版四部詩集，並與 Judith Steinbergh（詩人與教師）共同著作教學手冊，和音樂與詩歌的錄影帶（*To Stay Alive*）。

尚‧麥立夫（Shaun McNiff, PhD）是麻州 Endicott College 的教務長。他是麻州萊思禮大學表達藝術課程的創辦人，著有 *The*

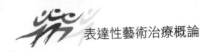

Arts in Psychotherapy（Charles C. Thomas）、*Arts as Medicine*（Shambhala）、*Depth psychology of Art*（Charles C. Thomas）、*Art-Based Research*（Jessica Kingsley Publishers）四本表達藝術治療專書。

瑪琳達・艾許・梅耶（Melinda Ashley Meyer, MA）是心理劇治療師與生物能量治療師。她是 Norwegian Institute for Expressive Arts Therapy 的創辦人和共同領導者。也是歐洲聯邦心理劇訓練組織（Federation of European Psychodrama Training Organizations）的創辦會員和諮詢委員。

葉卡・諾耳（Yaacov Naor, MA）是心理劇治療師及表達藝術治療師。他擔任治療師期間，常與精神病患、孩童和成人一起創作，並在他的藝術工作中，擔任劇場演員和導演。他是 Inner Theater 心理劇訓練中心和 ISIS-Israel 的創辦人與指導者。

保羅・紐姆（Paul Newham）是治療師、教師和作家。他居住在英國倫敦，擔任 The London Voice Centre 的指導者，負責聲音動作治療的專業訓練，也是國際聲音運動治療組織（International Association for Voice Movement Therapy）的創辦者與指導者。著有 *Therapeutic Voicework*（Jessica Kingsley Publishers），並在歐洲和美國教授聲音治療課程。

娜塔莉・羅吉斯（Natalie Rogers, PhD）是作家、藝術家以及心理治療師，同時是加州聖塔羅莎 Person-Centered Expressive Therapy Institute 的創辦人。她在歐洲、俄羅斯、日本、拉丁美洲和美國等地演講與推廣工作坊，著有 *Emerging Woman: A Decade of Midlife Transitions*（Personal Press）以及 *Creative Connection: Expressive Arts as Healing*（Science and Behavior Books）。

瑪格麗塔・汪嘉（Margareta Wärja, MA）是音樂心理治療師和 Guided Imagery and Music 的會員。她目前正在斯德哥爾摩、瑞典等地執業，並擔任瑞典表達藝術治療訓練機構（Swedish Expressive Arts Therapy Training Institute）的訓練主任。

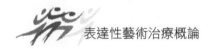

譯者簡介

蘇湘婷（第 1 至 3 章、5 至 6 章）

現為杏語心靈診所主任治療師，具美國聖地牙哥整合學習大學表達藝術治療證照，並於許多學校及社區單位帶領藝術治療、抒壓、曼陀羅等工作坊。近年專注於身心靈整合的學習，融合繪畫、吟唱、曼陀羅等元素於療癒之中。

陳雅麗（第 10 至 14 章）

具國小教師證、教育心理與輔導碩士學位。擁有國小、補教等二十年教學經驗，並應邀至學校、研討會、電視台、廣播電台等擔任講師或來賓。著有：《沒大沒小天才班》（圓神出版社）。譯有：《兒童遊戲治療活動》（心理出版社；合譯）、《表達性藝術治療概論》（心理出版社；合譯）。多篇教育文章見各大報及小天下FB。目前從事國小、國中課後的教學工作並且經營粉絲專頁：雅麗老師學習方法教室，討論國小、國中生的學習心理及各科學習方法。

林開誠（第 4 章、7 至 9 章）

於中國上海復旦大學新聞學院取得碩士學位。曾任廣電人市場研究公司研究員，具有多年的市場與媒體研究經驗。目前為證券分析師。

譯者序
FOREWORD

從第一堂表達藝術治療課開始

美國聖地牙哥表達藝術機構（Expressive Arts Institute of San Diego）治療師茱蒂（Judith Greer Essex）在 2000 年的一篇簡短演講，是我與表達藝術治療的第一次接觸。在一個小時的介紹中，茱蒂要大家在圖畫紙上畫出現在想身在何處，然後展示給全體夥伴。我怯怯地拿著自己不怎麼樣的作品，一邊在心中和他人的圖畫做比較，一邊滿腹疑惑。很驚訝地，沒有人談論繪畫技巧的優劣。茱蒂問了大家幾個問題讓我們專注在自己的圖畫上：你是誰？你在哪裡？在這個地方有什麼感覺？是什麼阻止你來到這個地方？

雖然只是幾個簡單的問題，卻讓我覺察到身在異地的自己有多想家。那時到聖地牙哥已一段時間，平時只把想家的心情當作一個概念，一個應該存在卻又遙遠的想法。當看到這樣的心情被置於圖畫紙上、看到圖中的自己放鬆微笑的表情，我才真正感受到想念與糾結的心情。彷彿一面鏡子映照出內心真實的樣貌，不帶任何批評，只是靜靜接受我所讓它映照出的樣子。這個經驗所帶來直覺的感動以及陪伴的感受，讓我一頭栽入表達藝術治療的領域。

以後的日子裡，繪畫成為承載我一切情緒的最好容器。慢慢

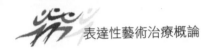

地也在學習的過程中加入了音樂、肢體動作與詩歌等其他媒介。這是一種豐富的感覺,是一種被了解、被包容、被重視的感覺。身體的各個部位,以及心智和靈魂,彷彿有了對話的平台,可以交流,可以相互支持。許多次流下難以理解的淚水,卻成為靈魂的最佳安慰,彷彿在藝術中他們是認識彼此、熟悉彼此的。愈是深入表達藝術治療的領域,愈是領悟到:相信過程,一切都是最好的安排。

在表達藝術治療的學習過程中,經驗成為一個重要的關鍵。實際從事藝術創作的過程有著不同層面的意義。在個人層面上可以擴展對自我的覺知,透過不同媒材的運用探索與整合散亂各處的自我。這些體驗則同時成為專業層面上最好的參考架構,以支持並協助個案進行屬於他們個別的創作過程。

理論架構則為表達藝術治療帶來廣闊與深入的視野。始自人類存在之初,經過了文明的演化,在古希臘時期建立了現代哲學觀的基礎,進而連結了美學與療癒間的關係。當我們從整個歷史角度來觀察這一發展,就會發現表達藝術對生命的意義及治療本已存在。而理論似乎是將已存在的事實做一系統化的整理,讓我們有一方向性,避免落入個人執著的觀點中。

然而正如同本書編者所言,我們在閱讀本書時會發現無法從單一理論經驗來詮釋表達藝術治療。就我所知,表達藝術治療被使用在心理治療、職能治療、復健、新時代(New Age)追尋、靈性諮商和能量治療等等方向上。可想而知在這些不同的領域中,

表達藝術治療的使用與目的都有極大的差異。也許對一些人而言，這些差異性增加了學習的難度，卻也豐富了各種可能性。或許，表達藝術治療正如生命一般，也在體驗其存在的可能性。

　　從第一堂表達藝術治療課至今，我愈來愈信任藝術創作過程本身，它即是生命的表達、內在智慧的外化。在創作的過程中，療癒就在發生。

蘇湘婷

杏語心靈診所表達藝術治療中心主任

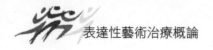

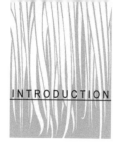

前言

史第分・理文（Stephen K. Levine）
艾倫・理文（Ellen G. Levine）

本書集結了反映表達藝術治療此時狀態的多元觀點。本書也概覽了表達藝術治療多元的理論觀點及其不同的實務方法。對於本書所有的作者而言，本領域的多元性正如同作者群的專業一樣，正處於不斷的發展中。致力於表達藝術治療的本書所有作者及非著作本書的其他專家，皆可視為由各自的工作來形塑本領域的藝術家。

表達藝術治療已被視為專業的獨特領域，然而事實上它是近代才開始發展的。它起源於 1970 年代早期，由尚・麥立夫（Shaun McNiff）、裴洛・尼爾（Paolo J. Knill）、諾瑪・肯那（Norma Canner）等人於麻州康橋的萊思禮大學研究所創立了表達藝術治療方案。相對於今日其他著重於藝術治療的訓練方案，本方案的哲學觀納入藝術治療的多元取向。同時該方案也連結了傳統固有的治療系統，例如薩滿（McNiff 1981），並結合現代哲學發展，例如現象學、解釋學、以及當代的解構學。

　　萊思禮方案至今已在表達藝術治療領域中訓練超過一千位學生。其中許多人繼續在臨床領域中擔任治療師一職，也在機構或是其他訓練方案中任教。1980 年代後期，裴洛‧尼爾在萊思禮大學的支持下開始在歐洲及北美洲發展訓練計畫。以國際多元學習學校（International School of Interdisciplinary Studies，簡稱 ISIS）為名義的訓練計畫在瑞士、加拿大、丹麥和德國建立。這些訓練計畫的特色在於以創造學習社群為架構下的多元表達藝術治療。

　　隨後，ISIS 計畫與歐洲其他類似取向的訓練計畫被整合為表達性治療訓練中心之歐洲網絡（European Network of Expressive Therapy Training Center）。這些訓練計畫結合之後開始贊助復活節研討會（Easter Symposium），即一年一度的密集訓練週，同時歡慶藝術。每年復活節前後這個活動會選定一歐洲國家舉辦。復活節研討會及北美網絡拓展的成功促使了 1995 年年度豐收研討會的開幕。此時歐洲網絡在表達藝術治療訓練中心的國際網絡中更為擴展。本文撰寫時新的 ISIS 計畫正在以色列、美國西南部和加州發展中。

　　在訓練計畫激增的同時，新的學術方案也孕育而生。位於瑞士的歐洲研究所（European Graduate School）開始授與表達藝術治療碩士學位及進階領導訓練。1996 年進階研究學習轉變為博士學位。加州整合學習機構（California Institute of Integral Studies）於同年開始其碩士階段研究訓練。

　　本領域中的治療師與訓練者亦共同創立了一個專業機構——國際表達藝術治療學會（International Expressive Arts Therapy Association，簡稱 IEATA）。創立於 1994 年的 IEATA 視其計畫為專業藝術治療機構的另一選擇，它不僅具有多元特質，同時鼓勵教

育者、藝術家和治療者成為其成員。IEATA 為表達藝術治療師設立了專業註冊流程,並已在美國和加拿大贊助三場大型研討會。

過去二十年來表達藝術治療的成長使之成為一個獨立的領域。希望隨著時間流逝,藝術治療專家可以挑戰多元取向的最大可能性。同一時間,此領域需要其應用者了解它特別的本質、與其他應用方式的相互關係、以及背後的理論架構。

對此領域的定義需要被澄清,但是我們覺得,表達藝術治療也許永遠不會有一個清楚的操作定義。就像所有的多元取向一樣,它無法被限制在一個特別的架構之中。它的多元本質需要有帶入多重觀點和實務的能力,而非局限在任何一個方向中。

表達藝術治療的基礎不在於特殊的技術或是媒介,而是在於回應人類苦難的藝術能力。美的責任的基本概念(Knill, Barba and Fuchs 1995)暗示了選擇適當的媒介以達成治療效果。因此,表達藝術治療師必須準備好與聲音、意象、動作、戲劇和文字互動,以面對個案的真實需要。

有時,多元的取向被控以隨意集結不一致的方法。然而我們認為,使其免於控訴的是一方面表達藝術治療根源於人因經驗而有不同的感官表達,另一方面則根源於想像力的一致性是有創造力、有意義的來源。身體會動、聽、看以及說。這些感官的機制都符合了藝術的原則。身體各種的表達方法都集結於身體的察覺與移動(Merleau-Ponty 1966)。同樣的想像力具有各式各樣的形式。無論經由幻想、夢及藝術活動,想像力具有使用各種感官功能以創造新的意義。想像力具多種面貌。

人類的基本能力,就如同希臘人所指的「製作」,確保人類的各種藝術表達具有一個共同的起源。事實上,從古至今的治療

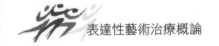

儀式、戲劇表演，都必須訓練各種的藝術能力。唯有近來的表達藝術治療會將各種藝術分類至適合的形式。然而直到最近，又再打破了原本被視為理所當然的藝術分類，因為表演藝術、電視、電影等都是採用綜合了多元的媒介。

當然表達藝術治療師不必然是受過各種藝術訓練的專家，雖然事實上有些治療師專精於各種藝術。然而他們可稱之為整合型的專家，因為他們能視不同的情況而採用不同的表達藝術方法。培育表達藝術治療師的教育目標之一是培養敏感度，能在適當的時刻採用適合的藝術活動。因此表達藝術治療師可稱為「低藝術造詣、高敏感度」。

難以對「表達藝術治療」下單一的定義正反映了本領域的實務工作者採用了多元的理論架構。對於表達藝術治療師的一個基本問題是單一理論架構的可能性及必要性。表達藝術治療應該有單一的理論架構或是因應實務上的需要而應該有多元理論呢？

上述的問題暗示了主要的議題之一與心理學的理論有關。應該從心理學或是心理治療師來建立表達藝術治療的觀點或者是本領域應該發展自己的觀點。關於這個問題，本書則以多元的立場來回應，像是從客體關係理論或個人中心取向到試圖以藝術為基礎來下定義。這個問題就某種程度來說，應該視未來的實務工作而定。表達藝術治療研究所及碩士後教育單位的任務之一，是鼓勵學生及教師去發展藝術與治療兩個面向並重的觀點。此刻我們欲持有一個多元理論與多元實務的觀點。

本書的第 1 章「製作與後現代主義 ：表達藝術治療基本原則的探索」，史第分‧理文這位本書的共同編輯者提出了對本領域理論基礎的眾多意見的質疑。根據他的哲學訓練，理文將當代思

潮的解構取向應用在建立基礎原則的追尋上。藉由專注於「製作」在關於藝術哲學發展中一些主要描述的概念，理文嘗試建立一個不受限於先前觀點基礎以釋放治療的想像力。

在「心靈滋養：創造力的綜合性語言」中，裴洛・尼爾引用他共同著作 *Minstrels of Soul: Intermodal Expressive Therapy* （1995）中的原則，在想像與遊戲存在的重要性的一般架構中呈現表達藝術。這是因為藝術深植於想像超越實像的存在能力，而為我們的存在帶來不同的可能性。想像力、遊戲、和藝術之歷史和人類學上的連續性顯示他們在人類存在中的基本重要性。因此，藝術可以成為某種預防藥物，就好像藥物之於維護人類健康一樣。

麥金凱・雅各比在「形式的必要性：洛士特著作中的表達藝術治療」中指出美學和藝術創作的根本在於我們在世界中的感官天性。「人類本能」，她說：「具有一個感官的基礎。」在我們的藝術工作中，我們試著清楚表達人類回應世界的協調特質。藝術清晰的調和使他們能夠成為「至高生命表達」的承載者，這些慈悲與信任的基本表達讓我們對他人與世界開啟自己。因此這裡有一個「形式的必要性」，一個「照顧我們手中握持的生命」的道德要求，在詩歌的開放中形塑自己。

因此，藝術不僅僅被視為與美有關，更與真實相關。尚・麥立夫在他的章節「藝術的探詢：表達藝術治療的研究」告訴我們，藝術實務提供了我們無法從嚴謹認知方法中獲取的生命領悟。因此藝術可以研究的方法來進行，這是一個藝術治療領域實務者特別重要的知識獲取方法。麥立夫的觀點對於此領域的研究有著重大的影響。我們會見到勇於將其對藝術的詢問建立在藝術實務上而非科學認知上的新生代研究人員嗎？最重要的是，這種發展會

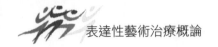

將生命與想像交付回知本身的實行。

　　本書的第二部分是主要探討表達藝術治療應用與實務。在這個部分更是能看到多元的方法與多元的理論，有的是基於心理學的架構、有的則是基於藝術的實作。無論是基於何種架構，都有一個共同關心的主題是人類所受的痛苦及藝術可以回應的可能性。保羅・紐姆將深度心理學、現象心理學、前衛劇場集結成一個較廣的理論觀點。本書的第 5 章「聲音治療：歌唱與聲音在心理和身體治療上之藝術性的運用」，他著重於在表達藝術治療中以聲音做為治療用途。紐姆發展了表達藝術治療的一個新方法「治療性聲音工作」，貢獻斐然，尤其是自成一格的發展了聲音療法的歷史及相關機構。本書的一些作者也屬於該機構。

　　娜塔莉・羅吉斯，本領域的先驅，承繼了父親卡爾・羅吉斯（Carl Rogers）所發展的個人中心哲學。「創造性聯結：一個全面性的表達藝術過程」闡述了在治療中使用綜合性方法的觀點。治療的目的是全面性、自我實現的，因此藝術可能凸顯其必要性，因為藝術能夠表達自我的全面性。

　　在達莉雅・哈普琳的「活在藝術中：動作即是整合的過程」中，身體的動作能夠表達自我而且也是將部分自我整合為一的基礎。「創造性、身體動作的生活」賦予表達藝術治療更大的任務，它也可能「治療破碎世界」。安尼蒂・碧德拉第在「一層覆蓋一層：藝術工作室的治療經驗」章節裡，綜合各種藝術媒介才能修復已遭破壞的想像力，而視覺藝術可以成為一項強而有力的工具。這些作者都對於藝術工作室在表達藝術治療中的重要性多有著墨。

　　在「音樂治療：以表達與接納方式發揮音樂的母性功能」中，瑪格麗塔・汪嘉闡述基於以母親與子女關係的心理學，再予以音

樂導向的表達藝術治療，期能觸及心靈的最深處。汪嘉認為音樂能夠觸及符號表達期之前的人類經驗、身體與情緒的經驗，並且能夠治療自我內心最深層的傷口。音樂——時間的皇后，能治癒我們並且重回生活。

音樂與聲音最起初時是共同應用而成為歌曲。詩歌得以讓我們使用聲音的想像力觸及靈魂的最深處。在「在幻想與信念之間：詩歌治療法」中，馬歌·富斯發現文字可以悠遊於存活於世界上的基本信念與以想像力創造新的現實之間。以詩做為治療處遇的可能性端視於文字遊戲於信念與想像力之間的空間。

依麗莎白·高登·馬吉姆認為詩是一種嚴肅的遊戲。在她的章節「口語傳統下的詩歌：認真的文字遊戲」，說明了詩樣的語言是人類的傳承。先不論詩的正式格式如音律與押韻，詩將我們帶回來最原始的觀看與訴說，我們有能力創造一個文字的世界。

「心理劇：關於受納粹迫害者」的作者葉卡·諾耳提醒到，有時我們創造的世界可能是難以修復的。在他所帶領的一個成員包含了納粹迫害的猶太人子女及二次世界大戰德國小孩的心理劇中，顯示了劇院可以是一個承載衝突與痛苦的場所。表達藝術治療可視為處遇環繞於我們周圍邪惡力量的一種方式。

同樣的，瑪琳達·艾許·梅耶的「流亡於身體之外：在等待室創造一個遊戲室」，展現了表達藝術治療的能量，訴說了暴力、刑求和受苦的各種情形。為流亡於挪威的波西米亞人，在等待空間創造了一個遊戲空間，她示範了表達藝術治療可以修復已死的靈魂。

最後一章，本書的共同編輯艾倫·理文，當她試圖整合兒童心理治療與藝術治療，就像在她的著作 *Tending the Fire: Studies in*

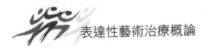

Art, Therapy and Creativity（1995）中，她將我們帶回了兒童遊戲的世界。或許表達藝術治療的所有工作都發生在想像力的遊戲空間，也或許表達藝術治療的最終基礎就是遊戲。

本書的所有作者不僅使用不同的媒介與理論架構，也來自於不同的國家，如加拿大、丹麥、英國、荷蘭、以色列、挪威、瑞典、瑞士和美國。本書作者國際化特色相當適合整合多元策略與理論的領域。簡略的定位表達藝術治療相當的不容易。定位，海德格認為「……缺乏差異性定位總會改變」。然而缺乏定位可能使我們在各種的差異下於同一領域工作，「所謂的同一領域是將差異性歸納在一起……同一領域的區別與差異性其實擁有同一個起源」（Heidegger 1975, pp.218-219）。

所有的作者期望本書集合所有的差異性且互為尊重。同一個起源或一體，對於表達藝術治療而言僅僅是使用的方法不同。

○ 參考資料

Heidegger, M. (1975) *Poetry, Language, Thought*. Trans. A. Hofstadter. New York: Harper and Row.

Knill, P.J., Barba, H.N. and Fuchs, M.N. (1995) *Minstrels of Soul: Intermodal Expressive Therapy*. Toronto: Palmerston Press.

Levine, E.G. (1995) *Tending the Fire: Studies in Art, Therapy and Creativity*. Toronto: Palmerston Press.

Levine, S.K. (1997) *Poiesis: The Language of Psychology and the Speech of the Soul*. London: Jessica Kingsley.

McNiff, S. (1981) *The Arts and Psychotherapy*. Chicago: Charles C. Thomas.

Merleau-Ponty, M. (1966) *Phenomenology of Perception*. London: Routledge and Kegan Paul.

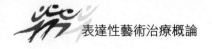

【第一部】

哲學與理論觀點

製作與後現代主義：
表達藝術治療基本原則的探索

史第分・理文
（Stephen K. Levine）

在美國作家威廉・沙洛揚（William Saroyan）的故事中，主角不斷地重複著這一段話：「沒有根基便沒有建構」，這句他一遍又一遍重複敘說的句子就好像一個神奇的魔咒，似乎給予混沌一個名字就是逃避它最好的方法。那麼在混沌的世代或是一段歷史時光中，尋找基本原則的意義又為何？正如葉慈（Yeats）所謂的：「事物分崩離析，中心無法支持。全然混亂橫流於人世之間。」又表達了什麼意思呢？

當代哲學思潮的一個主流就是評論「基礎學」（foundationalism）。此派的意見認為，世間有一根本的次序原則以安置歷史，並對於人類的存在提供了意義。基礎學則是關於表達理論性取得的優勢的權力制度及意識型態。為了符合統治階層的需求，次序原則成為壓抑他人、社會階級、種族及性別的最佳藉口。然而隨著歐洲皇權統治的結束，次序原則也變成了一個問題。為什麼以形而上學作為傳統型態的哲學會找尋思想的基本原則呢？這樣的

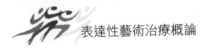

角度又隱藏了什麼涵義？這些問題與了解表達藝術治療有著特殊的關連性。

　　傳統美學建立在一個以表現形式為主的基礎架構下，因此，藝術被視為給予混亂變化的經驗一個次序的方法。在這樣的架構下，美是整合過程中的一個關連事物。對康德而言，任何能表現出心靈感官和諧的事物可被視為美的體驗，也就是一個能代表現代哲學的藝術。然而對表達藝術治療來說，美往往關係著不和諧與混沌，而非形式上的完美。美是能讓一個人呼吸暫停的事物。正如裴洛‧尼爾提醒我們的，美是驚人的（Knill, Barba and Fuchs 1995）。對當事人有效的治療性工作通常是衝突而非撫慰。衝突是痛苦的表現，並且將目擊者帶入核心，它不允許個人面對形式上的完美而產生「距離的美感」。當然，當事人的作品可以是歡喜的，甚至是令人著迷的；然而，這種著迷並非來自遠距離無聊的凝視，而是一種「被美所衝擊」的模式。

　　如果傳統美學無法作為表達藝術治療的基礎，那麼我們要如何進行呢？有什麼藝術與人類存在的觀念能使我們在藝術創作中產生力量，但又和傳統形式徹底地不同？我們的思想會和西方講究秩序和形式的形而上學中的評論基礎學有什麼樣的相異處？也許有人會問，什麼樣的思想可以擁抱混沌卻不會落入絕望？為了試著回答這些問題，我們首先要能去質問對於形而上學的傳統信念。思想永遠是一種處境；我們再也不能跳開歷史現象。更確切地說，我們必須嘗試在傳統中找尋被傳承給我們重新開始的可能性，唯有在這種探索中，才能使我們以真實的方式深入傳統。

　　哲學形而上學的基本潮流，可以在柏拉圖對於西方哲學思考中的古典思維上的對話看得最清楚。在這裡，我們可以看到柏拉

圖所謂的「詩與哲學的古老爭論」——一個以來自《理想國》
（*Republic*）中描述這個城市的詩的放逐為結果的爭論。我們必須
記得在古雅典，詩人是人民的教育者。荷馬的敘事詩對每一位受
過教育的公民而言是特別熟悉的。此外，悲劇夢境被視為政治生
活不可或缺的部分，城邦（polis）中的每位成員甚至被要求參與
節慶。

　　因此，當柏拉圖抨擊危害他們政治效力的詩人時，他提出的
概念本身即違反傳統。這樣的抨擊只有以柏拉圖的思想為基礎原
則時才能被了解。對於哲學家來說，每天生活的世界被視為生成
與消逝構成的領域，改變和不穩定則是人類經驗中的特色；這不
僅是說政治有混亂無秩序的風險，而且也正是真理被討論的概念。
如果我們居住的世界是持續變動的，那我們又如何能緊握一個永
恆且堅定不移的真理呢？對柏拉圖而言，真理是不可變更的，不
然它就無法成為真理。因此，如果這個世界上有真理的存在，它
不可能存在我們所居住的這個明顯多變的世界中。由於這個原因，
柏拉圖被引領至一個超越可見世界，並可能存在有不變原則的無
形世界中尋求真理。

　　這個不變原則被他稱之為形式（eidos 或 idea），在英文中通
常被翻譯為 form 或 idea。形式意指事物顯化在我們面前的可見外
型。依據柏拉圖的思想，形式的不可見使得事物可見。不變且完
美的形式給予可見的世界可被理解（intelligibility）的程度，然
而，我們透過感官所知覺的，絕無可能超越短暫相似的真實存在。
後者只有透過純粹思想方能被了解。

　　在《理想國》第七卷的「洞穴之喻」（allegory of the cave）
中，可以找到柏拉圖理論對形式最清楚的例子。日常生活的世界

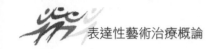

被描述為幻象的範疇。人類就像被關在山洞中，被告知何者為真實形象的犯人，而他們也相信這些形象就是真正的實相。柏拉圖說，如果其中一個犯人從山洞中獲得自由，並且被帶至大地表面，他會看到那些他被告知的形象的真實面貌。他終究會看到真的太陽，而太陽不僅是事物可見的來源，亦是他們真實存在的來源。對柏拉圖來說，在洞穴中的生活好比我們在大地上的生活，我們所謂的現實只是真實存在的幻象或形象。犯人得到的自由正如哲學家的教育，後者不僅將會了解事物的形式，更是柏拉圖所謂善的形式，也就是存在與理解性的真實來源。這個具有條理範疇的形式的意見，在單一不變的善的形式中告終，明顯地與詩人所描述的混亂世界對立。對荷馬和悲劇作家而言，眾神本身就是複合多變的。此外，他們受到人類激情影響，遁入憤怒或是受性慾驅使。柏拉圖認為，這種神性的意象無法作為哲學教育的基礎，因為永恆不變的知識是被設計來將正確的次序帶入靈魂與城邦之中。

此外，詩人們不僅引起心理學及政治上的混亂，他們還提出權力要求一個明顯不正確的知識。柏拉圖對藝術的形而上學評論在此最為明確：藝術家不僅僅不了解世界的真實存在，他的創作不過是可見世界的仿製品。柏拉圖視藝術為模擬（mimesis），詩人則是模擬者，使真相加倍遠離。他的藝術的幻象刻板地與哲學對話可以達到的真相對立。正因如此，要不是由於對神的讚美以及對英雄的頌揚，詩歌在城邦中應該被禁止。詩人必須證明他們的作品對人類有益，才能再度被容許存在。

柏拉圖的想法太過豐富與複雜，以至於難以縮減至概要性的大綱。尤其是在柏拉圖對話中有一段關於模擬的有趣片段，在他的思想觀點中製造了不穩定。首先，這個對話本身就是模擬的例

子，以戲劇互動呈現想法，而非純理論的論點。除此之外，柏拉圖在其思想呈現中的每一個轉折點均訴諸模擬。在《理想國》中，用語言表達一個城邦的建構就是一種詩的行動；這樣的城邦只存在於想像的範疇之中。此外，對話中的隱喻，例如洞穴之喻，被設計來反駁模擬，卻使用具體的想像以達到其目的。最後，對話本身，就像是柏拉圖的許多對話，以神話而非邏輯為結尾，例如正義之士與非正義之士死後生活的神話性描述。

柏拉圖對話中隱藏的模擬元素暗示了基礎思想的不可能性；任何存在的形而上學被其呈現的必然性做懷疑的描繪。基礎原則必須在其所主張超越的世界上存在，這個必然性描繪了區分存在與外觀的困難。感官的世界可能被視為外觀，但即使是外觀亦具有其存在現象。一旦這個概念被接受，整個經驗的範疇即回歸到我們身上，正如某事物以其本身具有的權力來思考一般。藝術以呈現於感官為根據，需要被賦予它們在思想中合理的位置。

柏拉圖對於模擬的評論在西方哲學中引起迴響。這個評論以形而上學的形式為根基，永恆與不變在此被賦予至高地位。美學的思想以此為架構，因此相對於哲學，藝術只能擁有次級的地位，而概念在地位上必須優於意象。即便是試著將歷史整合進絕對（Absolute）的發展的黑格爾，理念被賦予優越的地位，與現代政治的地位相同。意象的真實性雖未被否定，但被認為不適合成為絕對的表現，只有透過概念才能全然展現絕對。因此為了其必然和必要的目標，了解的原則由永恆的範疇轉進為歷史。歷史的結束一旦達成完美的現代狀態，也意味了藝術的結束。

直到尼采的出現才誕生了新的基礎存在概念，並對藝術有了新的評估。尼采推翻了柏拉圖理念優於感官、存在優於轉變的論

調。對他來說，我們居住的世界就是真實的世界；任何寧可選擇永恆時間的存在概念，僅是試著逃脫代表世俗存在的生成與消逝的必然性。在尼采第一部偉大的作品《悲劇的誕生》（*The Birth of Tragedy*）中有一關於柏拉圖理性（logos）的評論，認為其對隨暫時性而來的苦難感到厭煩。在此尼采追隨叔本華，認為存在並非理念而是意志：世界是基本的奮鬥或是心中渴望的顯化，是將自身交付具有包容渴望的痛苦力量的意象的意志。

所以，尼采並不以過去的方式來了解希臘悲劇：以講究的語言反映希臘的理性。相對地，悲劇劇本中清晰完美的對話，只有在合唱團精力旺盛的歌曲和舞蹈為基礎時才有顯現的可能。悲劇在舞台上被演出而非被文字表達時，是語言和音樂的結合，而其中音樂才是主角。事實上，對尼采來說，音樂是唯一適合展現意志的表達；正如藝術之於時間，音樂反映了奮鬥核心的脈動。

尼采不僅在悲劇戲劇的形式中以詩歌作為表現，他同時考量其在詩中的意象。哲學的理性依據太陽神阿波羅的形象被描述，與光、原則、測量和個體性連結在一起。另一方面，悲劇神話以酒神迪奧尼索司（Dionysus）的力量為表達，與其狂歡縱慾、集體性慶祝與儀式相連結。事實上，悲劇戲劇會在慶典中呈現，以榮耀迪奧尼索司。對尼采而言，悲劇來自以讚美詩歌為慶祝的迪奧尼索司儀式。只有在稍後酒神詩班群眾中的婚禮會以音樂與歌唱，伴隨個別演員太陽神崇拜式的演說來表達自我。

迪奧尼索司的神話連結了春天播種時節，訴說一位神祇被分割並被播灑於大地的故事。迪奧尼索司的儀式慶祝了被分割的神祇能合而為一，經由豐收慶典，新生命由土地中形成，迪奧尼索司得以復原。透過飲酒，慶祝者會感受到以共有的歌曲和舞蹈表

達自我的共同存在。

　　對尼采來說，被分割的神祇是一個基本存在角色的意象：以意志存在。渴望、奮鬥、將它帶入對非它的無止盡追尋；存在的心有一根本的傷痛，這傷痛只能被藝術接納。在此，尼采將自己與其良師叔本華做一區別。對後者而言，藝術是撫慰與鎮定意志的工具；但是，尼采將悲劇戲劇的偉大藝術視為完全接納渴望的苦難、且仍堅守生命價值的意願。尼采不希望像叔本華一樣，對朝向苦行和放空冥想狀態的意志感到厭煩。相對地，尼采想要尋找接受時間、意志、崩毀和死亡卻又不會落入絕望的方法。對他來說，悲劇的藝術表達了對生命的混亂與苦難說「是」的文化。在他的觀點中，平靜沉著不是希臘文化的中心，反而是恐懼的辨識使古希臘人滿懷敬意地凝視混沌。藝術是他們接受苦痛的方法，正如尼采所說：「……只有美的現象才能使存在與世界有全然的正當性。」（Nietzsche 1967, p.52）

　　在柏拉圖對話中，我們可以清楚地看到，為何尼采對蘇格拉底如此挑剔。尼采視蘇格拉底為新人類的原型，奮力地逃離這個短暫的世界而非接受它。他的哲學辯證屬於太陽神崇拜藝術，和悲劇不同，失去了與迪奧尼索司的連結。蘇格拉底的邏輯假定可藉由創造一個不會變動的思想世界來掌控時間與意志。然而，當這個邏輯在我們的時代達到其完整形式，它卻變成缺乏生命的官僚政治與行政文化。藉由掌控意志，它讓自己變得毫無價值。阿波羅崇拜文化結束在沒有任何事物有價值的虛無主義中。因此，尼采召喚悲劇的再生，共同慶祝的精神復甦，以克服我們現代科學文化中毫無生氣的個人主義。在《悲劇的誕生》中，他在華格納（Richard Wagner）的新歌劇作品中描繪這個復甦的象徵，這種

作品將歌詞、音樂、布景與戲劇動作結合為完整的藝術作品〔總體藝術（Gesamtkunstwerk）〕，並具有形成基於神話而來的國家文化基礎的雄心壯志，喚起希臘生活中的悲劇角色。

最終，尼采否決了將《悲劇的誕生》視為另一個世界中，意志被賦予超越過去對存在的詮釋角色象徵的表達觀點。然而，尼采從未放棄將藝術視為在苦難面前仍可堅信生命的工具。事實上，他就由確認意志位於生命之中來激化他早期的思想：生命的本質即是意志。這個理解引導尼采認識到藝術並非天才的職業選擇，而是普遍性的生活方式。對尼采來說，若是阿波羅崇拜文化的勝利意味著神話的死亡，也就是相信神祇的結束，那麼避免絕望的唯一方法就是成為神，承擔為世上無物賦予意義的英雄任務。藝術家的神話創作必須成為每一個嚮往全然存在的個體的引導信念，只有以此方式才能戰勝虛無主義的破滅。

尼采認為，這種任務需要可以克服欲逃離此世界之人的意志弱點的全新人類來擔任，他稱這種人為「超人」（Übermensch）（Nietzsche 1962）。超人的意志超越（über）常人，因其有意願堅信有限制的存在，而非逃離到永恆。尼采對此任務的隱喻是他所謂的「永恆輪迴的神話」（the myth of the eternal return）。如果我們可以想像歷史的每一刻伴隨一切痛苦與苦難一再重現，他問，我們在認知到這樣的堅定會將其存在再度帶回，還會有勇氣對此刻說「是」嗎？在此，尼采引用了哥德交付給浮士德的挑戰，在當下說：「停留吧，你是如此美麗！」但是在這個例子中，其任務是被無限放大的，以尼采的觀點來說，這份堅定是對充分存在的意願。現在，希臘悲劇中藝術性的意志被視為新的超人經驗的模範。

　　尼采詩般的觀點接受時間與有限為其核心，這麼做使得真理必然具有新的概念。如果沒有永恆的存在已賦予世界變化意義與價值，那麼真理本身就在不斷變化。事實上，「真理」只存在於我們想要它是真實的時候。對尼采來說，每一個當下的真理即是意志力量的偽裝。我們視那些使我們的意志更為強壯為真理，並賦予其價值。

　　事實上，即便是柏拉圖主義中的意志（在後來的基督教信仰中，亦仰賴同樣的另一世界特質，亦被尼采視為柏拉圖主義的精神化），亦為掌控個人存在的意圖。那些無法展現強壯意志者仍具有放棄意志的意志。在尼采的觀點來看，哲學與宗教是那些對其缺乏力量感到憤怒之士對於存在的報復。他們即是尼采所謂的「奴隸道德」（slave-morality）。尼采對於這些文化「較高」形式的評論，並非基於它們虛妄的存在，而是基於它們隱藏意志形式的事實，即使它們帶來的心智與精神的新力量最終會導致意志的枯竭。

　　因此對尼采來說，真理並不是存在的邏輯，而是表達意志力量的偽裝。沒有所謂隱藏在表象之後的真理；只要我有意願這麼做，表象即是真理。因此，在尼采的思想中有一對現象新的評估。大地上的存在被視為唯一的世界；表象的價值來自其本質。尼采的藝術性思想不僅給予創造力量卓越的地位，以形成堅信生命的意象與神話，同時也包含了事物表象感官之美的價值。摒棄形而上學意味著接納美為真理形式中的一種。的確，對尼采而言，個人可以像濟慈（Keats）一樣說：「美即是真，真即是美——那是世間你所知道的一切，也是所有你需要知道的。」在此只須加上「美」不意味著形式的完美（正如濟慈在希臘古甕頌中所說的永

恆形體），但是消逝當下的短暫因其有限而具價值，並未被摒除
在外。即使尼采晚期的思想基礎——永恆輪迴的神話，不被他視
為絕對真理，但是歷史中的神話可給予人類復興的力量以選擇生
命。它的真理歸屬於它的力量；只有在這個範圍內，它增強意志
或是任何觀點被視為真實。因此，尼采希望藉由視他自己的哲學
為展望性來壓制形而上學。尼采這位思想家亦是位在生命中創造
真理的藝術家。

　　當然有一觀點認為，尼采的思想必須被具體地檢視。如果真
理即是我的意志，那麼什麼才能阻止我的選擇？我們想起蘭妮・
萊芬斯坦（Leni Riefenstahl）的影片希特勒的紐倫堡大會被稱為
「意志的勝利」（The Triumph of Will）。尼采的思想在此是戰勝
虛無主義或是虛無主義衝動最終表達的方式？

　　尼采的哲學對馬丁・海德格（Martin Heidegger）來說，是形
而上學的巔峰而非終點。海德格視尼采顛覆傳統詠讚永恆時間，
並意圖超越意志的哲學與宗教價值觀的「價值重新評估」，為落
入同樣試著遠離形式的形而上學二元性中。在海德格的觀點中，
尼采並未離開形而上學，相反地，他以新的形而上學原則取代之，
以意志的力量取代絕對形式的傳統概念（Heidegger 1979）。

　　如此一來，尼采展現了傳統自我的本質。而對海德格而言，
哲學總是基於對意志的投射。其對真理的概念意味著透過思想支
配存在，及隨後而來將世界重整為可理解的架構。在海德格的觀
點中，我們時代中科技的勝利是西方哲學對存在的了解的投射之
重大成就，並戰勝之。這個投射本身基於真理概念的一致性，試
圖邏輯正確地表達存在。西方思想的目標是完全呈現真理，在表
達中揭露存在。

　　海德格對形而上學的評論並不如尼采一樣採反對的立場。他認為只有藉由傳統的解構，亦即顯露這種思想的基礎的毀滅，才能夠克服形而上學。尼采英雄式克服形而上學的嘗試並未使它消失，反而在意志掌控存在的談論之中使其顯露無疑。

　　欲摒除支配存在的西方投射，需要對真理及人類的存在有新的思考。對海德格而言，真理的本質不是所謂的正確性，或是對已存在的實相具適當的一致性，而是解蔽（unconcealment），即站在開放與淨空的空間中。在海德格的思想中，真理即是解蔽，在真理的希臘文辭源學中已含括。**掩蔽性（lethe）**──死亡與遺忘的河流，標記了存在所在的黑暗與神秘。為使事物從隱蔽中顯現，**無蔽境界**（a-lethia，亦譯為真理）暗示了對事物顯現的背景保有覺察。海德格的真理概念意味著我們永遠無法有全然的存在，更確切地說，將自身給予我們的只有在其顯化的當下存在。真理出現，它不屬於我們嚮往的永恆範疇；它出現在我們的歷史中，並成為我們被給予的命運。

　　因此就海德格來說，我們並不創造真理。摒除支配存在的投射，意味尼采的創造者自願存在的英雄意象不再是我們的引導意象。對海德格而言，藝術家／創造者只是意志力量的顯化，存在的形而上概念的本質。如果藝術在真理的生成中有一角色，它不能是意志的投射。

　　事實上，在海德格的思想中，克服（或是放棄）形而上學不是意味對藝術的貶抑，而是以不同的方式思考它在存在的歷史中的位置。在〈藝術作品的源起〉（The Origin of the Work of Art）中，海德格試圖將藝術視為真理出現的本質所在（Heidegger 1975）。然而，為了這麼做，他必須再構想出藝術本身的存在。

在這篇文章中，海德格說明藝術的起源並不是來自於它的創作者或是覺知者，而是作品本身。藝術作品在其本質上不是由創造者創作，若以此脈絡思考，即是將藝術視為形而上學觀念上意志的投射。藝術本身的經驗不應被視為來自觀眾或是參觀者；若是這麼做，只是在堅持作品由主體創造以掌控其客體的概念，唯一的不同在於主觀性的所在已轉移。然而，海德格認為「藝術作品的源起即是藝術」（Heidegger 1975, p.39）。只有藉著詮釋藝術作品中的存在才能了解這個道理。海德格表示，作品不僅是一個可被計量和丟棄的物件（雖然作品也可以被視為物件，例如在計算其郵寄費用時），作品亦非僅是器具的一部分，或是符合我們在這個世界上的活動而存在的某件有用的物品。確切地說，它是一個現象學上的探索，意味著視作品為其本身的地位，不僅顯示了器具的意義，也是此物件經由作品本身第一次來到。藝術作品揭露了存在的意義，因此在人類存在的生活中，作品必須被視為源起本身。

在海德格的思想中，藝術是生命顯現自己的所在。以海德格的說法，藝術是「設置入作品的真理」（setting-into-work of truth）（Heidegger 1975, p.77）。不像柏拉圖和尼采視藝術和真理為對立關係（雖然以相反的方法），海德格認為，藝術是真理顯化的根本方式。因為對他來說，真理不是只能在這個世界被仿製和超越原則，所以他可以這麼做。藝術本身即是事件即時的顯化。除此之外，真理的事件將人類置於標示他們的世界的道路上。就如真理基本的顯化，藝術具有給予人類存在意義和方向的能力。

海德格稱這個能力為「製作」（poiesis），源自希臘文中詩歌與藝術的製作。製作屬於人類存在的基本潛力，它是存在於這個

世界的基礎方式。然而，因為存在正如意志的投射一樣，不在我們的控制之中，製作依賴我們的意願站開，並觀照被給予我們的意象。我們不能勉強或是強迫作品；反而，藝術製作是不一定會等待和期待藝術家存在授與的傾聽。相同地，參觀者沒有在他所選擇的時間顯現作品的力量，反而他也必須服從意象，並在它到來時保存它。

再者，因為真理是一出現，並非永恆，作品不可能支配它的主體事件。真理的本質正如解蔽一般，意指作品防守了它自己的神秘，它不可能被給予一個最終的解釋。作品不僅給予我們明顯的意義，也在所顯露之中展現了其掩蔽的背景。海德格看到掩蔽與解蔽間，猶如作品本身存在本質的關係。他稱作品奮力顯化與揭露的為「世界」（World）；在作品之中賦予意義，卻含遮蔽觀點來抑制其本身的，則被他稱為「大地」（Earth）。對海德格來說，作品最終導致世界與大地間的對抗，一種永遠不會被解決的對抗，並開啟作品帶我們經驗存在本身的基礎神秘的可能性。

在此，我們靠近了海德格思想基礎的疑惑。我們很難不去注意他視「大地」為基礎概念的看法，特別是以我們立足其上的一般方式賦予世界內涵。但是我們必須記得，就海德格而言，「大地」是我們無法立足的；它的保存／遮蔽使它抗拒占用。相較於場所（Grund），它是深淵（Ab-grund）。因此，製作使我們可以深入探究深淵。

為了了解海德格的思想，我們必須回到他在《存有與時間》（Being and Time）的基礎洞見：人類存在並不是取決於一個有能力了解，並因此可以掌控實相的意識主體。相對地，人類已經在那裡，生活在這個不是由他創造亦非他可以控制的世界（Heidegger 1962）。因此，海德格提到人類存在為「此有」（Da-sein）。人類的「那裡」是導引他的行為的目的性活動的世界。身為世界中的一個存在，他對於周遭的事物有所關懷。然而，他的終極關懷不是他被置入的世界，而是他自己有一天可能會終止的命運。此有是邁向死亡的存在；藉由面對他無可逃避的死亡命運，他會變得有能力尋找被給予他並且就在他眼前的真實可能性。如此一來，他對世界的關懷（concern）被視為他對存在的基本關切（care）的顯化。

在《存有與時間》中，海德格以虛無的終極視域來思考存在。人類存在是它終會停止存在的。藉由接受我的不可能性（死亡）的可能性，我可以真實地立足於世，而不需要緊緊抓住在此之外的穩固地基。海德格將人類存在無基礎本質的主題，與其真理本質的回復，即解蔽，置於一起思考。接受我的有限使我能進入允許事物存在的神秘虛無。這個虛無（non-being）在海德格的《存有與時間》，以及其後的文章〈無〉（nothing, Das Nichts）有過討論，被視為是〈藝術作品的起源〉中的「大地」，即從其存在中抽離的具遮蔽性觀點。視製作為顯現世界與大地間對抗的存在形式，是將藝術視為人類存在的核心。同時，製作不被視為被主體／創造者熟練控制的存在；相對地，它被解放至假定中。存在之於自己，正如藝術之於創造者和接收者，他們的任務就是接受這份禮物。

海德格的思想恐怕正如存在本身一樣黑暗與深奧。這個描述不應被視為掌控它的企圖，而是由一個特別的觀點來詮釋它：表達藝術治療基本原則的當代研究的觀點。由此觀點，許多事情變得明朗。首先，海德格對形而上學的解構已歸還藝術在人類存在

的核心位置的角色。製作讓我們能做我們自己。因此，不可能視藝術為個人基本關懷中非必要的附加物，表達藝術治療因製作為人類存在的基底而成為可能。

同時很清楚地，這個基底不是保證主體必然控制其生命的基礎。製作建立在置身於人類有限存在的基礎上；因為我們不能掌控死亡，所以我們有對超越我們的事物開放自己的可能性。這也表示製作使我們面對療癒的可能性。位於人類狀態，並使我們每一個人在我們命運的形式中奮鬥的苦難，只可能因降服於存在而被滿足，並且使我們的痛苦可被適當地祝福。藝術的治療力量並不在於它是否移除苦難，而是在苦難中支撐我們，使我們能夠忍受混沌而不否認或逃避的能力。

因此，表達藝術治療不是一個迎向救贖的新評論基礎學，相反地，依循製作的途徑，我們對混沌與無效的存在，以及其秩序與豐富開啟自我。這路徑上有喜樂，但它正是尼采所見在苦難中堅定了存在的悲劇喜樂。唯一的基本原則是，我們承認沒有基本原則的能力，以在毀滅和尋找在那裡等待我們的禮物之中遊戲。

追隨海德格對製作的思想，即是視表達藝術治療為人類存在的基礎選項的可能性的展望。同時，亦是辨別我們領域中不穩定的本質，及其必然的脆弱性；其必然的脆弱性根植於人類存在不穩定的本質之中。以依麗莎白・馬吉姆的話來說：「在這世界之中，我們是驚恐並且神聖的」（McKim 1988, p.81）。沒有理論性的基本原則可以為我們獲得技術性的神秘所提供的必然與控制。相對地，我們處在不受保護的存在基礎上，明知我們將會跌落，允許這個跌落找到它的歇息處，也就是意象與字詞在世界上找到新的共同方向的所在。更確切地來說，這裡有一存在於表達藝術

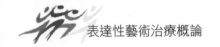

治療的基礎信念，但不是基於超越的存在或是原則。這個信念是相信製作永遠是可能的，與虛無的接觸也能置於作品之中。

海德格並不將製作本身視為我們可以依靠的基礎根基。事實上，後期的哲學家試著補充他的思想中遺漏的部分，這些部分對表達藝術治療領域極為重要。首先，有一對人類表達中語言角色的疑惑。最終，製作正如被柏拉圖了解一樣被海德格了解，並在詩歌中找到它自己的基本顯化。這對表達藝術治療師而言特別困擾，因為對他們而言，身體才是所有表達的根基（Levine 1996）。當然，將表達藝術治療視為一個不使用語言的工作是不合理的；不僅是治療師與個案雙方使用語言來了解他們的作品，此領域綜合模式的本質亦囊括了詩的對話、說故事，和戲劇性互動。語言甚至是最能使經驗變得清晰透徹的媒介（Knill et al. 1995）。然而，身體的表達在我們的治療性工作中是主要的媒介。正如尼采的領悟，為了使劇場具治療性，它必須被搬上舞台而非只是被閱讀。即使是詩歌，也是在被視為表演藝術而非單純的文字時最能被了解。

梅洛龐蒂（Maurice Merleau-Ponty）曾試著在海德格思想開放並允許對存在身體性表達的空間中工作（Merleau-Ponty 1966）。對梅洛龐蒂來說，存在於世指的是身體全然的存在。經由我們活生生的身體經驗，我們掌握這個世界，透過感官感知行動可能的範疇。對梅洛龐蒂而言，藝術作品顯露了這個存在的身體天賦，就好像為不可測的深度開啟了可見的覺知（Merleau-Ponty 1966）。因此，最終梅洛龐蒂被導引至「肉身」為交錯糾結的感知，並且使我們的天賦得以存在世上的概念（Merleau-Ponty 1968）。

　　令人驚訝地，海德格思想在某些方面有利於語言，卻又相對地忽視身體。畢竟，意識的解構和主體性，以及對大地猶如無基礎的根基的重視，會導引個人假設在他的思想中身體是一主要焦點。除此之外，在海德格思想中不斷浮現的人類存在的有限，首先面對的就是肉體的有限。我們不僅僅在這世上以肉身存活，死亡的也是我們的肉身。海德格對存在的偏愛超越生命，對於存在的肉體結構則較為忽視。即便他認為詩的語言頗具意義，詩的「肉體」——語調與韻律的本質，在其對詩作的詮釋中並不受到重視。

　　海德格的思想中難以清晰可見的不僅包括身體，而且還有他者（Other）的經驗。再者，令人驚訝的是，超越主體性暗示了將孤立的個體交與和他人的基本關係。然而在《存有與時間》中，他者的狀態是次要的。藉由接受他的存在到死亡（being-unto-death），此有占用他自己。這麼做使他越出被他用來作為庇護而無須面對存在之恐怖的廣義「公眾」（Das Man）本身。死亡是無人可代為行之的事件；承認我的存在到死亡意味著成為一個存在的個體。只由以此為據，我才能與他人建立真實的關係。為此，海德格將對他者的真實關切，也就是他所謂的關照（solicitude），與立即介入和移除他者的悲痛關懷做一區別。在關照中，我視他者為潛在的現存生命。只有基於我自己的真實存在，我才能對協助他者的存在抱有希望。

　　毫無疑問地有個重要的真理：我無法減輕另一個人類存在的重擔。此外，除非我承擔起自己存在的任務，不然我無法為任何人指引道路。但是海德格亦遺漏了某事，對存在面臨死亡時獨特性質的重視，把陰影放入可能經由愛而與他人建立的基本關係中。在《存有與時間》中，他者與我保有距離，就好像一個不需要我

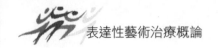

而存在的獨立個體，我也不需要他而能存在。然而，當他者需要我的幫助才能存在，或是當他者的苦難在我存在的深處以我回應這苦難，意味著犧牲我的獨立性，或甚至是我的存在本身的方式叫喚我的時候，發生了什麼事？

在列維納斯（Emmanuel Levinas）的思想中，我們可以看到人類存在的概念：他者的呼喚優於自我的存在（Levinas 1989）。列維納斯所言並未脫離希臘形而上學的傳統，但是脫離了猶太人的道德架構，亦即對他者的關切是我的主要責任。列維納斯嘗試在某種程度上思考「另一種存在」（otherwise-than-Being）。也就是說，起始於他者對我的請求，而非我自己對存在的尋找。在此，列維納斯對海德格的評論可能啟發了後者對大屠殺受難者所缺乏的關懷。按照存在的命運，苦難中受難者的命數漸被遺忘。

如果表達藝術治療是人類苦難的回應，它必須重新考慮存在的意義，以使對他者的關切和對自我存在的關切同樣重要。愛與死亡必須被視為人類存在的基本方式。唯有如此，治療師與需要幫助者之間的關係才不至於以器具性或是教育性的方式被理解。這個相對的共同存在使我們領域中對美的責任的重視，及治療師找尋對個案藝術作品的意象式回應的能力可被理解。在治療師與個案的關係中，對作品共同的關懷使他們以本質的方式連結在一起。這份連結超越「專業性」，它是製作中反映人類可能性的存在的親密交流根基。

最後，除了海德格思想中身體及道德的遺漏，政治象限的遺漏亦是被質疑的。海德格有關政治社群的思想回歸到歷史人類有能力實現其命運的概念，製作亦在揭露社群命數，並使之在作品中呈現的架構下被思考。這是一個極具力量的政治意見，回應了

我們所感受到整合的社群消逝於科技世界的需要。然而，這個政治的概念就像海德格對道德的概念一樣，不能說明基於差別的政治的可能性。事實上，整合的社群只可包含排除他者後的差異；所以，尼采時期德國的統一是基於排除猶太人與其他外在團體而來。海德格的思想中有一個危險的傾向，給予一個「人」被共同擁戴的工作帶入實現其命運的特權。這個政治的美學解釋了他對尼采的輕忽。同時，他對評論基礎學的拒絕，暗示了永遠無法完全擁抱尼采「血與土」口號。

　　雅各‧德希達（Jacques Derrida）是對海德格「區別」的概念有最深入研究的思想家（Derrida 1973）。藉由「不同的思考」，德希達已脫離了縈繞海德格心頭的懷舊（nostalgoa）思想。對德希達而言，「延異」（différance）表示無須圍繞中心而增長的思想行為。如果有共同體的可能性，只有可能是基於此擴散或是傳播而來。珍‧路克‧南西（Jean-Luc Nancy）在此跟隨德希達的腳步談到解構共同體（the inoperative community）；也就是說，共同體不能被製造，它並非作品而是一項禮物，一項認知對其依靠的他人脆弱地開放的禮物（Nancy 1991）。

　　表達藝術治療與它所重視的共同慶祝，有時會被外人視為狂熱的排他團體。我們需要了解，真誠的共同體不是基於排他認同，而是基於區別的價值穩定過程。麥立夫（Shaun McNiff）過去一向喜愛引用杜雷爾（Lawrence Durrell）的話：「多樣性是唯一值得奮戰的事物。」的確，多樣性本身就是美的現象。因此，多元文化主義的真正意義不是對某團體聲稱的權利的政治性認同，而是帶有區別意味，同時亦可尋得一個共同基礎以相互面質的能力。經由製作，共同體得以形成，但不是崇拜同一個偶像，而是想像

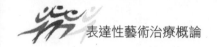

各式形式的擴散，即是表達藝術治療的「眾神殿」。

　　為了替身體命名，海德格思想中被忽略的他者及共同體，並不會抵銷其對表達藝術治療領域的貢獻。事實上，拿海德格真理即解構的概念來說，他的思想應投射進與我們作品有關的人類存在的陰影基本元素。我們無須在視海德格為我們必須服從的一代大師和視其為操弄我們的加害者之間做選擇。相對地，我要在這些哲學性反思中建議，我們應立足於海德格開啟的後現代思想，並探尋他所提供的可能性。這個立場意味著我們要回歸到作品的核心，並且再次試著以無基礎的準則來思考。缺乏基礎猶如瀕臨深淵，但也是一種解放。在這個空洞的空間中，製作將可形成，我們只能立於或是跌落於這個可能性。

　　我們的任務是就藝術本身來思考藝術創作的治療本質。如果表達藝術治療是為了持有整體性，那麼它必須以自己的方式被思考，而非依賴任何其他基礎。這需要具有對想像力量的信念，以對抗只能在治療實務中存活的苦難。沒有任何事物可以確保我們工作的成功，事實上，只有面對這個虛無的意願才能使我們成功。在混亂與空洞之外製作生成，表達藝術治療是這生成的後代。

○ 參考文獻

Derrida, J. (1973) 'Différance.' In *Speech and Phenomena and Other Essays on Husserl's Theory of Signs.* Evanston, Ill: Northwestern University Press.

Heidegger, M. (1962) *Being and Time.* New York: Harper & Brothers.

Heidegger, M. (1975) 'The origin of the work of art.' In *Poetry, Language, Thought.* New York: Harper & Row.

Heidegger, M. (1979) *Nietzsche: Volume I: The Will to Power as Art.* New York: Harper & Row.

Knill, P., Barba, H.N. and Fuchs, M.N. (1995) *Minstrels of Soul: Intermodal Expressive Therapy.* Toronto: Palmerston Press.

Levinas, E. (1989) *The Levinas Reader.* Ed. S. Hand. Oxford: Blackwell.

Levine, S.K. (1996) 'The expressive body: a fragmented totality.' *The Arts In Psychotherapy* 23, 2, 131–136.

McKim, E. (1988) *Boat of the Dream.* West Roxbury, MA: Troubadour Press.

Merleau-Ponty, M. (1966) *Phenomenology of Perception.* London: Routledge and Kegan

Merleau-Ponty, M. (1968) *The Visible and the Invisible.* Evanston, IL: Northwestern University Press.

Nancy, J-L. (1991) *The Inoperative Community.* Minneapolis and Oxford: University of Minnesota Press.

Nancy, J-L. (1996) *The Muses.* Stanford, CA: Stanford University Press.

Nietzsche, F. (1962) 'Thus spake Zarathustra.' In W. Kaufman (ed) *The Portable Nietzsche.* New York: The Viking Press.

Nietzsche, F. (1967) *The Birth of Tragedy.* New York: Vintage Books.

Plato (1987) *The Republic.* Trans. D. Lee. London: Penguin Books.

○ 延伸閱讀

Levine, S. K. (1997) *Poiesis: The Language of Psychology and the Speech of the Soul.* London: Jessica Kingsley Publishers.

Merleau-Ponty, M. (1964) 'Eye and mind.' In *The Primacy of Perception.* Evanston, Illinois: Northwestern University Press.

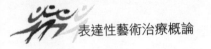

CHAPTER 2

心靈滋養：
創造力的綜合性語言

裴洛・尼爾
（Paolo J. Knill）

在這個世界只有遊戲，像藝術家與孩子一般投入的
遊戲，展現了生成與消逝、建設和破壞，無關道德而永
遠純真無罪。如同孩子與藝術家在遊戲一樣，永恆之火
也在遊戲。　　　　～尼采，《希臘悲劇時代的哲學》
（*Philosophy in the Tragic Age of the Greek*）～

藝術：生命「生成」與「消逝」的根本道路

對表達藝術治療的謬思之一是，將其本質視為把藝術帶入治
療中，並使治療更為卓越的方法。事實上，將藝術納入治療時，
我們需要以不同的角度看待人類的苦難。我們需要思考世界、歷
史與自我間，宛如雜亂線頭的複雜關係。這些線頭不斷地進入顯
現又消失。他們在在與痛苦和歡樂的經驗同在，將活躍及基本的

意象以恐懼與愚蠢的行為、憤怒與智慧的言語、靈魂與悲傷的歌曲，及正義與邪惡的舞蹈表達出來。正因如此，我們不能不注意到，包括表達藝術治療的所有心理治療，均與只有人類對土地照料才能使之富饒的信念有相互關係。正是人類的照料和「關心」（Sorge）的哲學性基礎，使我們能看到極大的差異。然而，這個差異往往要經由治療師個別在其治療關係中應用的模式與態度，才更顯得明確，他們的信念及個人風格反映在心理治療的方法上。也許這就是有效性研究認為，治療師的人格特質比他們宣稱使用的技術更有影響力的原因（Kent 1978）。

因此，在這裡所介紹的表達藝術治療，不應該被視為以行為科學來衡量心理治療有效性的方法。更確切地說，本章的目的在於了解表達藝術治療在人類關懷的領域的思考模式，並且超越方法理論中宣稱的差異。如此一來，它重建了治療關係中「存在於世」的基本對話，並了解藝術是生活在「生成」與「消逝」的苦難中的基本方式。

在這個問題下，首先來看表達藝術治療對於實相的立場：經由藝術顯現的遊戲和想像力扮演了「存在於世」的主要證據。在第二個部分，我將探索並說明工作取向的表達藝術治療，及同等重要的藝術創作與完成作品的過程。最後，則是討論此取向在所謂的「心靈滋養」上的成果。

根據科學哲學的傳統，與這些主題相關的客體形成理論，必須採用一既存於藝術又可用於遊戲和想像力的方法與語言。因此，找尋一個適合的對話方式，成為使之更接近現象學認識論、美學與解釋學或是音樂學、藝術史、藝術民族學、宗教研究、人類心理學、行為科學與臨床心理學的哲學傳統再探。因為藝術、想像

力和遊戲的基本論述可增進對人類經驗、苦難、挑戰和目的的了解，所以它也有助於了解治療關係。對於想深入了解因社群、學校和機構性規範而生的分裂的治療者，也許會有興趣以全面的角度來認識用於心理治療中的藝術，這並非來自救世的遠景而是來自永生之火的角度。

想像力、遊戲與藝術

藝術即是人類的存在

在表達藝術治療中，「藝術」一詞的英文使用複數，指的是使用任何藝術創作的多樣性特質。此外，藝術被視為人類存在的基礎現象，存在於傳統的各面向中，這些面向往往被定義於文化社會經濟的脈絡中，而非古典教條中單一的美學概念。

欲了解藝術即是人類的存在，就不能將其與遊戲和想像力切割開。根據鋒可（Fink）所言，正如死亡、愛、工作和衝突一樣，遊戲在根本存在現象中具有超凡的位置。在其他存在現象中，人類必須清楚現實與非現實的差別，但是在遊戲中，即便有角色與扮演想像角色的不同，現實與非現實的連結有其目的，並使被破壞的事物整體現實感具其意義，故此遊戲有十分重要的地位。根據這個存在性的主張，遊戲和與其相關的藝術是基本現象，相對於對動物和天使，恐怕只有人類會經由手工藝品留下與日常用品等簡單工具不同的痕跡（Fink 1960, pp. 162-229）。

如本篇所述，藝術現象學上的了解亦必須包含我們高度受到西方文化的喜好與名作影響的市場取向，但無須受限於西方生活

操作下的藝術。此外，我們對藝術現象學了解的焦點，在於民族學與人類學上整合藝術的考量，及經由當代藝術和媒體鏡頭呈現的多元藝術、各種媒介、通俗藝術潮流的探索，這些潮流影響了現今的影像、電影和音樂市場。媒體知識的學者指出，使用媒體及其特性的益處只在於促使人們參與各藝術活動。這樣的主動參與使他們能以重要及實現自我的方式參加。此類媒體知識運動和美國對於閱讀與寫作的討論及實務有其相似之處，需要經過審慎的思考。約翰森（Johnson）指出，媒體知識運動實踐在表達藝術治療上最為有益。她的研究顯示表達藝術治療的方法具備媒體天生綜合方法的複雜性優勢，亦給予自我洞察的機會（Johnson 1997）。

想像

　　想像是夢的本質，即使它的結構和日常實相不同，這個本質仍具空間性和時間性。它給予內在知覺空間，或者可以說是心靈深處的真實感受。想像性知覺具有經驗性的影響。了解想像力的感官層面是重要的。我們可以想像聲音和律動、動作、行為、說出的訊息和畫面。因此，想像不應該被局限於畫面（圖像）。回憶夢境，「我們可能感受到游泳的動作或是聽到歌唱和說話，經驗獵殺的行為和一座城市美麗的視覺圖像，或是聽到音樂的聲音或是律動。想像是綜合多元性的。」（Knill, Barba and Fuchs 1995, p.25）

　　想像力可說是在一個特別的領域中，以各式想像對我們說話（動作、詞彙、行為、圖像，和音樂／律動）。我們通常將這個領域稱為夢境、白日夢或是「自由聯想」，以及藝術。在所有這

些範疇中，想像具有上述定義的綜合多元性觀點。但是最大的不同在於，自我與這些非現實的想像互動的方法。一般來說，作夢時我們被動地接受想像；做白日夢時，我們在認知上主動參與，並可以發揮某些控制力及引導力。相對於夢境與白日夢，想像現象中的第三範疇——藝術的過程——展現了與想像任意互動的最大可能性。經由創造性藝術，這種互動可以是具體的參與。這種具體性亦是音樂這類表演藝術的屬性。已形成的聲音透過感官具體地存在，並且可以被塑型和被見證。表演者和聽眾可同時經驗一段漸強的音樂。在形狀顯現的過程中，藝術家熟悉來自形式的意志與是否接受引導的相互作用的自相矛盾。藝術提供了素材、藝術家、控制，與放下這類互動依循的規則。因此在藝術的規則中，我們與想像有具體的遊戲。此外，這種具體性創造了如繪畫作品一般的具體本質，使之可以與作夢和白日夢不同的方式被分享。鋒可懷著對遊戲治療的尊敬，詳盡闡述了這種區別：

> 當我們作夢時，我們可以十分安穩地停留在各式各樣的關係中。在夢中的世界，「我」和其他「夢中的人物」同在，但是夢中的「我」是孤單的。另一方面，根據在遊戲世界的（想像的）角色，在遊戲中不僅僅有遊戲者形成的社群，也有由真實的人形成真實存在的社群，這些人在遊戲中表現出對他人的開放。（Fink 1960, p. 137）[1]

1　此為筆者的譯文。

實相

實相和它們的差別取決於歷史語言的論述。但是，任何差別不必然使一個人實相上經驗的影響比另一人的更為「真實」。當我觀看一場「真實的」煙火秀，我所經驗到的興奮感覺不一定和我在欣賞某人畫作時的興奮感有所不同。每個人在共同的互動中開放與孤獨的程度，才會使之有所不同，正如世界的出現亦是隱密的。我們將經驗到的效果稱為「有效的實相」[2]。它是由日常世界或是夢的世界創造，例如夢境、白日夢、幻想和藝術作品，任何我們交會的事物，任何對我們起作用或是我們對其產生作用的事物。在所謂的「日常世界」中顯現的，往往被視為「現實」，我們定名為「原本的實相」。在夢境、白日夢、幻想和藝術中顯現的現實，則稱為「想像的實相」。任何對這世界的了解，必須建築在經由類似我們在這裡所定義的實相的差別的詮釋。想像的實相在對話中可能會被視為「不真實」，但是，正如斯帕里俄蘇（Spariosu）評論鋒可時解釋道：

> 「不真實」這幾個字指出一個事實，那就是遊戲超越現象或是日常實相的因果關係，過度落入外表的領域。外表必須以柏拉圖對存在中較微弱的力量的見解加以理解，亦即膚淺的事物來自對其錯誤的感知。相反地，在

2　此名詞依據伽達默爾（Gadamer）在他的詮釋學中，對「有效的歷史」的定義而來：「適當的詮釋學必須在了解的同時論證歷史的有效性。我將之稱為『有效的歷史』。基本上，了解是有效的歷史關係。」（Gadamer 1975, p.267）

人類存在的遊戲中，「外表」描述了世界的全面性在這
世上呈現自己的方式。（Spariosu 1989, p.131）

藝術為規則下的遊戲

與我們在孩子身上觀察到純粹的遊戲比較起來，藝術活動在
想像扮演的角色上有些不同。對純粹的遊戲和藝術兩者而言，事
物是「假裝」為某物，但在遊戲之外或有不同的用途。我們觀察
到上述兩者在空間與時間的程序上有其差異。孩子鮮少使用清楚
劃分的舞台，他們也不會使用具體的時間架構。他們的遊戲通常
由言詞上「我們來玩的咒語」啟動，例如，「現在你是個嬰兒」，
或是「我現在死了」。相反地，藝術的規則展現了儀式催化來區
辨實相的傳統。這類催化中，有些是時間與空間的界線（框架），
以避免遊戲與原本的現實產生混淆，亦允許對意象豐富且重要的
探索發生。鋒可解釋：「當框架給予圖畫界線時，舞台區分了遊
戲世界中非現實（想像的）空間和時間。遊戲世界的空間和遊戲
世界的時間，在真實（原本的）時空中沒有位置。」（Fink 1960, p.
110）

成人的治療性環境中，這些傳統可以幫助病人自由地遊戲。
在這種遊戲中可以表達困難的事情，同時，一位了解無須照字面
上解釋這種架構下建構的事物的治療師，對於不同的實相與象徵
可有更有效的反思。傳統的規則不僅催化了對實相的區別，並透
過深入想像的各式形式來進入其在特定藝術中的語言，這些實相
可以獲得理解：

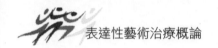

- 一個人可以說話、作夢或是寫下這些意象，但是無庸置疑地，意象在圖畫或是雕像中被具體化。

視覺藝術必然包含意象。

- 一個人可經由音樂、故事或是場景產生動感，一個人可以描述電影，但是，最確切的動作在舞蹈的具體化中被強烈地經驗。

舞蹈或是默劇等等必然包含動作。

- 一個人可以述說、描寫、歌頌或是描繪行為，但是，最令人印象深刻的形式是其以具體化的方式呈現在舞台戲劇的場景中。

戲劇或是影片必然包含行為。

- 一個人可以走動或是述說韻律感，或是將之經由聲音、口哨或呻吟來表達，但是，我們對聲音和韻律最強烈的經驗是其在音樂中具體化的時候。

音樂必然包含聲音和韻律。

- 一個人可以運用充滿詩意的意象、場景，或是戲劇化的動作，但是，在溝通中最能凸顯充滿詩意的元素，就是述說一個故事或是寫下詩歌。

詩歌或是小說等等必然包含文字。（Knill et al. 1995, p.33）

就催化尋找意義的認知過程而言，這種觀察可以被視為有助益的。只有在藝術規則的語言被緊密維繫在對其詩歌本質的了解的特定感受下的多元美學傳統中，意義才能更為深入。為了達到這樣的深度，我們必須有「來自於意象或是對著意象」的對話，而非「關於意象」的對話。因此，樹在意象中述說的故事，或是對這些樹創作的歌曲，比簡單解釋這些樹更增強了繪畫的心理潛力。無疑地，這些從對意象而來的故事、詩歌或是歌曲需要在治療關係中得到回應，使其能有更深入的了解。為意象的語言找到理解並回應它們的詮釋，使象徵存活著。

表達藝術治療中的工作取向

想像、遊戲和藝術即是延續性

要了解哲學或是科學探索的本質，我們必須來看看研究中提出的疑問和與此現象有關的目標型態所展現的延續性。我們很難去想像沒有力學、動作、能量和物質概念與操作的物理學，或是不考慮技術概念和客觀問題的教育。延續性的原理說明了物體形成的延續性以維持邏輯的規則。

當我們在所有療癒實務的歷史比較學中尋找延續性時，我們必須注意在其中扮演重要角色的想像和受過訓練的儀式。舉例來說，當我們仔細思考當代心理治療，我們會認知到古往今來想像在夢的解釋中都有同樣的角色。自由聯想，另一種想像的現象，也常見於許多心理治療學派中。同樣地，我們可以在受過訓練的儀式中找到形式。例如，在時程表、合約、場所安排、物品使用、

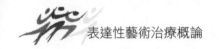

語言、服裝、行為準則，和練習與訓練中採用的精確時間與空間，可被視為現象學上的儀式。根據科學哲學中的「延續性原理」，當我們嘗試建構理論基礎時，必須注意連結此延續性的系統（Knill 1990, pp. 77-79）。

藝術已被證實為聯合儀式特性、想像和夢的世界存在現象的橋樑，沒有別的活動有同樣的功能。猶如自由聯想，它們串連意識與認知，提供了一個規則性、儀式性的物質、時間和空間實體。此點即是表達藝術治療之現象學研究可以提供給其他心理治療的部分，在我們以延續性原理的觀點理解想像時必須謹記在心。

在此脈絡下，我們需要研究療癒實務的歷史中持續展現自己的其他現象。若是我們看看持續浮現的主題，我們會發現這些主題連結到基礎的存在現象，像是死亡、工作、愛與衝突。此外，還有尋找意義、真相和目的，它們通常可以連結到嚇人的或是不被所屬社群接受的實相。使用在想像戒律上的術語來自這種存在的尋找，往往具有正面或負面的意涵。它們一方面在憧憬、天啟和信仰中搖擺，一方面也在假象、幻覺和迷惑中擺盪。療癒工作通常可以在架構中讓這些具有影響力的實相得以共存，例如自白、表露和「打掃煙囪」（chimney sweeping）。

此外，我們可以注意到傳統上藝術提出了這些議題，並提供明確的劃分或是框架，以催化安全的共同分享及有效的區別。藝術的應用和在繪畫、雕塑、表演、舞蹈、音樂創作、寫作和說故事遊戲中受過訓練的儀式一樣，從古至今都使存在議題、痛苦和神秘學能有既安全又保險的交會處所。當我們保持對想像的關注、耐心和謙卑地等待時，藝術使我們在其中練習對驚喜開放的態度。在我們與限制和挑戰同在時，我們亦全然與堅定和韌性同在。藝

術也提供了探索不可思議、超越生死、傳統遊戲場中光明與陰影的多樣性機會。在這個應用與理論的背景中，表達藝術治療基於包含藝術在內的歷史延續性，給予此領域建構哲學、人類學與現今臨床研究的方法學。

了解表達藝術治療的過程與作品

表達藝術治療之治療性過程的理論性詮釋，必須建構在來自對想像、遊戲、藝術過程和作品角色探索的特性。這些理論的摘要（Knill et al. 1995）為環境設置、處遇、診斷、治療計畫，和解釋的過程及作品有所結論：

- 人際理論乃是為團體環境而設置，它解釋了各種藝術型態在遊戲中的團體動力，及處遇的特徵。例如，與雕塑、寫作、及繪圖過程中個別和集中影響做比較的音樂治療團體即興創作的明顯社會化特質。只有視覺藝術，才有可能在作品中遠離現實的時間與空間，對於與想像的實相同步存在的舞蹈或是即興創作的戲劇而言，是極為困難的。在這種例子中，源自於心理劇中特殊的遠離技術則有其必要性。
- 個人內在理論反映出影響如何回應不同藝術型態的文化與傳記的狀態。和教育環境不同，對於藝術活動或作品的抗拒可以是極具意義的處遇，或是採用「低技術高敏感度」（low-skill high-sensitivity）方法的機會。這些方法起源於著重知覺敏感度和感官敏銳度的能力，而非操作技術的當代或是民族學的藝術形式。「裝置藝術」可說是視覺藝術中的一個例子，「簡約音樂」（minimal music）創作則是

表演藝術中的例子。

- 超個人理論源自對傳統上嵌入儀式和日常生活中不同的藝術形式的探索。線索來自治療過程中創作的藝術作品如何對日常生活產生意義。鑲嵌的圖畫可能具有圖騰或是聖壇的特質。在特別時刻再再被朗讀的詩歌具有禱告或是咒語的力量。在治療中與合適音樂共同形成的簡單舞蹈，可能有機會成為每日的基礎，而非意義較小的健身房運動。療程中開始創作的藝術作品亦可以當作家庭作業來完成。注意與現存作品的關係，包括虛構的作品，對社會和世界都具有定位效應，並且有機會將個人的苦難帶入另一種觀點。

- 多元美學理論了解感官連結了尊重藝術規則的知覺與表達。想像的形式不必然符合藝術的規則。舉例來說，即使我們將韻律與音樂、行為與戲劇、動作與舞蹈連結在一起，我們仍可以區分詩歌中的意象與韻律，和繪畫中的行為與動作。類似的交叉連結存在於藝術中知覺與表達的感官涉入。例如，舞蹈若缺乏動覺、視覺和聽覺就不可能存在，因為舞蹈音樂有交互關係。因此，為了選擇適當的藝術形式及處遇，必須對於感官、表達、知覺、藝術規則和想像的形式之複雜連結有深入的了解。

運用戲劇架構中的遊戲來使想像的行為具體化，是個可行的例子，因為沒有一個戲劇不具備行為的，甚至在繪圖中亦可呈現行為。然而，想像的行為可能想在較為抽象的媒介中呈現，如音樂。只有在某些特別的治療情境中，參與者可能會提供適當選擇的線索。很明顯地，在做選擇的時候必須考量發展的狀態，這不僅是對創傷與年齡的重視，

也包含了對認知的重視。語言的回復是任何洞察的基礎，所以在藝術形式的選擇中有著重要角色。如何將想像的類型或是藝術規則轉化為詩歌和戲劇形式，進而到文字，是一個極為重要的過程。這種方法以具體化理論的元素為基礎。

- 具體化理論十分關心如何闡明藝術的過程，包括其開端、進行中的處遇、與後期的解釋性活動。此過程中的一個主要目標，是在適當的媒介中找到最適合的材料、架構、形式和框架，以闡明出現其中的內容。有些時候這個材料必須在過程中有所修改（例如，改變使用的樂器），使用的媒介必須改變（例如，由繪畫轉換到寫作），時間或空間的形式必須變化（例如，擴大舞台、簡化動作）。「綜合性的轉換」、「綜合性發揮」、「綜合性替代」等理論概念，則十分重視這些過程中轉變的合理性。具體化理論也考量到過程中治療師參與的程度。舉例來說，治療師在音樂即席創作中演奏一樂器，或是治療師被要請朗讀戲劇中的一段旁白。當想像的形式（意象、動作、行為等等）在藝術媒介中尋得一可以被轉化為詩歌語言的形式，便成功地闡明了這個過程。通常這會是一段獨白、對話或說故事，搭起了通往藝術作品之特質的橋樑。在藝術固有的感覺中，這些特質在本質上具分析性。在某個程度上，總是需要留給生活語言一個對話的空間。然而，我們必須小心不讓闡明淪為簡化或是空泛的聲明，那只會削弱過程中獨一無二的領悟。

- 治療過程中的美學理論包含任何治療引入的理論挑戰，這

些挑戰擴展了想像的範疇，成為延續性原理的果實，超越夢與自由聯想而進入第三個層面，並經由藝術顯化出來。藝術作品在此治療過程中具有一定角色的事實指出，我們必須將美學視為我們論述中的一部分。治療過程中的美學理論必須指出藝術性處遇與詮釋的可能性，這個美學的概念極為重視治療師面對過程中顯現的作品的責任。治療師需要適當的準備，結合藝術及治療能力的經驗是這類責任中的首要條件。同樣地，當治療師放棄以個人動機操控病人，尊重他們的整體性，治療師應可尊重治療中顯現的作品的整體性。因此，有效的督導同時會把對於藝術作品尊重態度的反移情議題納入考量。治療師來自這類關注的處遇，包含繪畫材料使用、戲劇中角色轉化、歌唱中的呼吸方法、舞動時注意腳步等等建議。這些建議應促使作品的產生，並且可能將此過程引導至使病人與治療師經驗感動、驚訝、未知卻合宜交心。這種處遇被稱為「美的探究」（aesthetic probing），並且須以我們所謂的「美學責任」（aesthetic responsibility）為根基。此處遇和催化自由聯想並無不同，它協助應該出現的想像產生，並不是來自治療者的幻想。但其不同點在於顯現的想像實相具有「具體的本質」，所以對治療師與病人雙方來說，都是可由藝術作品呈現的第三對象或是「過渡」對象。此具體本質也是表演藝術的一部分。舞蹈、治療遊戲或是一段音樂，可被見證為真實的感官經驗，夢或是自由聯想則不具此種特質。藝術創作中產生的作品必須在認識論的角度上，依據其具體的外貌考量它們為何物。它們並非代表了其他東西。當

它們有自由使用心靈或是日常生活中的字彙時，它們的語言遵循美學的文法。就解釋學而言，任何的回應都是詮釋。治療過程中的美學理論將詮釋視為了解的要件，但是著重於詮釋是一回應的想法，謹慎地聆聽作品的語言，而非以外來的理論解釋。這種詮釋是「美學的回應」。立即且驚訝的「啊哈」反應不應該與其美好或形式上的美麗混淆，它可來自表現疼痛、苦難或是憤怒的作品。「美學回應」的現象和甘德林（Gendlin）專注理論（focusing theory）的「感知」（felt sense）有其相似之處。甘德林解釋感知為對某一意象帶來洞察的反應（Gendlin 1981）。

心靈滋養：心靈的新陳代謝

飲食與醫藥的廣義概念

本節所呈現的概念未來需要更多發展，但是它們提供了一個可能超越人類服務領域的影響觀點。飲食與醫藥的概念不僅影響身體的生理性新陳代謝。「飲食」（diet，希臘文為 diaita）原意為生活的方式，之後被引伸為維持健康的規律生活方式，最後變成飲食習慣。在心理生理的了解上，我們可以將其衍生為心靈或靈魂規律的滋養。在這樣的架構中，「飲食」一詞則指每日不間斷的身體與心理滋養，及新陳代謝的平衡規則或是正確的規則。

「醫藥」（medicine，拉丁文為 medicamentum）最初用於任何有療癒效果的事物上。在我們的文化中，它變成處方或是藥物，一種必須被身體代謝的物質。若由其原意來看，它可以指稱在特

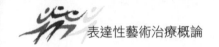

定時期面對疾病的心靈必需品的特殊修正物質。

　　為了延伸這個概念，我們需要為靈魂的新陳代謝下定義，並找到日常生活中滋養物相對應的物質。此外，我們亦須找到相對於藥物的物質。對療癒實務之延續性的研究，可在我們的搜尋中指引一個方向。我們認為，當代心理治療和所有古老傳統共存於同想像和儀式的角色中。同時很明顯地，藝術是存在現象的橋樑，其結合儀式、想像和夢的世界的方式無其他活動可及。

　　合理來說，夢、想像性思考與遊戲屬於心理物質，當它們無法取得或是被正確運作時可能會引起混亂。當代睡眠研究指出，缺乏製造夢境的快速動眼期和混亂可能有所關連，也就是沒有獲得充足「滋養」。人種學研究及深度心理學派說明經由訴說、記錄、解釋或與夢境互動的方式給予夢注意力，可以構成維持心理健康的必要習慣。當夢被視為「滋養物」，這些建議來注意它們的方法則建構成它們的代謝系統。因此，每日運用表達藝術治療夢的工作的方法，例如記錄、說故事和扮演，可被視為飲食上的幫助。同理可證，上述其他方式亦為「滋養物」（遊戲、想像性思考）。規律從事創造性寫作、歌唱、吹口哨或是彈奏樂器、素描或是繪畫、簡單舞蹈或是太極動作、裝飾、辦家家酒等等，都可算是健康飲食的一部分。

表達藝術治療即是心靈代謝系統飲食和藥物的實踐

　　一物質必須符合兩項特質才能被視為藥物。首先，它必須包含可以被系統代謝的成分；第二，它必須與系統中自我調節能力有一積極性互動。因此，藥物和診斷與預後狀況緊密連結。在所有情況中，它也因此與治療關係交織在一起，即使在醫藥專業中

也是如此。回到「心靈藥物」的概念上，並將之與藝術過程及作品做一連結，我們需要看看這兩個合格的特質。在表達藝術治療方法中，治療關係中總會有藝術產生。正如美學理論所重視的治療過程，作品顯現的責任獲得特殊的注意。這個藝術作品即實際的、想像的和有效的實相之間內在結構關係的現象，亦是連結參與社群的具體本質，是一個治療關係的實體。它使其成為適合心靈系統的新陳代謝。事實上，個人可以將藝術作品視為該系統專屬，雖然從現象學的角度而言，它不應與鏡象或是系統本體的外觀混為一談。

有許多傳統方法和藝術作品連結，並滿足藥物第二特質的標準——與系統自我調節能力的互動。超個人理論提供了裱貼圖畫如何具有圖騰或祭壇特質的線索，詩歌朗讀如何有類似禱告或咒語效果的線索，歌曲或音樂如何撫慰的線索，面具如何召喚恐懼的線索。這份名單當然可以繼續擴張，特別是當我們加入所有協助社區面對衝突及危機的社區藝術訓練，例如葬禮儀式和慶祝儀式。藝術作品由這些與心靈自我調節能力互動的情境下構成，可被視為心靈良藥。

現在出現的問題則是如何及何時會談的過程應該被引導到會談間具有藥物潛力的作品。懷抱著對視覺藝術及寫作的尊重，此處的重點在於如何適當地向過程致敬，因為無論如何治療師都會聚焦在已完成的作品上。在音樂、舞蹈和戲劇中，我們應該找到讓病人無須過度回憶學習時的創傷經驗而能給予評分及創作的方法。然而，源自即興編舞、遊戲寫作和計分的合宜方法，提供了時間和空間架構之參考與回憶的最佳治療機會。而在表演藝術中，過程通常比作品贏得更多注意。一些有助於反轉此注意力的方法

為特摩帕機構（Tamalpa Institute）發展出的舞蹈表演計分，亦即麥立夫（McNiff）在藝術工作室中採用的表演計分，和福斯（Fuchs）與尼爾（Knill）[3]提出對音樂與歌詞的整體計分。

　　將藝術視為上天給人類的禮物的存在現象暗示了關懷其社區的義務，這個延續性與我們的安樂有密切關係。因此，持續交織在世界、歷史與自我間，且建構人類健康中自我調節能力的概念不能遺漏藝術。藝術必須被視為規則遊戲中想像的綜合語言，包括交織在藝術世界、藝術歷史，與創作者回應自我調節能力。飲食與醫藥廣義的概念，在心靈滋養的浮現、闡明、行為、動作、字詞、聲音和韻律中在在被注意到。這份關注也會聆聽、觀看、感受和接觸作品，正如作品帶給我們的一樣，猶如禮物般在過去及未來使我們關心它們所代表的人類苦難的「生成」與「消逝」。

3　資料來源：Tamalpa Institute, Daria Halprin-Kalighi, Director, PO Box 794 Kentfeild, DA 94914; McNiff (1988); European Graduate School in Leuk CH 3953, Switzerland. Margo Fuchs and Paolo Knill, faculty members.

◐ 參考文獻

Fink, E. (1960) *Spiel als Weltsymbol.* Stuttgart: Kohlhammer.

Gadamer, H.G. (1975) *Truth and Method: The Principle of Effective History.* New York: The Seabury Press.

Gendlin, G. (1981) *Focusing.* New York: Bantam Books.

Johnson, L. (1997) Media literacy education: personal and professional change. Cambridge, MA: Dissertation at Lesley College Graduate School, Cambridge, MA.

Kent, J.K. (1978) *Exploring the Psycho-social Therapies through the Personalities of Effective Therapists.* Rockville, MD: National Institute of Mental Health.

Knill, P., Barba, H. and Fuchs, M. (1995) *Minstrels of Soul.* Toronto: Palmerston Press.

Knill, P.J. (1990) Das Kristallisationsprinzip in der musikorientierten Psychotherapie. In I. Frohne-Hagemann (ed) *Musik und Gestalt.* Paderborn: Junfermann-Verlag.

McNiff, S. (1988) *Fundamentals of Art Therapy.* Springfield, IL: Charles Thomas.

Nietzsche, F. (1962) *Philosophy in the Tragic Age of the Greek.* Trans. by M. Cowen. Chicago:

Spariosu, M. (1989) *Dionysus Reborn.* Ithaka, NY: Cornell University Press.

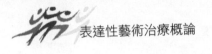

CHAPTER 3

形式的必要性：
洛士特著作中的表達藝術治療

麥金凱‧雅各比
（Majken Jacoby）

美的來臨大多是不可預期的，它總是偷偷地接近我們，帶給我們意外的驚喜。當然，我們預期在已聽過數次的巴赫聖誕清唱劇的迴聲中感受到美的喜悅。在這個例子中，我們清楚地知道自己在期待什麼。然而，我們不是每一次都真的在聆聽。但是當我們這麼做的時候，會覺得我們似乎是第一次聽到，我們會再一次感到驚喜。

大多數的時候，我們並不會有驚喜的經驗，沒有什麼可以讓我們感動。接近我們的事物只像是來自遠方的回音。詠歎調已不存在，美早已遠去。

沒有了驚喜，生命多麼孤寂。和他人與世界的溝通管道變得脆弱，或甚至中斷、動彈不得。血液不再流動，血流已被阻塞。

要如何 —— 從哪兒 —— 美才會進入我們的生活？什麼是審美觀 —— 和美有關的學問 —— 和被中斷的感覺之間的連結？

　　一個反傳統的疑惑：我們，無論我們的藝術經驗如何，由於我們的治療訓練，是否使我們受限於「內在」——深度所駐足的地方——是唯一重要的價值中？而「外在」，所謂的表面，就較不重要？就好像我的父母在我不滿地瞪著鏡子時告訴我，美來自內在。

　　當然，我們知道形式和內容不可區分。但是，難道我們不是在現在與工作時，在難以覺察中冒著風險，將藝術作品視為功能物品，一個剛好需要畫紙與蠟筆、鼓聲與舞蹈帶來治療效果的工具。這是美或不是呢？

　　有用的物品和工具並沒有什麼錯，難道我們想得到的不正是治療效果和洞察嗎？「美」——無論它可能是什麼——不是歸屬藝術學校，和治療並無必然性嗎？

　　美或不是美——如果它和審美觀不相關，藝術仍是藝術。縱使我們用有限的技巧來創造藝術。

∽

　　丹麥哲學家暨神學家洛士特（K.E. Løgstrup）與治療沒有任何關係，他寧可對心理學——就他的認知而言——及其對人類本質的解釋抱持懷疑態度。然而，他十分重視藝術，以及他所謂的「兩個世界的詮釋」：詩歌（審美觀）與道德。

　　他問：「藝術如何影響我們？」道德和審美觀之間有什麼樣的關係——可能具有相互對等性嗎？如果是，它如何讓自己在我們的生活中顯化？

　　人類的本質有一感官基礎——這是他的思想背景。審美觀就根植其中（審美觀的英文意指與感官有關）。透過我們的感官，

我們無可救藥地與周圍的世界糾結在一起。洛士特說，這個事實就是我們基本狀態的來源。所有對世界的權勢都必須根據這個背景而來：「……當我們的身體每日靠麵包維生，我們靈魂的感受性與能量每日則靠周遭世界維生……那是靈魂的滋養物，但是我們對它一無所知，因為我們在每一個當下將之揮霍掉。」（Løgstrup 1983, p.14）[1]

洛士特多年來擔任道德學的教授——他於 1981 年過世，並且多次在他的文章中探討道德與藝術的關連，他最廣為人知的著作《道德需求》（*The Ethical Demand*, 1991），亦是我應該探索的。為了了解他的思想，對他的關鍵概念作一簡介可能有幫助。

洛士特是一位現象學家，他也依此發展：他問，是什麼展現和描繪了我們的生命？是什麼態度和模式、表達及行為對人類是特別的？他在找尋必要和不變的重要部分。在這個尋找中，他遇到一個他稱為至高生命表達（sovereign life utterances）的現象，一種永不改變的現象。信任是其中的一個例子：我們信任每一個人，直到有證據讓我們不再信任。我們不僅信任他，也相信他說的話，直到我們被欺騙。這就是洛士特所說的言論的開放性：

> 一開始我們相信每個人的言論，一開始我們信任彼此。這可能有些奇怪，但這就是人類。若是背道而馳便與生活產生對立，我們就無法存活。如果我們事先對每個人都抱持懷疑的態度，認為他人會偷竊和說謊、詐欺或行騙，我們的生活會遭到毀滅。（Løgstrup 1991, p.

1　所有的引文題都是麥金凱‧雅各比由丹麥文翻譯而來。

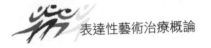

17）

慈悲、希望、憤慨、愛和悲痛是另一些例子。他稱其為至高的——有時稱為自發地，雖然它們在個體上顯化自己，但是它們超越了個體，超越了時間和空間、歷史和社會。它們存在於每個地點。它們從人類的本質中誕生，並與世界交織在一起。

至高生命表達不需要特別的動機即可顯現，僅僅因為我們活著。它們是無條件的。一考量行為或是情感表面的目的，一思考原因、智慧或是利益就使我們躊躇。慈悲與信任遠離，再也不是自發且無條件的；原因已被指定，條件已被限定。

相對於至高生命表達，洛士特設定了不同的「表達」：循環感覺（revolving feelings），例如恨、猜忌和嫉妒。替代了外展，它們在自己和被其占有之人周圍循環。當至高生命表達開展，循環感覺卻是限制。前者使我們容易受傷。它們自己會被扭曲，例如信任變成懷疑，但它們是不能被消滅的。它們會再度顯現，如果不在我身上，便會是在某人身上。

讓我回到一個事實面，也就是人類本質有一感官基礎：洛士特主張我們的感官，看、聽、觸摸等等，不僅是我們的鏡子，更是進入世界的真實入口。有某些事物在那裡，而我們的感官創造了通往那兒的橋，並且讓我們和周遭的世界交織在一起。洛士特並不是以實證哲學或是行動主義的角度來描寫感官。實證哲學家可能會爭論如慈悲或悲痛這些至高生命表達無法僅憑經驗展現。此外，這些表達跟感官經驗本身並無相關。這是我們的反應，我們將之賦予一價值，卻不屬於感官的經驗。

不！洛士特回答，並不是這麼一回事。我們無法將告訴我們

這個世界的感官經驗與我們對其的反應做一區別。沒有所謂赤裸的感官。沙子所帶的紅色、水波反射的閃光、堆積的雲和你、我的鄰居，總是喚起某些東西。感官的經驗經過調整，與感覺、氣氛及經過調整的感官經驗連結——印象，承載了認知與領悟（Erkenntnis）。並不是因為我們將之加入——雖然我們的確這麼做，而是因為具感受力的存在（我們）和被感受者（世界）基本上就是相同的。

就像我們每日的麵包總是被忽略，「對我們而言是潛意識的，同時也因為一個事實——物體的存在並不因我們對其功能的思考而受影響。」（Løgstrup 1983, p.14）

為了讓我們這與生俱來的認知有更多的覺察，它必須是*更清晰易懂的*。洛士特說，藝術作品總是試著讓這些感官經驗更為整合清晰，並給予其形式及形狀。這份整合清晰依次影響我們，讓我們更接近自己及世界。

藝術作品來自許許多多的清晰整合。藉由每日的語言，我們得到訊息並了解彼此。然而每日的語言，正如科學的語言一般，無法捕捉到感官轉化的特質，也就是感覺的價值。它們對「實相」的描述不夠充分，它們缺乏謎樣的特質。只有藝術作品才能給予充分的「描述」，因其完整的意圖就是整合包含於其中的轉化。這靠著經由其感官特質轉化自身的藝術媒介而達成。

歐里・傑森（Ole Jensen），一位洛士特學者，將此概念闡明：「在其將轉化的世界清晰整合中，藝術與哲學的不同在於藝術性轉化整合本身就是轉化。藝術同時轉化了形式及其內容。」（Jensen 1994, p.68）

物質——黏土、笛子的聲音、藍色——成為我們的老師，根

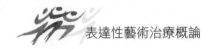

據其種類與本質，它們提出邀請。如果藝術作品「有用」，那是因為我們聆聽該媒介與生俱來的可能性。我們塑造黏土；藝術作品向我們指出誰是創作者，同時，超越我們。

當黏土是我們的媒介，我們也成為至高生活表達的媒介。我們沒有創造它們，洛士特說，反而是它們創造了我們。就像藝術作品，它們透過我們而到來，並且需要被我們表達出來——就像藝術作品，它們不會告訴我們如何到來。它們塑造我們，以及我們與他人的關係。它們構成了我們在藝術作品中整合轉化的感官的強烈慾望。

至高生活表達是我們被賦予的禮物；並且「十分接近宗教的詮釋」，洛士特這麼說，也因此指出第三個「世界詮釋」：宗教。

至高生活表達遠大於人性。透過它們我們得以存活，正如我們終究會死去。創造與毀滅是我們的根基。我們被創造出來，我們就會被毀滅。我們所被賦予的禮物就在我們存在的本質：我們的創造力，也就是創造者。

我們的創造力來自被創造。

∽

在《道德需求》中，洛士特開始指出我們暴露在至高生活表達的事實——希望、信任、憤怒——來自必要性而非選擇。「信任不是隨我們而來，它是被賦予的。我們的生命在這種方式下被創造，如果每個人都讓自己接觸到信任和希望，我們才得以生存，也才能將自己或多或少地交付在他人手中。」（Løgstrup 1991, p. 28）

這個個人手中握有支撐某人某部分生活的意象正是本書的根

本象徵，洛士特亦多次談論此概念（Hans Hauge, 1992）。從這個暴露（exposed-ness）產生「……難以說明，來源不明的要求我們依照信任來照顧我們手中的生命」（Løgstrup 1991, p.28）。

然而，信任並不總是容易來臨，正如遵循要求的難度一般。我們真的想要，但我們無法要。我們涉入自己的方式正如我們涉入別人，而且不知怎麼我們被加倍地暴露。

這就是社會規範和常規出現的地方，因為具洛士特所言，最為生氣蓬勃的——暴露——無法生存在無形之中；它需要「有界線的表達」。

另一方面，常見的規範例如「愛你的鄰居」和道德要求沒有太大關係，即使它們有時看起來有。但是因為我們無法永遠給予，因為我們無法時時刻刻都具足創造力——在藝術中或是我們的關係中，我們需要適應常見的或是儀式性的形式。藉由中立、不依靠任何人，我們逃避一個困難的選擇：照顧或是忽略，或可能是毀壞那個在我們手中的另一個生命。

洛士特提到了以下道德需求的特質：它是沉默的、隱密的、不被說出的，以及單一面向的。它可以被賦予，卻無法被指揮；它是與生俱來的。我獨自無私地決定什麼是對他人最適合的。我們會，洛士特說，總是缺少它。我們無法實現它，它是不可被實現的。

我們要如何面對這個不會被實現的道德需求呢？它跟藝術之間有何關係？與表達藝術治療之間呢？難道我們一定要在這已渺茫的人性中面對它嗎？

跟隨道德需求的決定，在我們面對無解決之道的面質與衝突時並無幫助。我是依賴哪種權威來支持我這麼對待你？你或許會

問我的行為是否無私，或是否基於與你最大福利沒太多關連的動機——但是誰可以回答？所有權力都存在於我對你所為——或所不為——的真實經驗中。把需求視為正當辯解或是衡量工具，將無可避免地導致濫權，例如，我知道什麼是對你最好的。那麼，哲學與意識型態只不過是另一個建立「美好生活」的道德準則。

道德需求以幾乎隱匿的方式告訴我們關照生命。它並未告訴我們如何做或是要做什麼，它不提供建議或是實用的暗示，沒有規則或指引告訴我們在特別的情況下要如何處理。「關照生命」的實際方式完全是我們的功課。

那麼，跟隨道德需求意指每一個行動均必須來自不會改變、不會被挑戰的每一個當下的要求。我必須為它而在。每一個都呼喚了無私的存在，而那並非我們所能做到的。

這是對愛的需求。

是的，洛士特這麼說，這是我們的狀態：

> 愛從來不是（道德）需求可帶來的。我們所要求的不過是藉由我手中另一個人的生命所創造的愛，無須此人以任何方式成為我的存在……單方的需求對我們不具影響力。（Løgstrup 1991, p.164）

然而，我們受道德需求決定的影響。它不會因為我們不跟隨它而消失。相反地，當我們以為自己是主人時，它由我們被給予的生命中描繪出張力的範圍。

道德要求對我們的生活拋出一道特別且不可避免的光。我們試著掌握它，也依其規則而成功。但是我們付出代價：

如果個體以下一個人為代價來考慮自己，他活著
……就好像他召喚自己進入生命，並為他自己生命的主
宰。相反地，如果他關心另一人的生命，他將生活建立
在接納中。只有藉由把自己轉變為另一人的邪惡之神，
才能逃避這個決定亦逃避這個行動。（Løgstrup 1991, p.
180）

我們想要有自由來操控自己的生活，並獨立塑造自己的人生
——誰不這麼想呢？——我們行動和創造力量的自由僅限於我們
自己：不是神的一半，不是依靠自我的存在，而是無法避免地依
賴周圍環境和「被賦予的生命」的存在。

ಣ

那麼，道德及詩歌領域這兩種對世界的詮釋如何相關呢？道
德需求和藝術要對彼此表達什麼？

閱讀洛士特時，很容易因其描述道德和詩歌實相所使用的平
行語言和象徵而感到困惑：兩者皆須「有限的表達」，兩者皆「對
我們的生活拋出一道特別且不可避免的光」。

我們結合行動的表達——自發地經由至高生命表達或是一般
常規——來照顧活著的和暴露的。若是沒有約束、沒有限制，活
在我們之間和之中的便會死去；我們變成畸形的。

對詩歌而言亦同：它在聲音與韻律中結合意象的表達和象徵，
因此成為藝術作品的一種，以關照和記錄那些無法被說清楚的：
沒有約束，想被說出的便已遺落，它只隱藏在印象中。再者，洛
士特說：「敏感度與強度愈大，整合就需要愈清晰精確。」

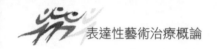

（Løgstrup 1991, p.219）

通常我們與這世界保持一段距離，但在詩歌中並非如此。我們進入詩歌的開闊，讓世界變得預料之外的、當下的、美麗的。

美，和被完整實相說出的渴望，及在這世界能感受自在有什麼關連？因為想被說出卻又無法達成，所以轉向藝術以提供一個「充分的描述」？

某些經驗只能經由詩歌表達。每日的語言及科學的語言當然是不可缺少的，但是它們無法完全捕捉到轉化。

然而，美就好像是副產品，卻又是不可或缺的，因為「……美出現並揭露因缺乏精確及存在的平凡而變得晦暗的真理」（Løgstrup 1991, p.220）。

美與真理一同到來。

道德和詩歌的實相「對我們的生活拋出一道光」，並均「指出我們所生活的矛盾」（Løgstrup 1991, p.228）。詩歌的經驗開啟世界，以我們每日平凡生活無法達到的方式，將世界帶近我們身邊。根據洛士特所言，平凡的生活是活在距離感中；真理是被蒙蔽的。這是詩歌經驗的矛盾，道德亦是。我們在每日的生活中被告知，但是「……詩歌——與『了解』相反——並不告知，而是喚起世界」（Løgstrup 1991, p.220）。

平凡揭露了我們的無知。我們是支離破碎的、毫無知覺地以自己為中心，因為「平凡是感官的頭號敵人」（Løgstrup 1991, p.228）。

談到平凡就要談到道德類別，洛士特這麼說。我們詩歌般的經驗被自己的存在否定；當我們經由藝術敞開自我接觸不平凡的存在時，我們活在平凡的限制中。每日生活的平凡限制和詩歌開

闊的不平凡存在之間的張力不僅僅是無可避免的，亦是必須的。它歸屬生命，並且——洛士特指出——它構成我們的人格。

我們經由這個衝突而被建構。

因此藝術建構我們，但是它們不提供我們任何服務。若非如此，無論開始的目的為何，它們終究會依據其服務的對象而將我們變形。

在詩歌的開闊中，我們比每日生活中所為更靠近生活。生活以難以察覺的方式命令我們——透過至高生活表達，關照我們手中掌握的生命。

這個經驗來自道德需求，道德藉由詩歌的經驗獲得洞察。道德對世界的詮釋「……源自詩歌經驗本身」（Løgstrup 1991, p. 221）。

經由詩歌經驗，我們變得對於手中所握之事務有所覺察，對其所包含的美有所覺察。

美在我們存在的本質之中。藉由保持毫無遮掩與容易受傷的特質，我們才能持續存活著。沒有所謂最終陳述，我們有義務在不確定中生活與行動。遺忘此點意味著呼喚與生活本身相左的基本態度——與美對立。

美沒有實際的用途：它從不告訴我們要做什麼。它攜帶沒有方向性的行動，但是讓我們能專注於超越實用性，與不期然相遇，對於我們存在中無法解決的謎題帶來覺察。我們對美的存在失去支配，因為這之中沒有支配可以使上力的地方。支配指的是「在這裡運作」，但問題是「如何運作」？舊時對「深度」與「表面」的看法粉碎了。我們被拋向無助——而那就是解脫。它觸動了我們，而且「……被觸動的人不會孤獨」（Løgstrup 1991, p.222）。

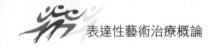

血液再度流動。

美讓我們與世界結合。它告訴我們，我們真的在這裡，即使「在這裡」指的是與痛苦、悲傷、困惑和無助活在一起。然而，在洛士特的文字中，「由外打破（人們的）常規與熟悉的世界並不是陌生的事情。但是，世界、自然和圍繞他以及那些他忍受其感官和心智使他捲入其中的事物……以嶄新且不同的方式存在。」（Løgstrup 1991, p.231）

我們對美的取向，也許與它留給我們事實，也就是洛士特說的暴露有關——雖然我們知道我們渴望似乎遙不可及的新鮮感，可能會以自己的方式藉由美進入我們的生活，在不被特定內容形式限制的美、當經驗被藝術作品當下與精確詮釋的美，觸動我們之時。屬於我們職業這特別領域的張力——在治療脈絡中的人性與藝術，挑戰我們以關心彼此。

我們無法統治生命，我們只能經驗它。有些時候我們感到驚奇，而有些時候阻塞的會被解放。

這是經由美的觸動而發生的嗎？

ඥ

為什麼談到表達藝術治療的時候，要考量洛士特寫的這本書？

洛士特是一位道德與神學的教授，似乎和我們試著環抱的領域，在理論上和哲學觀上有段距離，更不用說屬於一個正常工作日中具體和實用本質的許多問題。

然而，因為他與此領域一般的論談有段距離，他的想法也許可成為令我們深思的迴響。在過去二十年間，表達藝術治療已有戲劇性的擴展，而這呼喚了持續對其哲學基礎的研究，以及對其

基本本質的持續探索。

　　我相信，這就是洛士特的價值所在。他對於與治療無直接關係的詩歌及道德「世界詮釋」的投入，可被視為外來的聲音，幫助表達藝術治療聆聽本身治療學派聲音的合唱。

　　讓我來為洛士特的基本概念做一摘要。人類具有感官、美的基礎。由我們感官而來，使我們印象深刻的，都極具價值。它具有肉體穩固的情緒性。它將我們和圍繞我們的每件事綑綁在一起。其中一個來自道德需求的真相，就是經由相互依賴關照我們手中握持的他人的生命。

　　我們透過感官和美連結世界的經驗想要「被整合」，在藝術作品中被賦予形式。想要這麼做的並不是我們。它，印象，想要「被整合」。以藝術方式呈現的傾向來自人類。它可以說是把自己強加給我們，以捕捉我們直到形成藝術形式的方式實現。這種實現無法經由每日的語言完全表達，正如藝術無法為了某個特別的目的而不削弱或扭曲它的訊息。藝術性的表達無法被任何東西取代。

　　我們不僅感受到進入世界的門，它們構成了我們的存活，和我們了解的能力：使我們的本質、感官、感覺和了解連結在一起。

　　藝術作品總是感官的。無論我們採用哪一種藝術形式，它具有「身體」。舉例來說，音樂雖然短暫，但是就像任何藝術作品具有結構與型態，經由表演展露及獲得「本質」。我們為了要聽到它，需要動用我們的感官－感覺－了解，也就是「結構－感官」身體。

　　因此，進入當下是治療的先決條件之一。無論我們是藝術家或是聽眾、個案或是治療師的角色，我們被邀請存在於「嶄新且

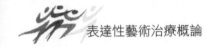

不同的方式」，不同於不重要與平凡。現在的感官經驗，身體鎖定的情緒與思想，反射進入那時的感官經驗——就好似它尚未被經驗，但是只能在稍後被想像。

正如洛士特所言，藝術作品是特別且「獨一無二」的。同時，它連接全體的經驗，並且賦予可能的意義多樣性。藉由將我們涉入藝術作品的獨特性，這些意義可能會變得清晰些。談論「樹」或是「天空」是沒有意義的，你必須看到我的圖畫中的天空。看著它的形狀、它身旁有什麼、它的顏色——不是藍色、紅色、黃色、紫色。這是冬天早晨的天空，或是它談論著大難和驚恐？炸彈或是燃燒的大火，鳥鳴或是早晨醒來的寧靜？是傍晚大都市充滿忙亂活動的紅色天空，或是貧乏沙漠上的太陽？我們在哪兒？發生了什麼事？誰在說話？

藉由藝術作品的感官特質讓我們專注在我們的根基，並且加倍地這麼做：它需要我們的感官－感覺－了解的存在以找尋它的形式——我們必須「親自」在那兒，在它將嵌入的訊息傳遞給身體的時候，沒有人知道如何發生，讓我們攫取到。雖然它的形式和語言可能是抽象的，但它將我們拉離抽象和概化，並進入血肉之軀的經驗中。

無形抽象的危險正是它不屬於任何特定個人，往往變得像規則與常態。規則與常態可能會獲得我的同情，但它畢竟不是個體、個人的領悟，缺乏真實具體的經驗。它建立在「毫無特色」之上，也因此提供了「毫無特色」的了解形式。

在特別且獨一無二的藝術作品中，我們經驗和特質的現象是穩固的。想法和世界觀不是靠自己存活著，亦非與我們分離的「意見」或是虛幻的表面結構——它們屬於並源自於我所參與的真實

中。

　以現象學而言，洛士特示範給我們的是感官、感覺和了解之間緊密牢不可破的連結——洛士特或許會說，嵌入其中的遠超過我們的理解。轉化的感官包含了顯露在藝術作品中的整合的理解。感官中已被給予的——但也在逃離我們直到被給予一個形式——現在可以我們了解的方式對我們說話。

　這個圓被完成了。

∽∾

　藝術家與藝術作品在交流中是夥伴。他們是對等的，正如夥伴一樣。兩者都需要我們關懷，保持交流而非在夥伴關係中強迫採用我們的方式，這也是「嶄新且不同」可能變得顯而易見的地方。改變形式，先前晦暗不明的世界新觀點就有可能顯現出來。正如葛雷格森（Gregersen）和科普（Køppe）所言，經由藝術性的演出，藝術將世界性感覺與想法帶入表演（Gregersen and Køppe 1994, pp.242-243）。

　藝術家佩爾・柯克比（Per Kirkeby）是位畫家與詩人，談到觀賞一幅畫：「一個人站在那裡，與畫中的某個部分產生對話。藉由繪畫，個人可以談論有關真實的事件——死亡、愛，以及所有真實的大事件。」（Kirkeby 1994, p.7）

　為了成為我們交流的夥伴、我們對話的夥伴，藝術必須從我們之中分割開來置於舞台上，以其方式接近與對話。就和我們一樣，它們需要空間，一個夠大的空間讓我們得以轉移目光。即使有可能看到別的東西，我們只能看見眼前的事物。我們需要空間及情緒上的距離，才能更靠近並掌握之。我認為，這就是瑞士作

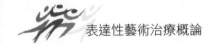

家弗里德里希・迪倫馬特（Friedrich Dürrenmatt）在他的文章〈藝術〉（Kunst）中所表達的：「任何藝術都需要距離以了解它的內容。」（Dürrenmatt 1989, p.157）

我們可以在葛雷格森和科普的作品《思想史》（*History of Ideas*）中找到同樣的想法。藝術構成「……想像世界的創造所在。這個想像世界在『真實世界』之上投射出新的光亮……它安定並建立一個在這世界之外的處所，使這個世界可以被觀察和被評論」（Gregersen and Køppe 1994, p. 251）。

藝術的原料——顏色、聲音、空間、素材、時間等等——並不是我們創造出來的。作為藝術家，我們將自己交付給它們。它們從與我們交織的世界帶來訊息，讓我們從不是我們的部分中學習，並且能夠自由地轉移目光。這個藝術中「不是我們」的特質和藝術媒介，幫助我們體認到我們是誰，或我們不是誰。藝術作品「……給予我們經驗自己存在的機會」（Løgstrup 1983, p. 49）。

是我與不是我之間的張力——我們依舊被感官捲入「不是我」之中——創造了維持良好生存的基石。這部分若是被忽略或漠視，我們會變得畸形與不完整。我們所形成的存在、我們的型態，是依靠維持個人與藝術作品完好的分離——正如我們所知，他們不是彼此，但他們是同樣的本質：相互交織卻又是各自獨立的。

美的需求誕生在我們出生之時，以此形塑經驗的潛力猶如禮物一般建構在我們之內。就如我們不會總知道要如何處理其他的禮物一般。詩歌世界的詮釋依舊藉由繪畫、舞蹈、音樂、戲劇、詩歌、電影、建築、雕塑、表演等而具可能性，是連結我們時時會落入的孤立與絕望的裂縫的橋樑。它是回歸我們的感官、感受

我們在世上的存在，並尋求其可能意義的方式。

　　藝術的實相被對比與反差填滿，而我們只接觸了其中的一部分。然而，承認這份複雜性使我們有一個如同心理和生理實相般複雜的參考架構。多層次的藝術洞察是表達藝術治療「塑造角色與建構人格」的一部分——以改造洛士特的公式。

ΩΩ

　　洛士特的文章從頭到尾均包含了生與死的對比。創造與毀滅間的張力總是存在著，而我們所做的每一件事都包含此張力。我們的生命被賦予一段不可預知的時間，隨之而來的要求要我們關照我們手中所掌握的另一人的生命，雖然我們往往無此意願。

　　這個要求往往大過我們的能力。但是若將它放置一旁不予理會，便是讓毀滅獲得控制權。關懷意指給予任何存在於我們生命中的事物形式與形體。毫無形式等於忽視。賦予形式可能是困難的，甚至是不可能的，但是拒絕它對我們的要求是「與生命對立」。

　　關照可能可以經由藝術作品的媒介或是治療性接觸他人產生。在本質上，這個要求和道德與美學是相同的。

　　這是形式的必要性。

　　然而，我們也許不確定——不確定性正是我們的基本狀態之一，當尋找持續改變的「正確」形式的渴望支配了形式的尋找——在你我之間，在藝術家與藝術作品之間——道德與美學融合。它們一起進入了整合的過程。

　　整合的行動成為關照我們手中生命的行動，使無法預期的美麗不時照耀我們。關照，即是表達藝術治療的核心。

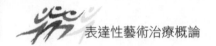

⟲ 參考文獻

Dürrenmatt, F. (1989) *Denkanstässe (Impulses to Thought)*. Zürich: Diogenes.

Gregersen, F. and Køppe, S. (eds) (1994) *Idehistorie. Ideer og strømninger i det 2o. århundrede (History of Ideas: Ideas and Trends in the 20th Century)*. Copenhagen: Amanda.

Hauge, H. (1992) *K.E. Løgstrup. En Moderne Profet (K.E. Løgstrup. A Modern Prophet)*. Århus: Spektrum.

Jensen, O. (1994) *Sårbar Usårlighed. Løgstrup og Religionens Genkomst i Filosofien (Vulnerable Invulnerability. Løgstrup and the Return of Religion in Philosophy)*. Copenhagen: Gyldendal.

Kirkeby, P. (1994) Interview in *Agenda No. 37*. Århus: Bladgruppen Ajour.

Løgstrup, K.E. (1956, 1991) *Den etiske fordring (The Ethical Demand)*. Copenhagen: Gyldendal.

Løgstrup, K.E. (1983) *Kunst og erkendelse. Metafysik II (Art and Realisation. Metaphysics II)*. Copenhagen: Gyldendal.

⟲ 延伸閱讀

Løgstrup, K.E. (1978) *Skabelse og Tilintetgørelse. Religionsfilosofiske Betragtninger. Metafysik IV (Creation and Annihilation. Reflections on religious philosophy. Metaphysics IV)*. Copenhagen: Gyldendal.

CHAPTER 4

藝術的探詢：
表達藝術治療的研究

尚‧麥立夫
（Shaun McNiff）

新研究型態的誕生

　　在二、三十年前，研究者開始注意到各種不同的表達藝術治療方法，並且對相關研究產生需求。然而，當時研究者之間已經擁有一個全面性的假設，亦即唯有量化研究或質化研究方法才是行為科學研究中能夠使用的工具。表達藝術治療自詡為精神治療的一種延伸，由於擁有高度的治療效果，因此更加希望能彰顯其在治療上的效用，以增進在研究領域的發展成為一種普遍「可接受的」研究標準。

　　「研究」的意義是透徹的理解與分析。"re-serach"就是，透過一個規範的研究設計與詢問過程，「再次尋找」的意思。然而，在表達藝術治療中，我們接受了一種想法，研究的檢驗與科學的檢驗是相同的。如果只用一個面向來剖析「研究」這個詞，我們

只會扼殺新型態、充滿想像的新研究方法，並且限制了它未來發展的可能性。在定義上，表達藝術治療整合了各種不同的方法，然而，我們卻忽略了重視所有研究原則的傳統，這些傳統是不斷促使新研究方法誕生的根基。為了尋求一個更廣泛的研究方法，我並不想否定科學方法的價值。我確信，只要我們可以創造一個更多元的研究環境，我們就可以為科學性的研究方法灌注新的生命。

在我的職業生涯中，我率先認知到在興起的表達藝術治療專業研究領域中，最被忽視的卻是此領域的主要焦點——藝術。1970年代中期，當我進行博士論文研究時，專注在藝術相關的心裡學。我訪問過為數不少的藝術家和兒童，詢問他們創作的動機。為了研究藝術創作的過程，我使用行為科學研究法中的訪談法。這個藝術動機的研究，讓我得到了一個研究獎項，並陸續在各個不同的論壇發表付印，但我不能論定這個研究的結果可以持續性地影響自己或任何人。

指導研究生時，偶然有一位博士班學生想要繼續這個富有創意的工作，並在 1980 年代，開啟了一個嶄新的方向。當我再度檢視心理學動機相關的文獻時，呈現在我面前的訪談資料和我固定撰寫風格的研究結論，讓我發現，我所指導的研究生對於此研究方式並不感興趣。一開始，我認為那是因為學生們對探詢知識的缺乏好奇心。他們似乎想花費更多的心力在藝術創作的過程，以及在創作者與他們藝術品的關連上。當學生們自由地依自己的意願選擇主題時，他們選擇在碩士與博士畢業論文作品上，專注於如何整合他們個人創意的表達方式。這讓我感受到，如果限制他們必須使用制式的研究方法，將迫使他們順應標準，而這個標準

卻是進行表達藝術治療時必須排除的因素。

我允許學生更自由地進行研究，並降低對研究的限制時，學生們開始在研究上加入個人創意的表達方式，這些都是我從未嘗試過的方式。當時我的研究專注於觀察其他人的工作，以及與他們面談紀錄的撰寫過程。我覺得我所做的是研讀二手資料，相較於學生們開創的方式，我的研究遠離創意的過程。這些研究與我在工作室教授他們的內容相符，也就是學生持續地創作藝術，並用想像力回應創作。時間已經證明了，這些學生全心投入以證明藝術具有治癒能力的願景。他們認為，沒有任何理由必須將研究與實踐劃分為二，但這卻是我一直接受的觀念。他們一定要以最完整的方式去實踐這個研究，但我卻時常從課堂到心理治療的相關期刊中，不斷更改自己的角度與概念。

實踐與研究的「分裂」認知，在表達藝術治療中是很普遍的現象。開業者認為，他們每天所做的事情和「全職」專業的研究人員所進行的專案「研究」根本是兩回事。所以，現在研究所的學生反過來成了我的老師，他們向我展示如何將研究與實踐合而為一，並且相互連貫。研究與實踐的分裂主要應該歸因於科學目的的傳統，傳統中假設參與療程的人無法看清正在發生的事情。在一個控制實驗的狀況中，有著不同面向的生活，這些生活都需要由外在觀察者來記錄與剖析。但是在藝術與治療的實踐中，是將此兩種方式合併為表達藝術的治療法，同時，我們也會需要一種新的方式來進行研究。

由我指導第一個以藝術為基礎的碩士論文中，有一名婦女畫了一系列女性身體的畫像。在這個個案中，我的學生並沒有專注在任何這名婦女說明這些身體影像的故事，或是在她眼中的圖像

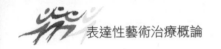

或畫像到底是什麼；相反地，這位學生為了探索女性的身體，他選擇將在校的時間投注於製作大型人物畫像。在這個論文的完成版中，包括了有關畫像、相關論文，和一份撰寫的文本，反應出製作這一系列畫像的過程，及它對畫家的影響（Jenkins 1998）。

學生的研究確實引起了我的好奇心，在那時，我仍然鼓勵論文撰寫者遵照研究的步驟，這些步驟必須符合我過往的經驗，不管在執行面訪、觀察、撰寫案例研究、設計問卷、排序和整理資料、紀錄模式和趨勢，還有對未來結果提出具意義的建議等。身為一個畫家，這個學生所進行以藝術為本的研究，確實喚起了深埋藏在我心中的一些想法，但我並不了解她前衛的論文計畫，要如何拓展表達藝術治療相關研究的影響力。我很享受與她一起進行這個研究專案的過程，此外，在這個專案執行的每個階段，也都讓我感受到她對研究所注入的熱情。當其他學生都在抱怨執行論文研究初期所碰到的挫折與困難時，她卻會花上很多個小時待在被染料所掩蓋的工作室裡。我開始思考，為何我在自己的藝術工作室所做的努力，及所有心理治療相關的研究（尤其是討論藝術過程），完全是各自獨立卻沒有關連的個體？我無法理解，為何我對於早期以藝術基礎型態的研究會感到輕微的不適應，而這個不適應似乎表達著潛藏在我的內心，藝術與心理認知的分離。

我開始詢問自己，是否個人的藝術研究是一種對自我的放縱或是自我中心主義的表現？這對其他人或對這個專業帶來什麼利益呢？這與心理學有著什麼的關連？這時我正在撰寫學術相關出版品，我衷心希望能夠為表達藝術治療領域帶來長遠的發展，且我的學生也正在工作室不斷作畫，不斷融合意象與文字、身體動作、聲音的即興創作、擊鼓和表達藝術。用她的方法進行研究，

比起我的方法，更能接近創作的現象與情境。我注意到，許多最具天分並具投入意願的學生開始在工作室中與她一起合作。她影響並激勵了其他人的論文專案，而我也開始回過頭思考、質疑一直以來自己對於表達藝術治療所進行的研究。

當持續思索學生所進行的研究，我了解到，加入我的藝術治療工作室這件事影響了她，並教導她要使用這種方法。我雖然身為她的老師，也是一個重要的影響因素，但她卻運用我教導她的知識，開拓了一個全新的運用方式。在這個時間點，我並沒有思考是否要將藝術與個人對創作作品的反應結合，並成為研究的基礎。傳統心理學論文的製作方法，會要求必須反映出研究者在藝術媒體上的作為。而撰寫碩士或是博士論文的過程，則應該是一種學術的練習，設計來要求所有的學生能夠符合心理學研究一直以來的水準，這都將反映在學術論文在期刊的出版上。事實上，對於新研究或探索方法的開發並沒有任何正式的獎勵。因為藝術被視為分析創作的過程與心理學相關研究的原始材料，藝術研究就有如一個研究基礎，它包含了一個完整的典範。

這個論文專注在女性身體的繪畫。它深深影響了我與校園的師生，因為這幅畫是如此巨大顯眼、畫風也是無比大膽，此外，它也很醒目地展示給所有人看，它的展出亦是論文過程中的主要部分。這個印象是無法忘懷的，而它陳述的力量成為一種研究的方法。這個研究生使用「經驗主義」來描述她的研究方法，在研究中保存了藝術創作者與作品間直接性的接觸。這個論文的目的包括對藝術家與藝術之間、藝術家與空間、意象與空間、藝術家與藝術家間、意象與意象間、藝術與藝術治療學家間等關係的深層理解（Jenkins 1988, p.2）。這個論文引用帕拉塞爾蘇斯（Paracelsus）在 1526 年時宣稱，研究方法是為了理解「事物最深層知識的本身」的言論。藉由宣告藝術工作室成為研究實驗室，並在此研究室累積與處理必需的經驗，這個研究也成為我對研究過程取向的一個重要轉振點。我非常高興，因為我發現，學生們不只是從自己這邊帶走了我傳授給他們的知識，還帶給我更先進的觀念與想法。

　　我第一次注意到這個以藝術為基礎的研究方法，大約是另一位學生呈現他的論文取向的一年前。那時候，她表示要花一年的時間，製作一幅巨大的畫作，並且專注在她與她母親的關係上。這激起了我的興趣，並感到製作這幅畫的過程，將能夠保證這個研究論文絕對不只是一個討論母親與女兒關係的個人創作藝術品。然而，這個非常個人化計畫的本質卻激起論文計畫之目的的挑戰，因為論文的目的應著重在如何對專業與實踐藝術治療法的個人優勢上均有貢獻。

　　這個論文計畫非常簡單和直接。橫跨兩個學期的課程裡，學生可以持續專注在一幅描繪母親油畫像的工作，並通過一個持續轉化的過程。繪畫過程中將每個階段都拍攝下來，如此，我們將能夠擁有各個階段的片段紀錄，也可以觀察畫像於時間軸向上所產生一系列變化的過程，解釋相同物件持續性的變化。這個畫作將可視為一個平台，記載了持續發展的過程，透過這個平台，不管被掩蓋的圖像或已經被遺忘的創作階段，都與最後的繪畫成品有同樣的重要性（Rice 1987）。既然討論到這裡，就必須提及一個非常值得注意的問題，那就是在論文方法中，我們必須決定到何時或何種程度，可以視畫作為一個「完成品」。這個畫作有可能因為被視為未完成或是需要一輩子才能完成的作品，僅是附上

論文完成時的日期。或者這個特殊的畫作也可以被視為一種階段，具體表現藝術家與其母親的關係的一個階段。除了關注論文專案在時間軸向上的發展，我們也可以用審美的角度來思考完成品的狀態，例如，當畫作在美感情境的結構與構成中能夠達到某種水準，這時，我們認為畫作可以被稱作完成品。

　　從治療的角度來看，這個方案是「終於意象」這個格言的終極化身。相較於從一個練習跳到另一個練習，這裡運用的是針對單一複雜主題穩定持續的沉思，而呈現的方式就是以畫像作為中介物來呈現。藝術家／研究者與她母親間互動的關係，會在繪畫的過程中發生作用。情感與記憶會相互激勵，並呈現在畫作上，在逐漸修改人像與畫作的過程中，也會回饋影響到藝術家與她母親關係的本質。這裡存在著一個持續性、同質性，且相互作用的影響力，不斷改變著畫作本身的呈現，同時，也改變著藝術家與她生命中重要他人間的深層關係。當這幅畫展現在人們面前的時候，我們可以發現很多「完成」的元素，這些元素會被其他油墨所相互掩蓋。這些完成的圖畫有如一連串的故事，代表著這個時期中來來去去的長期性關係。這些關係之間是相互掩蓋的，即使如此，我們仍然可以從畫作的完成品發現絲毫的線索，搜尋出隱藏在這之下，畫作完成前的型態。

　　這個論文令我最印象深刻的地方，在於它的探詢方式是以創作藝術的過程為基礎。它展示了一個藝術家在工作室進行研究如何和一個化學家在實驗室所做產生連結。一個在實驗室進行化學研究的化學家，是否能夠撰寫有關其他化學家如何在實驗室工作的案例探討？主要的關鍵在於如何透過研究詢問的方式，保持這個藝術在心理上原始的模式，這是為了確保研究能夠專注在媒介

上的經驗與體驗，就有如化學家在操作物理物質一般。我不斷地
回顧這個專案，並將之視為以藝術為基礎的研究模型。畫作是一
個轉化點，它代表了溝通藝術表達與心理平台的橋樑。一個全面
體驗的資料透過圖畫傳遞訊息，而在整個計畫的設計中，這扮演
了一個非常重要的角色。在這個案例中，視覺證據與口語所發表
的內容，對所得到的結論有著同樣重要的價值。藝術的過程提供
了一個清楚的架構和一個可靠的方法。

第三個學生論文計畫的經驗更進一步挑戰我對表達藝術治療
研究的想法。開始指導學生時，我已經發現，個人體驗和第一手
藝術詢問的方式在表達藝術治療研究中將扮演非常重要的角色。
這個論文的目的為描寫年輕女孩每日生活變化、想像的韻律、自
我心靈圖像化的神秘旅程。這些圖畫是處理得極為美麗，整本畫
冊無須文字就傳遞了訊息。因為這專案需要符合碩士學位的畢業
規格，我堅持學生撰寫一個段落，以說明製作這個視覺論文的過
程。

我心中的理性聲音是：「為了讓這個論文與藝術相關學位的
論文有所區別，必須提出與心理學相關的論述。既然你是表達藝
術治療學位的候選人，你就必須在論文中展現你在這個領域的專
業。」

我非常樂見藝術探詢的方式成為這個論文的主要元素，但這
個論文仍然必須以心理學的面貌呈現。學生在專案上與我合作的
非常密切，我們對彼此也非常尊敬。她很禮貌地聆聽我給她的建
議，但似乎對於我的建議沒有太大的興趣。我感受到她似乎認為
心理學論文的撰寫方向是她在這個論文研究中不可逃避使用的工
具，但卻無法和其研究內容保有一致性，且心理學的內容也不需

要成為這份論文的主要部分。但我仍堅持將提高此份畢業論文的標準。我真的為她的立場感到同情，並且覺得應該讓她有更大的發揮空間，讓她自己去尋找能夠同時滿足心理學與藝術間的解決方案。

　　一週後，她回來找我，並說，她不知道如何用傳統心理學的型態解釋這個故事，或是去呈現研究內容。她感到這個外在評論作品的聲音與現在所進行的論文研究有著很大的差距。我並沒有給予她答案，只是建議她花一些時間與這個問題在一起，我相信答案最終自己會出現。

　　在我們下次的會面，發生了一些事。這個學生將她發聲的權利賦予一個年輕女孩，這個女孩將在故事中扮演主角。這個女孩從「她的觀點」，描述這個論文到底是什麼。第一人稱的話語允許這位學生投射出一個更親近與更具有想像力的方式去呈現她的經驗，這個經驗與圖畫情緒性表達的內容也能夠保持一致。這個年輕女孩的陳述，使得論文作者能夠進入論文寫作的過程，並且洞察到了由外在分析所不可能得到的領悟。她透過具創意的語言，以另一個藝術家的身分陳述並且回應這個視覺藝術的作品。藝術在此用來解釋藝術。身為這個論文的拜讀者，我看到透過這種敘述故事的方式，能夠得到更深入、更值得閱讀的研究結果。我的指導學生發明了一個新的方法，在以研究為前提的方法中，整合了藝術的表達方式與心理學上的回應。透過這個專案的每個步驟，她（學生）扮演了藝術家的功能，並研究著心理面向的經驗（Shapiro 1989）。

　　這個論文專案給予我最重要的經驗，就是藝術創作的意象與過程總是先於腦部的反應。如果我們持續追隨標準的行為科學研

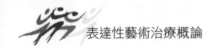

究法，在我們做任何事之前先計畫好如何去做，我們就低估了那些能夠持續更新，並對研究有助益的力量。

當我與指導學生一起工作時，我專注在整合她的研究，並且思考如何運用研究的方法來實現我們的目的。這個論文完成之後，我開始關注到她的研究經驗如何實現表達藝術治療的新方法。這個論文計畫讓我們了解，應該如何運用分析和解釋以回應創意想像的表達方式，很多時候，這些表達方式是不連續的；此外，論文計畫也確立了我們應該如何將經過深思熟慮後所產生的作品，以更好的表達方式呈現在世人面前。我也開始思考在治療實務中，應該如何與藝術作品進行互動。我是否能夠找到更有想像力、藝術性、親近的方法，和我腦中的意象呼應？如果我更有想像力地回應自己的畫作，並且更具詩歌性，我是否可以接觸到無法用心智解釋的特質？當我們解釋一個意象時，我回想到榮格（C. G. Jung）描述鳥類振翅飛翔的樣子。創意表達所產生的力量，需要以對等的抱持欣賞同時也保有它們的神秘性意識來灌溉。

我一直努力在促進表達藝術治療研究的革新，並且發現革新最大的阻礙，來自於我們對於「研究」的定義。在《藝術的深層心理學》（*Depth Psychology of Art*, 1989）和《藝術即是醫療》（*Art as Medicine*, 1992）的論述中，我將自己的藝術表達方式作為一種了解治療與藝術的過程。當這些書付印並公諸於世時，我指導學生所做的研究大大地鼓舞了我，並給予我十足的勇氣。那個時候，我非常擔心由專業與學術領域所來的各種無理批評，這些都在早期對研究嚴謹保守的態度中，可以清晰感受到。在那個時代，所有關於表達藝術治療法的資料，幾乎都是由研究者的角度去分析別人的作品。治療的「距離」和「非個人評鑑」兩個規

範，是研究規範中很基本的教義。

　　最令人驚訝的是，到現在為止，在藝術研究領域中都還沒有任何一本批判研究者專注於個人表達的出版品問世。相反地，許多人正在使用這個方法，並將其更進一步的延伸。波林斯基（Rosali Politsky）的論文出版品〈貫穿我們個人的符號：發現自我引導的神話〉（Penetrating our personal symbols: discovering our guiding myths, 1995），標示了個人藝術研究的問世，這篇文章刊載在創意藝術治療的國際性期刊中。派‧亞倫（Pat Allen）的《藝術作為了解的方法》（*Art Is a Way of Knowing*, 1995）已經將藝術性的自我探詢帶入了新層次。她的書得到了熱烈的迴響，可見得以此方式研究表達藝術治療專業，實際上已經獲得社會很大的期待。Bruce Moon的出現，更是以藝術為本的研究最強烈與最具有說服力的呼喊，他在訓練學生時，也同時實踐表達藝術治療方法。在他的書中，包含了個人藝術性表達風格，並透過這種方式描述：與患者間的互動對他的影響、他實踐表達藝術原則的方法，和對於每個將自己融入表達藝術治療法的人，要如何回過頭詢問自己：「為何我要創作藝術？」（Moon 1994）

　　表達藝術治療效度的指標，是我們以這些藝術方法來對待自己與病患的範疇。在早期的表達藝術治療中，實務工作者將之運用在語言治療中。在今日卻產生了巨大的變化，表達藝術治療逐漸被世人認定為一種主要的治療方式，而非附屬的治療方式。

　　蘭迪（Robert Landy）主張「雙重生命」（double life）的概念，有效整合了表達藝術治療理論與實務之下的個人成長（Landy 1996）。這位資深的表達藝術治療教育者認為，研究所教育最重要的成果是能有效地結合上述三個因素。在我個人的經驗中，治

療師的個人特質和檢驗個人體驗的能力，與患者自身狀況與體驗的結合，是這個治療方法成功的指標。因此，我們知道以藝術為本的研究會帶來很多的利益，尤其是研究生進行的教育課程。此外，提供第一手資料的體驗與感受，了解創意體驗的治療特質，以藝術為基礎的研究讓未來的治療師熟悉藝術表達所帶來心理層面的阻礙、掙扎和痛苦。學生也為這個持續性創意過程的個人實驗建立了基礎。

以藝術為基礎的研究並不因研究所教育結束而終止。我認為它具有協助個人深入並更新實務經驗的重要潛力。研究、個人藝術表達和治療實務可以在新的研究取向探索中被整合，以支持表達藝術治療領域中廣大的需求。

表達藝術治療能夠促進更多有用與革新的研究，即使一直以來主導心理健康領域的研究教義對此提出嚴厲的批判。我們似乎已經錯過了後現代時期的知識擴張。我們不只持續支持最保守的研究教義，同時，也應該支持以藝術為基礎的探詢模式。對於行為科學研究方法的依賴，使得表達藝術治療從發展至今，就沾染了研究者心中非主流的意識型態。當我們開始視自己為主要治療方法的實務工作者，我們就能用更開放的心態，去接受藝術成為研究計畫中的主要方式。

許多治療師和研究生都希望能投入以藝術為基礎的研究中。人們加入這個專業，並選擇用這個方法與人進行互動，是基於他們曾經經歷這個治療的過程。兩個來自新墨西哥的研究生，最近為了一個藝術治療專案，與我進行了一次訪談。我詢問他們為何要投入表達藝術治療法的領域。他們說：「我們曾經經歷過這一切，藝術治療了我們的生命，並且我們相信自己也能夠以此方法

幫助其他人。」其中一位女士接著說：「我知道藝術已經拯救了我的生命，對我而言，這一點是無庸置疑的。」

　　無論研究生是否因為藝術曾經進入他們的生命歷程，甚至幫助了他們，而選擇進入表達藝治療的研究領域，無庸置疑的是，我們能夠從科學研究得到利益。這成為一個非常有趣的研究計畫，我可能有一天也會親自操刀，進行這個研究。當我與這群研究生述說著想法時，他們卻斷言我在過去三十年裡已經在這個領域中發展了。他們想更近一步融入這個方法，有效使用他們的經驗，透過創意的過程來理解與研究表達藝術治療法。他們一定要學習這個方法，並且實踐。為何不要簡單地讓他們選擇以不同的方式來進行研究呢？現在，大部分的畢業論文計畫都被要求是行為科學計畫，但並不包含以藝術為基礎的研究方式，因為這種方式被認定為不屬於有效研究的範疇。

　　如果畢業論文能夠讓學生更自由地選擇研究方法和目標，那麼研究計畫則可成為重要文獻，並且解釋著一定的結果。既然我們所有的努力都是為了某種研究方向，並提供潛力豐富的資料來源，我們就應該思考，包括我們對藝術的經驗，這些東西都一定已經成為我們專業的主要元素。

從正當性到創意的探詢

　　在表達藝術治療上，我們還沒有用批判的角度詢問過自己，為何我們要進行研究。傳統的研究方法已經充滿了對研究觀念的斷言，而我們則只能「接受」這種概念，用來證明我們研究的有效性；此外，我們的訓練課程也必須證明文獻探討在這些方法中

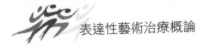

的作用。

　　我一直抱持著不需要用其他群體的價值觀和條件來合法化我們自己這樣的心態。使用這些外部衡量指標的需求，只顯露出我們對藝術探詢缺乏自信，這就如同在研究社群中接受一個附屬或是邊緣的角色，這個社群會加深人們在心理健康專業領域內的相互比較。如果我們決定要更近一步實踐這個方法，並且加深這個專業的想像力，我們就必須開始使用一些語言，透過這個語言取代思考的方式和創造力轉換的模式，這些都是架構我們過往努力的累積。

　　其中一個在科學與哲學領域最持久的主題，就是存在於可知與不可知，能表達與不能表達之間的張力。我相信，這個鴻溝是創造精神最基本的動力所在，且我不認為有任何可以解決，或是讓這個壓力變成更輕微的機會。表達藝術治療法是一種凌駕於兩種面向的體驗，清楚地劃分了我們的工作與其他建構在可預測基礎上的方法。作為一位表達藝術治療師，我理解科學的價值和它所需求的研究方法。但是它無法囊括我所做的事情。科學能夠解開存在的許多面向，雖然其他人仍固執地堅持那些固有的定義。認定研究是科學唯一的趨勢，創造了一個具有限制的不平衡。對於只將單一科學理論應用到創作的過程，就有如只用一個翅膀，卻仍堅持飛行一般；同樣地，將不完整的理論應用到對科學的理解也會發生同樣的錯誤。

　　正當性對於研究活動是很重要的元素，因為它會造成改變，也會導入新的研究方法。將它用在研究上，將會永遠架構研究為實驗性的活動與對證據的蒐集等兩個方向，這些都是為了影響我們固有的思考習慣，以達到接受或是改變做事方法的能力與動力。

例如，在既有治療配方的情況下使用一種新藥，或使用一種新的方式製作建築材料，都只因為研究指出，新的產品將會比現行產品更為堅固，也更為持久。

最近，參加了一個我居住城市辯證委員會的公聽會後，我逐漸對研究的正當性有了更深的認識。其中一些鄰居為了反對在我們社區內的溼地上建造一個房子，因而出席了在市政廳舉辦的會議。這個社區是新英格蘭殖民最早的居住地之一。這些鄰居使用歷史、審美，和保護自然蓄水生態的重要性等三種面向進行抗爭。歷史的照片被提交為證據，顯示在過去的兩百年來，雖然社區的居住環境已經愈來愈擁擠，大家仍然不會在這個區域建構房子的原因。鄰居們乞求辯證委員會思考生長在溼地的生物和植物的命運，還有在海灣上甲殼類的生物，因為在房屋建構後，將可能導致未過濾水的耗盡，而這些植物與生物都將面臨危機。他們描述著開發商將如何從增值的資產賺進大把鈔票。這個委員會在開會前已經預先做了一次地點的勘查，發現這個地區無疑是社區蓄水量最高的一塊地。至於開發商，則是派請工程師出席，不斷向委員會說明他們未來的計畫，並且提出具科學性的數據。

觀察先前的公聽會之後、在我們上台說明之前，很顯然地，委員會的活動是操作在科學與工程資料的情境下。一個坐在我座位後的朋友，他正等待辯論委員為了其他事件呼喚他上台。他向前傾並且對我說：「如果你想要影響那些人，你必須去取得一個專業的工程研究和實驗室所做的水質測試樣本，因為他們都是工程師啊！」

毫無疑問地，如果我們的群體想要說服這個特殊的、由工程人員所組成的委員會，我們就必須研究這個事件，並以訊息與資

料的基礎來使我們的立場正當化，這些資料必須能符合他們檢視這個問題的角度。如果我們想在答辯中占盡上風，我們就必須自發性地進入一個不同的戰場。

我相信幾乎所有與表達藝術治療研究有關的最新想法，都已經朝正當性的方向發展。就以先前的例子，表達藝術治療師已經接受了必須擁有足夠正當性的事實，為了精進專業、也為了影響大眾的態度，他們必須對「外在」決策者提出證明，因為這些人在進行決策時，只參考研究結果所提供的證據。我無法反抗這種研究思維的浪潮，只能期望有更多的人能夠了解，這種型態的探詢方式不能滿足所有的研究需求和可能性。通常研究都具有很多目的，有時候執行一個研究，只是為了要影響不屬於這個專業領域的人，但如果我們什麼都以這個角度思考的話，我們將會失去非常重要的東西。我們應該大膽地探索，在情境下進行研究所可能產生的主要特質，而這個情境將幫助我們了解並且加強工作的特性。我們必須貼近意象、創作表達的過程、提升欣賞程度的信任，和對已知現象的理解，因為這些都將帶領這個專業達到更先進的地步，與更受世界尊崇的地位。

當我們不再討論正當性，也不把它當作唯一的研究動機，我們就可以尋找一種科學的研究方法，這個方法會自然地出現，它會帶給研究者對特定現象與問題更深入的理解。在不須只用一種角度看待每個研究機會所造成的壓力下，科學與藝術將獲得自由並自然地交融，就像它們一直以來在歷史發展的過程中所進行的互動一般。

亞倫（1992）已正確地評估藝術治療將如何顯化「臨床化症候群」（clinification syndrome），她將這歸因為由更多體制內主

導的科學心理健康專業導致的低劣感覺。這個以個人存在之外的標準來調整自我的需求，使得此方法的基本藝術本質受到限制。亞倫建議這個領域可以思考「在地藝術家模式」（artist-in-residence model），這是為了實踐表達藝術治療，就有如一個科學／臨床原型的替代方案。當我們在學校與大學中體驗某個人只為了簡短的拜訪，那麼「在地藝術家模式」並非必要。治療性「在地藝術家模式」是某人為了述說或創造一個可依賴和持續的藝術環境，這個環境只運用它獨特的要求與精神，並運用在人們身上。亞倫質疑，心理治療與臨床的模式是否能夠符合藝術這種沒有時間限制的治療特性。如果我們將注意力由臨床模式轉移到工作室取向，並使用藝術的藥方，我們就有了一個完全不同的研究假設和實務的世界。

尼爾（with Barba and Fuchs 1995）提醒我們，每一個研究活動都必須依據特殊的現實印象進行。我們是否可以使用一個藝術家的視野來窺視世界？我們是否持續用外在的視野看到我們自己？我們是否使用藝術家對世界本質的詢問和我們自己的信念改變了現實？或是我們是否透過某個人對我們所提出的問題、質疑和對證明的需求，來檢視我們的工作？

我最近閱讀了一篇文章，這篇文章批判了工作室導向的方法，因為透過藝術去進行治療，並不是建立於「研究」的基礎之上。論文的作者說明，某些狀況是發生在範例之外，且研究者所做的、所看到的真實，都只能根據這個範例和她研究的標準來辯證。這是一個非常古老的反問陷阱，透過這個陷阱，你將需要在現實的架構下，證明某個面向的反面；此外，你又必須否定某些必要性觀點的前提。如果這個「外在人」抱怨這個現實外在測量會扭曲

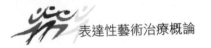

現存科學的地位，但不管如何，又有哪個人能夠質疑一個絕對正確的「科學證據」？

　　我閱讀著，並對最近的科學研究建議感到興趣，這個建議說著：愈早接觸音樂教育，愈能夠增加一個孩子的心智能力。大眾對這個研究的回應顯示，我們的市民，就像我居住地的答辯委員會，如何看待真實，他們幾乎只透過科學的鏡片在透視世界。全國的公立學校將藝術排除在正規課程之外，並以其他被認為更重要的科目取代，我們卻只是安靜地無動於衷。非常令人驚訝，科學研究自己出現，並且證明了那些平淡無奇的事情。對於科學目的性測量指標的依賴，只反應出更深層的抑鬱，並反應出一種無能，因為我們本性就應該了解人類經驗的價值。對那些渴望得到科學證據，但卻認為深層感受是不存在的人而言，更證明了個人和市民的需求是錯誤的、有罪的。仰賴著科學的證據，尤其在社會與教育政策上，將導致最保守和最沒有風險的教育模式與治療方式。德國巴洛克音樂和傳統非洲的打擊樂，都是由內心創作的本能所發展出來的靈魂聲音，這並不只是音樂創作者深層的音樂知識所能夠完成的；同時，也是由他們受尊敬的地區性文明和世界的音樂資產共同孕育而成。我們是否需要一個科學研究來為這種結論做辯護呢？

　　想像一下，如果二十世紀藝術治療的先鋒者因為他們感受到世界需要他們這麼做，而認為他們只能夠依據基礎的科學知識來進行治療。我記得一個一直困擾自己的問題，當時是 1970 年代初，我正在開始一個表達藝術治療的教學計畫，我被問及：「如果沒有工作機會的話，你如何訓練人們？」這是一個受限制的問題，也就是確認我們做的每件事都要在已存在的架構之下，這令

我感到沮喪。因此我回答：「這個畢業生將走出去，並且創造工作。」在幾近四分之一個世紀以後的現在，數以千計的畢業生就有如我們所看到的一般創造著各種工作機會，並且每年更有數以百計的畢業生正如此做著。

研究人類經驗的領域已經變成一種社會正當性與控制的模式。我們所做的或是我們沒做的，都必須由研究資料所「支持」。雖然對於社會與專業政策而言，這個保守且小心的方式有著它的價值，特別是有關責任的主題、缺乏資源的管理，但任何一面倒的傾向，都會損壞並且壓迫著創意的體驗與探索。

如果我們能夠拓展對研究的視野，超越正當性的範疇，並根據科學標準，這個更為擴展的領域會支持有什樣的目的呢？

這裡有一個假設：研究總是傾向於了解與解釋的形式。我在表達藝術治療的經驗告訴自己，研究可以和當代的目標相結合，例如體驗、鼓舞等需求，以及建立專業。艾倫・理文（Ellen Levine 1995）提供了以詩歌的基礎來進行研究活動。她描述著希望她個人的藝術探詢方式能夠「刺激」其他人去創造。身為一個研究者，理文的目的是以她的聲音，將他人帶入我們領域，並且使這把火繼續活躍地燃燒（*Tending the Fire*, p.15）。

理文也從猶太人的傳統「修好世界」（Tikkun ha Olam）中提供了一個想法，就有如她工作下隱藏的目的。她練習著表達藝術治療、研究它的目的，並抱持著一個崇高的心理目標，為了修復個人與世界環境，尤其是受到痛苦和不幸傷害的環境。這個修復的工作透過詩歌創造力轉化的火焰中獲得成功。這些煉金術將永遠被認定為具有不確定的特性及信念，也就是在創作過程中帶領我們經歷困難的情況。

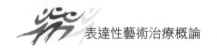

　　理文工作指出執行研究活動是為了激勵和刺激其他人能更有信心及創造力去進行藝術治療。例如，她以自己創意性表達激勵她的讀者做同樣的事，並讓這些體驗能再應用於其他人身上。這個目的與我的經驗相互呼應，我的創作經驗和對藝術治療的承諾，就是受到他人表達經驗的鼓舞。我受到藝術意象和其他人創作旅程的激勵。理文「修復世界」的目的同時也激勵心靈的感動；它激起我對他人的熱情，也激起了對轉換痛苦的承諾。我從自己的經驗與歷史中得知，藝術對心靈上的目標有所貢獻。這些是否都需要科學的證據呢？還是必須透過論文的方式來顯現它們的效果，或是需要透過一種能追蹤這主題的持續性，穿透歷史和各種不同世界的文化？

　　由我與學生的工作中，我們提出了以藝術為本的研究案例，展現探詢的過程將如何能夠提升有效性和專業性。在個人的經驗中，我總希望能用研究來實驗治療的方法和材料。我試圖使用新的方法來探索媒介與媒介的連結。我使用工作室中個人的經驗，或我與他人一起進行案例，就像一個持續進行的研究過程。在我多年的職業過程中研究與實務的分水嶺已經不復在。我努力地學習更多有關我正在進行研究方向的專業，並發現更多藝術創作的創意和滿足的方式，以連結我所做的內容和歷史主題的連續性。我對廣泛主題的尊敬，需要用研究的方式去整合實驗室、工作室、歷史，這就有如立即的實務一般。為了擁有更寬廣的想法和對實踐的承諾，我們透過表達藝術治療法的專業，去反對唯一的行為科學研究方法，已經使得表達藝術治療對我們而言是不可或缺的。我研究的這個現象，並不能用控制實驗的方法來運作，因為這樣會嚴格限制創意和批判思考。

　　想要「知道」的慾望，在任何的研究傳統中將永遠會形成前進的動力，不管這個人是否將藝術視作一個探詢的主要方式。亞倫的書《藝術作為了解的方法》明確包含了解藝術的過程。對藝術的認知非常不同於對知識的認知，這個差異表現在創作價值的根本、治療方法的力量，和未來研究的差異。在亞倫書的推薦序中，理查（M.C. Richads）描述藝術的認知是一個直覺的、神秘的和可更新的，就有如「給予我們一個具生命的與可移動的地下河流」（p.vii）。亞倫個人經驗的呈現，是為了要維持藝術表達和探詢的傳統。身為一個藝術家將自己的表達視為一個見證，以了解如何在維護藝術探詢的過程中取得知識。當亞倫紀錄她的經驗時，她同步確認全面性的主題與原則，並透過她的經驗予以顯化。以個人當作所有人經驗一個開放點，而藝術認知的引導信條則是一個信念，也就是這個過程會帶領我們擁有更深程度的洞察力與知識。

　　在表達藝術治療中，我們都想「了解」創作的過程會對我們有什麼樣的影響。我們需要深入了解，如何在不同的治療狀態下能夠對患者有幫助的方法。我最近閱讀了一個博士論文，論文中使用藝術的詢問方式是由信念所引導的方式，這個信念說明了現象必須能夠為自己說話（Paquet 1997）。這個博士論文在探討面具儀式在表達藝術治療法的運用。研究者呈現了一個簡單而直接的目標，就像她探詢的基礎一樣，「決定面具是如何運作」而非測量它的效果（p.132）。這個博士學生透過面具和實驗性的群體進行她的研究，這個群體扮演著心理學與人類學文獻在面具儀式上的比較基礎。當閱讀這份論文時，我理解到研究與訓練是無法分割的。兩者都要考慮到個人對錯綜複雜實踐的熟悉度。

即使在最先進的實務上，我們都常常透過實務工作者的研究過程來教育自己。史第分・理文（1997）提出，表達藝術治療的體驗包含對舊模式的瓦解，以使新的方法能被創造出來。他說明：「治療師自己害怕失敗，阻止了他們讓患者經歷瓦解的過程。」（p.22）基於這個觀察，我們會專注在表達藝術治療中，讓治療人員能夠熟悉瓦解的轉換效果，目的是讓患者能夠通過自己內心的困難，並運用創意的過程以避免不需要的阻礙。我們持續透過創意的過程，體驗每個人的內心經驗，為的是要了解它的特性，並且隨時準備好去協助別人。

以藝術為本的研究可以持續性的成長，因為創意過程的知識信念及想去了解由創意過程所發出與意象關連性的渴望。這兩個重點是新探詢方法的基礎。

當表達藝術治療領域擴張和成熟的時候，我們將進入一個更深層和更不設限的研究，以深入了解如何運作這個過程。此外，持續向其他人和我們自己證明從正當性的惡夢中解放出來，我們將能夠更親密和全面地了解它。我催促表達藝術治療的專業回到工作室，因為這是對藝術探詢與擴張最自然發生的地方。所有我透過表達藝術治療體驗的研究和實踐，都斷言我們必須去「相信這個過程」，並且准許它進行轉換的工作。只要我們知道的愈多，我們將愈能夠相信地開放我們自己，去接受創意表達的治療方式。

一個更完整和穩當的專業，能夠全面專注在它所產生的意象和表達方式。為了能夠持續進行表達藝術治療，我們研究的意象將包含所有我們接觸它的方法。對意象持續的呈現設定了研究的主要變數，而非使用一個特殊原則方法。

指導學生研究的經驗，已經向我展示了要如何使用已建立的

方法去進行探詢，就像傳統的行為科學研究法一般，確實幫助我們產生更一致且具體的最終產品，這對學生和指導者而言，是一個擁有較少不確定性的研究經驗，這也是一個相對而言，更一致性的衡量品質標準。這個方法在更早以前就已經攤在我們面前，在主要決定的區域成為要被檢驗的問題。這些研究活動通常關注於教導一個特殊的研究方法，而非關注創造新知識。想像力愈不足的研究者，愈能夠產生出一個可接受的專案，只需要透過下面的程序，並且不需要一個深入的創作資源。作為教師和研究的指導者，我已經很清楚地覺察到，在這個標準的方法下，執行探詢過程可能得到的利益。但當我閱讀已完成的研究，他們看來極為相似。

　　以藝術為本的研究，通常在它最終的產出會包含更多的不確定性、風險和不一致的結果。但結果通常會傾向更有創意、更不平凡，並促使這個實務的成熟度。最後的產物是屬於個人的表達，這可能會與其他人所做的結果有著極大的差距而非相似。最重要的是，以藝術為本的研究完全符合所研究的過程和現象。為了這個原因，這個研究方式應該在表達藝術治療專業中受到更多的重視。

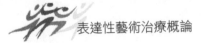
參考文獻

Allen, P. (1992) 'Artist-in residence: an alternative to 'clinification' for art therapists.' *Art Therapy 9*, 1, 22–29.

Allen, P. (1995) *Art Is a Way of Knowing*. Boston: Shambhala Publications.

Jenkins, K. (1988) 'Women of the cave: nine images and an artist-therapist face each other.' Unpublished master's thesis, Cambridge, MA, Lesley College Library.

Knill, P., Barba, H. N. and Fuchs, M. (1995) *Minstrels of Soul: Intermodal Expressive Therapy*. Toronto: Palmerston Press.

Landy, R. (1996) *Essays in Drama Therapy: The Double Life*. London: Jessica Kingsley Publishers.

Levine, E. (1995) *Tending the Fire: Studies in Art, Therapy and Creativity*. Toronto: Palmerston Press.

Levine, S. (1997) *Poiesis: The Language of Psychology and the Speech of the Soul*. London: Jessica Kingsley Publishers.

McNiff, S. (1989) *Depth Psychology of Art*. Springfield, IL: Charles C. Thomas.

McNiff, S. (1992) *Art as Medicine: Creating a Therapy of the Imagination*. Boston: Shambhala Publications.

Moon, B. (1994) *Introduction to Art Therapy: Faith in the Product*. Springfield, IL: Charles C. Thomas.

Paquet, N. (1997) 'The mask ritual: an ancient path of transformation for modern times.' Unpublished doctoral dissertation, Institute of Transpersonal Psychology, Palo Alto, California.

Politsky, R. (1995) Penetrating our personal symbols: discovering our guiding myths. *Arts in Psychotherapy 22*, 1, 9–20.

Rice, J.S. (1987) 'Mother may I? The story of the painting "Last Day at State Beach": a portrait of a mother by her daughter, its beginning, its life as a creative process, and how this process may never end.' Unpublished master's thesis, Cambridge, MA, Lesley College Library.

Richards, M.C. (1995) Foreword. In P. Allen, *Art is a Way of Knowing*. Boston: Shambhala Publications.

Shapiro, J. (1989) 'Descent into image: an archetypal picture-story.' Unpublished master's thesis, Cambridge, MA, Lesley College Library.

⌒ 延伸閱讀

Derrida, J. (1994) Roundtable discussion with Jacques Derrida. Villanova University, 3 October 1994, http://www.cas.usf.edu/journal/fobo/vill1.html.

Grenadier, S. (1995) 'The place wherein truth lies.' *Arts in Psychotherapy, 22*, 5, 393–402.

McNiff, S. (1977) 'Motivation in art.' *Art Psychotherapy 4*, 3/4, 125–136.

Moon, B. (1990) *Existential Art Therapy: The Canvas Mirror*. Springfield, IL: Charles C. Thomas.

Moon, B. (1992) *Essentials of Art Therapy Training and Practice*. Springfield, IL: Charles C. Thomas.

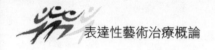

【第二部】

臨床觀點

聲音治療：
歌唱與聲音在心理和
身體治療上之藝術性的運用

保羅・紐姆
（Paul Newham）

序：聲音的表達藝術

　　能與心靈直接接觸的治療現在已是廣泛被接受的觀念，就像有直接接觸身體的治療一般。這個心靈的治療，或是心理治療，處理情緒、想法與記憶，也包括精神官能症、恐慌、創傷，及其他心理上的問題。

　　我們今日所知的心理治療是源自於佛洛依德的工作。起初，他將自己的治療取向稱之為說話治療，而他對於心理的研究和他對語言的研究有著明顯的不同（Forrester 1980）。的確，大部分心理治療的分支都持續著重於說出的詞句，並將之視為表達的主要工具。雖然表達藝術治療師如心理治療師一樣，均提供心理的治療，但是將藝術使用在治療層面上，提供了心理藝術性的表達

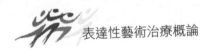

自我機會，而不局限於語言。

　　榮格是佛洛依德最具天賦的弟子之一。他成為佛洛依德最具貢獻的夥伴和親近的朋友。然而，他們的關係因對抗和鬥爭而結束，並發展出各自獨立的理論（Frey-Rohn 1990）。榮格指出心理建構性的材料是象徵（image）構成的（Jung 1953a）。事實上，榮格宣稱唯有藉由與象徵交會，心理才能被了解（Jung 1953b）。若以榮格的角度來看心理治療，治療師的目的是激發「創造性活動」，使得想像力可以受到鼓勵，而更具幻想、主動想像、增強對心理建構性的象徵（Jung 1953c）。的確，在許多方面看來，心理治療是由兩個人一起扮演，而扮演的材料則是象徵（Winnicott 1991）。

　　榮格使用「主動想像」來描述這個將被深深埋藏，並通常存在於潛意識的象徵帶入意識的過程。此外，對榮格而言，心理的象徵不僅可以透過語言被清楚表達，亦可以經由舞蹈、歌唱、寫作、繪畫，或任何藝術性媒介表達（Samuels 1985）。表達藝術在治療上的運用，例如舞蹈、戲劇和音樂，是基於人類心理有其可以由象徵而非文字真實地表達自己的信念：動作中的象徵、聲音中的象徵、戲劇活動中的象徵（Naumberg 1958）。這並不表示所有的表達藝術治療師都依據榮格的理論進行心理分析。然而，他們都有一個共同的信念：有許多表達的媒介比說話更利於心理的揭露。

　　非語言的人聲，或是所謂廣義的「歌唱」，就是其中一個管道，可讓主動想像發揮其作用（Newham 1993a）。

　　若將治療性的人聲工作和歌唱老師的工作相較，後者抱持著美的目的。若將人聲和戲劇治療、舞蹈治療、音樂治療來比較，

前者的心理象徵則以人聲的形式表現（Newham 1997a）。

聲音與心理

聲音（voice）是人類最原始的溝通工具。我們的聲音就是自我與感覺的表達。從一個人的聲調之中，你可以聽到感覺和想法的細微音樂：你可以聽到歡騰純真的年輕、經驗中的智慧與年齡；你可以聽到對需求和渴望的空洞呼喊、尖銳地憤怒或報復。人類聲音的音調輪廓勾畫出聽覺的繡帷，透露了熱情、不安和擔憂的巔峰，也透露了沉思、悲哀和心痛的深谷。我們所主導不斷起伏的情緒拼貼畫，滲入快樂、興高采烈、悲傷與哀悼的聲音音調中。在聲音中，你可以聽到放棄、憤怒、希望與絕望。在聲音中，你可以聽到以聲音表達出的心理象徵。

聲音音樂性與情緒性的特質獨立於話語，它大量地顯露一個人的天性、心情、關注點和特質。不同的聲音音調可以改變一句話的意思，可能使之充滿順從或兇殘、逃避或挫折。

當我們聽到聲音時，我們因其難以理解的象徵力量及其激發的多種感覺而受影響。例如，聲音常會給我們觸碰的感覺。我們覺得被某人的聲音擠壓、摑掌、壓縮、刺穿、搥打、敲擊、呵癢或震動。我們也常常覺得可以嚐到聲音的味道，聽到沮喪的苦、嫉妒的酸氣，或是奉承話的蜜糖甜味。我們也常覺得可以看到或聽到聲音的顏色，例如憂鬱的深藍、嫉妒的綠，或是憤怒的紅。溫度也常被用來描述聲音的特質，例如溫暖、涼爽、火熱或是冰冷。一個人的聲音也對聽眾傳遞了特別個性的印象，而我們常會依據人們的聲音評斷一個人的個性。

但是，一個人聲音中特殊的音質不是唯一影響我們對此人觀感的因素，我們自己聲音中的特質也影響了我們如何知覺他人。音質給予聲音特殊的色彩，並在維持我們的自我認同中具有重要功能。我們的聲音提醒了我們是誰，更聲明和增強了我們的自我形象。事實上，聲音可以被視為聽覺上的鏡子（Silverman 1988）。我們聲音中的音質反應了我們在聲音中的形象，被稱為自我聲音形象（Anzieu 1979）。如果我們聽起來像孩子，就好像瞪著鏡子時會看到一個孩子的臉一樣。我們便會自然地經驗到自己就像個孩子。如果我們聽起來是尖酸刻薄的，且這個聲音被反射，也被我們的耳朵聽到，便會增強我們對自己尖酸刻薄的概念。因此，我們的聲音和我們的心理狀態是互相影響的。

正因為我們的聲音和心理有著密切連結，藉由轉化及增強我們的聲音，我們可以轉化和增強知覺自己的方式。而當然，這會影響他人如何知覺我們（Newham 1997a）。

隨著時間的流逝，許多人往往變成過度認同單一自我形象，這個單一且不會變化的自我形象顯露在聲音中（Redfearn 1985）。對一些人而言，他們的聲音與心理充滿了特定的情緒音調，例如痛苦、失敗、焦慮、害怕或憤怒。而這些情緒音調藉由聲音中聽覺的調性來表達自己。對其他人而言，他們的聲音可能在反映單一的特質或態度中，梗塞住。在這樣的狀況下，聲音好像會變成一個無法移除的刻板面具。「人格」（personality）這個詞最初是指在古代希臘戲劇院中，從演員戴的面具嘴部洞口穿出的聲音。這個詞的原始意義提醒了我們聲音與個性的深刻連結。

面具掩飾了真實的面貌；聲音面具（vocal mask）掩飾了真實的聲音，也掩飾了這個人的真實自我。帶著這個聲音面具的人可

能感到憤怒，卻聽起來像是害怕；他們可能感到悲哀，卻聽起來像是冷漠。他們尋求幫助，但是他們的聲音傳達了肯定的訊號；他們尋求溫暖與熱情，但是他們的聲音傳達了謹慎保持距離的訊號；他們尋求尊重，但是他們的聲音吸引了貶抑。

治療性的聲音工作可以克服這個問題，使聲音可以擺脫使其受限的因子。然後從有限狹隘只能顯露微量人格的樂器，轉變為讓我們可以表達多采多姿的內在自我的美好媒介（Newham 1997a）。

在心理的深處，我們都扮演象徵儲存槽的主人：情緒、特質、意見、衝動、感覺和想法，以古怪的人物、動物、怪獸、神奇的旅程和預兆的形式，在夢中可以有最明顯的呈現。所有這些形式都代表和象徵自我的重要部分。當藝術治療師協助一個人將它們轉化為顏色，戲劇治療師將它們轉化為戲劇演出，舞蹈治療師將他們轉化為動作，被訓練與聲音工作的專業工作者也可將心理的象徵轉化為聲音。每一個內在自我的部分都有一個聲音，所以藉由延伸呼吸、深度、強度、彈性、流動性來擴展聲音的範疇，就可能取得完整心理想像範圍的聲音。藉由給予自我各種面貌不同的聲音，一個人有可能成長為自己，並接納完整自我中的各種習性。

最具生命力和令人振奮的接近及表達個人完整聲音的方式之一，便是透過歌唱的行為。綜觀世界，聲音表達的基本權力以歌唱的形式存在已有幾世紀之久。讓那些失去歌唱聲音的人重新獲得這樣的能力，也就是讓他們重新獲得基本與不可或缺的那部分自我。我們所有人都以聲音和歌唱開始我們的一生，並在生命的頭幾個月中傳達新興的自我。接著，以發展上而言，這樣的能力

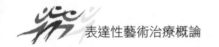

在語言的壓制性下喪失。

▓ 嬰兒的早期歌唱

頭三個月，嬰兒只是為了要表達飢餓和不適而哭泣，這種旋律起伏猶如警報器。在一個星期之內，母親無須親眼見到就能辨別孩子的哭聲。母親對於特有氣質的節拍具有天生的辨識能力，可以分辨她的孩子獨特的韻律與旋律特質。

約三個月大時，哭聲中開始出現新的旋律。這種旋律亦有起伏的特質，但其聲調通常比不適的旋律稍高。這個聲音被認定為第一次表達愉悅的哭聲，母親可以區辨飢餓的哭聲、疲累的哭聲、身體不適、情緒波動、不適的哭聲，與愉悅的哭聲（Ostwald 1973）。

這個新出現的愉悅哭聲包含母音的雛形，未來將會被使用在字彙中。運用口頭不適與愉悅旋律間的差異性，是嬰兒邁向語言的第一步（Lewis 1936）。然而，具口語能力的幼兒雖會根據語言的規則來組織這些聲音，但是還不熟悉這些制度的嬰兒，則根據對於音調、旋律、韻律的直覺、創造力和天生的感受來創作音樂。這種直覺自發性運用人聲而組成的音樂被稱之為咕咕聲（coo-ing）。

在三到六個月之間，一種稱為咿呀（babbling）的新聲音開始出現，這個聲音被認定是構成子音的雛形。咿呀階段的最後目標，是結合這些新的子音雛形的斷音與稍早發展出類似母音的聲音。現在，孩子會使用他自己的語言。專注的傾聽者可能會以為孩子正在使用他的語言、或是某種外國語、或是精心設計下的對話。

　　出生後約十二個月內，嬰兒聲音的表達均為本能性的呈現，而非母親或是主要照顧者指導而來，例如哭聲、咕咕聲或是咿呀聲。耳聾的嬰兒和可以聽到聲音的嬰兒一樣，都會哭泣、發出咕咕聲和咿呀聲（Greene and Mathieson 1989）。發聲的能力和吸吮奶水的本能一樣，都是基因性遺傳而來，是人類普遍經驗的生物性行為模式中的一種。雖然每個嬰兒的聲音都有其獨特性，但是在嬰兒的哭聲、咕咕聲、咿呀聲中，仍存在著普遍的相似性，在全世界都可以被辨認出來（Greene and Conway 1963）。

　　發展心理學中，因為學語前的哭泣、發出咕咕、咿呀聲的能力來自於與生俱來的神經學譯碼的潛力，使之能創作和唱出旋律，故嬰兒第一個聲學的展現被稱為「自發性歌唱」（Gardner 1982）。這個本能性、自發性的歌曲創作，在音樂意識的展現上也扮演了顯著的角色（Hargreaves 1992）。右腦處理成人即興音樂演唱，同時也是刺激嬰兒哭泣、發出咕咕、咿呀聲的器官。然而，語言是由左腦掌控。這同時說明了為何中風病人失去了組織表達語言的能力，卻仍可完整無缺地演唱歌曲的旋律與歌詞。

　　正如嬰兒創作自發性歌唱是來自內在基因性本能，母親亦基於基因素質的整合性面向，而有潛力了解她的孩子哭聲中要傳達的情緒與需求。正是她對於這些聲音的正面回應，加強了嬰兒發聲的溝通效率。母親或是照顧者最終會採用這些咿呀聲來與嬰兒對話，而成為安撫或是激勵孩子的方法。

　　母親藉由自己的聲音滋養了孩子的聲音，其重要性猶如孩子在發展中所需的母乳一般（Tomatis 1991）。的確，我們可以將母親的聲音視為源自母親口中傳遞到孩子耳中的替代性奶水，正如來自母親胸部或是奶瓶而至孩子口中的奶水。

　　著名的心理學家暨小兒科醫生東納・溫尼可（D.W. Winni-cott）認為，嬰兒將歌聲和聲音視為過渡期的客體。也就是說，當母親離開房間，嬰兒會持續發出和模仿母親的聲音模式，好似她仍繼續給予嬰兒撫慰（Winnicott 1991）。

　　母親的聲音同時具有包容控制的角色，好比是一個安全、有範圍、界線的空間，孩子可在其中經驗有助成長的行為（Bion 1962）。某方面來說，母親的聲音取代了子宮內被稱為「有聲外殼」（sonorous envelope）的三百六十度圍繞胎兒的液體（Anzieu 1976）。這個外殼「環繞、支撐並撫育了孩子」（Rosolato 1974）。除此之外，母親和嬰兒聲音的結合，形成了「聲音－語音的外皮」，包含了嬰兒正在形成的自我，一如他真實的皮膚（Anzieu 1976）。

　　對學語前的嬰兒而言，發出聲音最重要的功能在於表達，而非描述（Langer 1953）。在學語前期，嬰兒根據音樂的情緒及直覺創造出音調性的語言（Harris 1990）。學語前期的早期生活階段，所有的聲音都是「以不同的方式對世界歌唱」（Merleau-Ponty 1970）。然而，孩子溝通的成功與否是基於他是否有能力將聲音組織起來，成為特定語言（Hymes 1971）。

　　經由教育的過程，普遍性的音樂聲調可以轉變為符合該兒童特殊文化的語言。照顧者重複並「鼓勵」那些在他的語言中有意義的聲音，但是阻止或「處罰」在這個特定語言中不被使用的部分，使得這些不被使用的聲音「消失」（Skinner 1957）。舉例來說，在德國有許多字的結尾為"unf"，但英語不接受這種發音。

　　雖然孩子依賴照顧者給予「處罰」或「鼓勵」的反應來進入特定的語言，他們也表現出選擇適當文法的能力，即便這是尚未

學習過的文法（Pinker 1994）。然而，經由訓練，嬰兒原始的音學裝飾性自發聲音，也就是充分使用完整人類聲音範疇中依稀可辨之音的雜亂冗長的說話方式，減少為僅在該特殊文化脈絡下存在的語言使用的聲音。這種過程一方面呈現了一種進化，也是種必要的中斷、損失。

在學語前期，聲音扮演了直接傳達經驗的角色。然而，語言的出現，文字供描述經驗使用。文字「悲傷」替代了悲傷的聲音；文字「喜悅」替代了喜悅的聲音。結果，悲傷或是喜悅的經驗已不再是傳達其意義的必需品，某種程度上這些情緒的本質也揮發消散。

為了利於抽象代碼的意義發展，嬰兒最終被要求放棄情緒直接自發的表達（Doane and Hodges 1992）。一旦孩子進入了語言的符號世界，最初藉由聲音表達經驗的情緒世界就變得組織化和系統整體化，不可避免地成為「語言的俘虜」（Smith 1996）。此外，這造成知覺能力的失落、缺乏或不足（Kristeva 1980）。心理治療取向的女性主義者指出，語言分隔了嬰兒與他們的感覺（Tong 1989）。這是為什麼當代女性主義心理治療理論認為，來自人聲吟唱的非語言聲音有其重要性，它提供了「了解心理、社會、文化秩序的新關鍵」，以及「建構心理健康的方法」（Gilligan 1993）。

許多成年人持續感受到語言無法適當或完整表達自我，他們有許多超越文字的經驗，這樣的感受會帶來一種完全孤立的感覺（Killingmo 1990）。但可以確定的是，心理治療者可為他的個案們扮演「歌唱夥伴」（singing partner）角色，與他們一起歌唱、分享他們的重擔，為他們的苦難合聲、回應與應和（Ayre

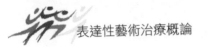

1988）。治療性的聲音工作可以揭露隱藏在認知性語言文字之下的音樂性語言（Newham 1995/96）。藉由允許個體回到學語前期以自發性歌唱表達的模式，來自人聲非語言的聲音治療性工作可以增進這種經驗的再生與再接觸。這種探索過程稱之為「聲音工作」（voicework）。

定義聲音工作

聲音工作最適當的一般性定義，大概可以視為任何與聲音有關或用到聲音的工作。在這個定義下，歌唱老師即是運用聲音工作讓學生發展聲音的技巧；悲傷輔導員即是運用聲音工作，以協助個案運用聲音在表達哀悼時感到安全與舒適；語言與說話治療師即是利用聲音工作，讓病人從危及健康聲音的病理狀態中得到緩解；合唱團指揮即是運用聲音工作，將不同的聲音轉為和諧的共鳴；心理治療師即利用聲音工作，以協助個案藉由吼叫和吶喊宣洩怒氣；聲樂指導即是利用聲音工作，使他在協助另一位焦慮的聲樂演唱者維持音樂所需品質時，亦能清晰表達詩意的文句；音樂治療師即是使用聲音工作，來協助幼小兒童創作出簡單韻律的歌曲；牧師在利用他聲音中音調的特性與集會群眾溝通時，採用了聲音工作；政治人物在使用他特殊口語特質來說服和勸說時，運用了聲音工作。

這些人都把聲音視為表達或是透露內在的管道。的確，聲音是連接內在心境、情緒、直覺、思考，與外在世界間的關係、交談、互動的主要橋樑。然而，當一位治療者受過藉由聲音的音調來表達內在心理元素的特別訓練，並且可以更進一步幫助個案，

發展對於可藉由聲音形式呈現並反映出個人全然本質的深層情緒和強烈象徵清楚的了解，那麼我們就可以說他採用了治療性的聲音工作。此外，沒有經過這樣的訓練及能力，執行治療性的聲音工作會像所有治療性的過程一樣，可能會對健康有威脅而非有益（Newham 1997a）。

我在 1993 年開辦了第一次經過認證的治療性聲音工作的專業訓練，我教授的這個特殊方法稱為「聲音動作治療」（voice movement therapy, Newham 1993b, 1997a）。在評估聲音動態治療的發展上，很明顯地可以看到，最直接被拿來與其訓練做比較的即是表達藝術治療。和其他藝術治療相似，它來自療癒中的藝術的豐富歷史背景（Newham 1994）。

治療性聲音工作簡史

幾千年來，作曲與歌唱形成了療癒儀式中的一部分，並呈現在全世界的文化中。在這些文化中，常由一位被挑選的成員在監督下，以歌唱的聲音治療疾病，例如醫女、術士、巫師、巫醫或是薩滿法師（Eliade 1989; Halifax 1991）。在此治療的過程以清理身體和精神之靈魂為主，因為這被視為疾病的起因。這種精神層面驅邪動作的核心在於淨化的過程，病人往往在意識不全的狀態下發出一種恐怖的人聲，藉此排放出致命或騷動的靈魂和情緒（Rasmussen 1958）。這種聲音通常無法被清晰辨認，而是由一連串音節、哭聲、尖叫，以及維持出神經驗的即興聲音形式組成（Frank 1961）。療癒儀式中使用聲音及歌唱為整合之用在美洲印地安人的文化中，已有長久的歷史，其療法包括尋找一位知道適

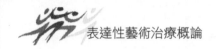

合該特殊疾病的魔法歌曲的治療者。藉由記憶及監護這首存在了一生的歌曲，治療者保護部落免於眼前的毀滅。因此，歌曲在世代口耳相傳下保存下來（Densmore 1948）。

在西方的歐洲，歌曲的療癒能力可追溯到古希臘哲學家畢達哥拉斯，他認為音樂的基本原則，例如韻律、旋律和高低、大小的比例，對人類的靈魂及心靈有其平衡作用。故適當的音樂可帶靈魂進入秩序與整合，而錯誤的音樂會讓整個人陷入困惑、瘋狂和混亂。在羅馬時期，西塞羅（Cicero）遵循畢達哥拉斯的傳統，相信每一個情緒都有一個相對應的人聲。他將人聲的音調與古希臘七絃琴的弦音一一比較，相信兩者都可以成為人類情緒與性情轉化的完美象徵。之後在文藝復興時代，聲音為靈魂地圖的想法更被進一步地發展為聲樂創作的原則。文藝復興的作曲者採用了源自於希臘哲學家希波克拉底描述的土、水、風、火四元素，配上等同的古典聲樂範疇。土是男低音，水是男高音；女低音是風，女高音則是火。每一個希波克拉底的元素都被認為各自有其相對應的體內四體液：血液、黏液、黃膽汁和黑膽汁。各體液的平衡被視為與身體及靈魂的健康運作有重要關係。聲樂的創作便是基於創造此四聲音音質和諧與均勻的結合，並且引發相對應於身體體液的類比平衡。

來自古希臘的淨化概念啟發了佛洛依德，他發現當一個病人能夠憶起因過去創傷而引起的長期失憶，並將這些被遺忘的悲劇以語言表達之後，因此事件而起的症狀就會消失。然而，佛洛依德最適切的發現在於，只有當病人言語表達出的情緒強度與此創傷相當，療癒才會發生。所以，病人在訴說這些過去的悲劇時，被鼓勵嘶吼、啜泣、抽噎、嚎啕大哭和呻吟（Freud 1953-74）。

威廉‧賴希（Wilhelm Reich）是佛洛依德最有天賦的學生之一，徹底改寫了說話治療的技術。他結合按摩與呼吸運動來鼓勵病人增強他們呼吸的聲音，協助他們壓抑的情緒能有淨化性釋出，以使身體和心智可從精神官能症中解放（Reich 1948）。這些技術被賴希的學生亞歷山大‧羅溫（Alexander Lowen）進一步開發，他不只聆聽病人身體在運作時發出的喘氣、哭泣和嘆息，也包括病人說話聲音的內在特質：轉音、聲調、韻律的形式。他相信這些反應出潛在的情緒動力（Lowen 1976）。羅溫相信，釋放聲音將可獲得心理上的自由。

羅溫曾受到保羅‧摩西（Paul Moses）的啟發。摩西是一位擅長語言心理學與聲音疾患的喉嚨科學家。藉由聆聽一段精神病人所錄下的聲音，並正確分析其人格，摩西證實可僅由聲音偵測出潛藏的情緒和心理不安（Moses 1942）。

摩西相信，哭泣、咕咕聲及咿呀聲這些直覺性音樂活動，是極端喜悅及解放的，但是相較之下，語言的取得是一個創傷的經驗，因為孩子被要求將他的情緒帶進語言的範圍內。據摩西所言，經由自發性發出難以辨識的口語聲音的歌唱過程，提供了成人一次次自由駕馭他們情感和直覺的短暫機會（Moses 1954）。

當賴希、羅溫與摩西在佛洛依德建構的理論範例下研究的同時，榮格開創了另一個平行的探索。在他的醫學論文中，榮格研究了一個不尋常案例——一位十五歲半為死者傳聲的女孩。榮格參加了她的降神會，並且見證了死者藉由該女孩的聲音來表達自己。每次該名女孩表達一個不同的身分，她的聲音質感會完全改變，有時甚至會在方言與音調上有巨大的轉變，好比從德語轉變成法語或義大利文。此外，雖然這個女孩在她的平日生活中，只

具備少許高地德語知識，在降神狀態中她可以流利使用該語言。榮格認為這些身分都是來自這名女孩人格中的不同面向（Jung 1953d）。後來，榮格注意到那些在當時被診斷為精神分裂症的患者，常會用非常不同特質的聲音對自己講話。一個是具侵略性、惡意的、挑撥的，另一個是誘惑的、狡猾的、性感的；一個說義大利文、極具信心且虛張聲勢，另一個則說英語，有禮並保守（Jung 1953e）。

榮格相信，他觀察到當時的精神分裂症相對於健康的心理，僅是言語本質上的一種誇大形式。榮格認為，每個人都是由許多「小人」（little people）或是「次人格」（sub-personalities）組成的，他鼓勵任何組成個人不同自我間的對話相互交談的過程（Jung 1953a）。因此，榮格熱衷於觀察許多給予內在聲音外在形式的過程，包括繪畫、詩歌、戲劇、歌劇，以及最重要的夢。

第一位特別注重歌唱的聲音用於表達不同自我的媒介的先驅是一位德裔猶太人——阿佛列多・沃夫松（Alfred Wolfsohn）。他受到榮格的啟發，亦被摩西尊為人類聲音心理學的世界級專家。第一次世界大戰爆發時，沃夫松被召集為前線戰壕的軍醫。在那段時間，死亡和受傷的士兵發出的聲音，使得整個狀況更為惡化與艱難，但他變得既恐懼又著迷於這個不可思議的聲音。戰後，他受到聽覺上的幻覺折磨，這些極端的人聲就是他在戰壕中聽過的，而精神科的方法無法治癒他。沃夫松變得相信只要他可以唱出占據他心智的聲音，他就可以將與這些聲音連結而被儲存的情緒帶來淨化性的釋放，並可使之靜默。結果聲音的淨化不僅僅治癒了他的疾病，也讓他開始將這個過程介紹給其他人。爾後，他先後在德國和倫敦提供不同學生心理治療導向的歌唱課程，並建

立了自己的研究（Newham 1992a）。

　　沃夫松的目的在於利用人聲的潛在範圍為探針和鏡子，探查並反應出人類心理的眾多面向。因此，這些向他學習的人不只承諾要徹底地探討自我的心理層面，也要有勇氣及能力參與以聲音表達許多自我面向的過程。這意味著允許聲音嘶吼、尖叫、嗚咽，並且以動物的、原始的、學語前期的方式發聲。和莊嚴及美麗相同，這些都是正當的自我表達。沃夫松發現到藉由釋放受到約束的聲音，他亦可以幫助他的個案從妨礙他們發展真實自我的心理特質中解放出來（Newham 1997b）。

　　沃夫松死後，他的研究由一位名為洛伊・哈特（Roy Hart）的演員接手。哈特曾與沃夫松共事超過十五年，並開始將其研究導向實驗性聲音演出的呈現方式。除了洛伊・哈特的研究外，許多前衛的戲劇從業者亦為聲音工作的治療性應用有所貢獻（Martin 1991）。

　　1960年代使用聲音替代文字、吶喊和哭叫替代演說的表演團體使用的聲音風格範圍，應歸功於安東尼・阿爾多（Antonin Artaud）這位法國創見者最初的推動。他將其所謂文字的獨家權力從西方戲劇中釋放出來。阿爾多對抗橫掃歐洲的現實派巨浪，並相信戲劇應該提供那些對語言有困難，或是無法使用以聲音為基礎的語言表達的對象靠近的機會。他認為應該讓觀眾與演員的心回歸其內在掙扎的源頭（Artaud 1981）。

　　阿爾多對於聲音的專注影響了一連串學習及欽佩他的劇場人，包括在皇家莎士比亞公司（Royal Shakespeare Company）設立實驗性劇場工作坊，並要求演員使用非語言與觀眾溝通的彼得・布洛克（Peter Brook）（Innes 1981）。布洛克變得為這些深入聲音本

質的實驗著迷，並在巴黎創建國際戲劇研究中心（International Theatre Research Centre）。這個公司中的演員來自不同國家，尋找發現可以傳達隱藏在每日交談中的力量的聲音語調，揭露集體潛意識的紋理（Brook 1988）。

同時，另一位劇場導演傑西・葛羅托斯基（Jerzy Grotowski）在波蘭亦有類似的研究。當地有一群演員聚集在一起，探索身體和聲音等不用語言為資源，且可表達集體潛意識的意象的方式。葛羅托斯基虔誠的演員團體因其在聲音表達工作上的改革而知名，他們的聲音極具共鳴與力量，許多人都認為從未在演員身上聽過這樣的聲音。葛羅托斯基亦將非語言聲音用在作品上，為其使用演員自己的心理素材為表演本質的實驗。他的作品複雜且明顯地結合人類有能力讓心靈各面向以身體及聲音的方式表達的信念，這些面向包括埋藏在集體潛意識中無須語言的部分。但是對葛羅托斯基而言，有一系列的阻礙、抵抗和障礙阻止心靈的意象轉化為聲音。這些障礙讓他的演出練習開始變化（Kumiega 1987）。

沃夫松、阿爾多、布洛克和葛羅托斯基都未曾受過臨床訓練，或是有資格成為治療師，但是他們對人類聲音的研究已得到尊敬，並深根於聲樂和心靈的親密連結中。他們研究的特定領域並非治療而是劇場，但是他們的工作提醒我們，當許多治療性探索在臨床工作者的晤談室內進行時，也在藝術家的工作室中受到重視。

其他的先驅亦對聲音工作理論與實務有重大的貢獻，他們不是藝術家或治療師，而是教育者。在這些人之中，身為演員的亞歷山大（F.M. Alexander）發現到，在許多場合中，他往往朗誦一會兒就開始無法發聲。為了找到原因，他豎起鏡子以便看到自己在朗誦，並注意伴隨他聲音而來的肢體動作。他特別觀察到，當

他要開始演說時，會讓自己的頭往後往下拉。最後，亞歷山大體認到，這些動作對於全身其他肌肉有直接的影響和作用。他發展了抵抗這些及其他負面習慣動作的技巧，使得聲音可以得到解放（Alexander 1987）。

　　瑞士教育家埃米爾·達克羅茲（Emile Dalcroze）是另一位提供了動作與發聲關係的重要洞察先驅。對他而言，聲樂是深植於身體動作的韻律中，並致力於把整個有機體轉化為他所謂的「內在耳朵」（inner ear），使人們可以感受到整個肌肉組織受音樂所引發的情緒（Dalcroze 1965）。相對於達克羅茲的研究，澳洲夢幻的神秘主義者魯道夫·史代納（Rudolf Steiner）發展了一個稱為「律動」（Eurythmy）的研究領域，將演說以動作呈現。律動包含了一系列據說可以幫助多項不良功能、疾病和失調的運動（Steiner 1983）。

　　上述回顧中提及的實務參與者，只是提供人類聲音治療潛力的豐富研究的簡單例證，並建立大量不同理論和技術資源存在的論據，在尋找利用聲音作為治療之時便可從中挖掘。

聲音工作中的藝術與科學

　　正如其他表達藝術治療，這種可以被稱為「治療性聲音工作」的治療形式來自於豐富的藝術及治療實務的歷史。然而在某些方面，聲音在治療上的使用必然與其他表達藝術在治療上的用法不同。

　　人類聲音同時會受到身體狀態與心理狀態的影響。生理疾病或是衰弱、負面的習慣姿勢、動作模式及肌肉緊張都會限制聲音。

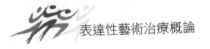

喉頭像高空鞦韆一樣被伸展的肌肉細絲撐住懸掛著，這類肌肉形成迷宮的形狀，延伸遍布全身。因為心理狀態影響神經肌肉的活動，而這些肌肉操控聲音，容易受到緊張、疲勞、死板和壓縮影響。聲音與自我的再度連結使得心靈意象的全貌可以被表達，因此需要放鬆發聲肌肉及全身肌肉組織，使其與接收到的條件狀態連結。

因此，以聲音為主要焦點的表達藝術治療有必要與身體性處遇合作，這個目標可經由結合創造性運動、按摩和運作來達成。但是，肌肉型態的轉化往往引發緊繃情緒的宣洩，並由強烈的聲音表達。大多數的情況中，這不僅是因為身體某部分在生理上尚未達成熟或有損傷，更是由於某個特殊的情緒經驗以某種方式被儲存或限制在該處。因此，將聲音表達運用在治療上的實務工作者，被要求熟練、正確及慈悲地處理可能經常在治療性聲音工作的過程中高度變化的情緒性發聲。

除了遍及聲音器官的肌肉組織的控制，喉頭連接甲狀腺軟骨，也對於能使賀爾蒙分布全身的內分泌循環有顯著的影響。因為對情緒經驗而言，賀爾蒙的釋放是一個整合性的要素，也因此聲音容易受到心理與生理兩方面的影響。青春期男孩喉頭的健康發展，是依據內分泌腺體釋放的賀爾蒙而定，這些賀爾蒙使喉頭產生變化，使其音調變得深沉。甲狀腺賀爾蒙的分泌也會影響女性的聲音，女性不僅在青春期而是一生都會受其影響，特別是在月經期間、懷孕，以及更年期都可能伴隨聲音的轉變。因為部分聲音音質依賴分泌系統的化學過程，任何賀爾蒙變化都可能潛在地引起聲音的轉變，也因此改變對自我的感受。再者，因為賀爾蒙的改變可能源自對事件或環境的情緒反應，任何影響心靈的事件亦影

響賀爾蒙的釋出，終究會作用在聲音上。所以，任何一種治療性聲音工作之實務工作者，必須熟悉聲音受到賀爾蒙及神經化學活動影響的方式。

因為治療性聲音工作包含範圍廣闊的聲音表達，其中許多聲音不是一般人在日常生活上會接觸到的，所以發聲的工具必須被保護，以免誤用。舉例來說，不像藝術治療師的個案所使用的工具是帆布或是紙張、刷子或是筆，治療性聲音工作的個案是使用身體中一個十分纖弱的部分來表達意象的極致。的確，任何一種深度治療性聲音工作的個案，往往會以聲音形式表達陰影、最黑暗和最原始的自我觀點（Newham 1990）；而這個能夠以聲音表達陰暗，且是身體中纖弱的一部分，也很可能有所損傷。

受損的聲音可以分成兩類：器質性與功能性。器質性聲音障礙指的是那些實際上發聲器官的組織和肌肉變形或是不健全；器質性障礙包括喉炎、聲帶長繭，以及良性或惡性喉頭腫瘤。功能性聲音障礙則是指聲音受到約束和限制，而無法健康及理想地使用，但不涉及任何生理上實際的損傷；器質性問題通常發生於聲音的誤用，這是極為常見的現象。因為這些功能性的問題不會在醫療檢驗中顯現，這些有功能性障礙的人往往活在對自己聲音不滿的感覺中。事實上，兩位北美主要的語言治療師估計，北美有25%的人口經驗過聲音問題，並影響到他們心理上的健康（Boone and McFarlane 1988）。

統計顯示大部分的聲音問題，無論是器質性或是功能性，皆源自情緒或心理因素（Butcher, Elias and Raven 1993）。不過為了減緩這樣的困難，實務工作者對於聲音產生的科學和透過聲音藝術性表達的藝術，均需有同樣的要求。此外，因為心理因素影響

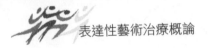

聲音的功能，許多個案可能在治療性聲音工作者面前呈現的議題，已經被轉化為身體性障礙，所以對「物理療法」的需求等同於「心理治療」。為了使用成為「聲音動作治療」的訓練，及為治療性聲音工作實務者設計一個合格的訓練課程，因此，必須整合表達藝術、心理治療和發聲的生理科學的研究結果（Newham 1992b）。

■ 聲音動作治療實務

聲音動作治療以歌唱課程的形式呈現，個案在最初被要求發出最不費力的自然音調，伴隨著實務工作者提供的訓練、意象的建議、舞蹈動作、按摩，和身體運作，來使在這過程中顯現的心理經驗得以被詮釋。

這種治療性聲音工作可以幫助許多不同類型的個案。首先，有一群人覺得他們的聲音受限於特殊的音色而無法表現出真實的自我；有些人覺得他們的聲音太過孩子氣、過於虛弱、過於跋扈，或太過無情。治療性聲音工作可以協助這些人找到他們聲音的彈性，使其可以在不同響亮程度上移動，表達出更廣闊的人格特質。舉例來說，我的一位個案曾受到母親極端的壓制，在她成年後，仍以對待孩子的方式對待她。每當這位個案試著想擁有成人的生活，她就會失去母親的感情，為了與母親維持正面的關係，所以她需要保持孩子般的特性。這種狀況顯露在她高昂且帶有呼吸聲的聲音中，使她無法維持成人的權威。透過治療性聲音工作，個案有可能降低她的音高並減少呼吸聲，同時提供發出較低沉、完整聲音的機會。然而，這個新的聲音把許多對抗母親的憤怒與生

氣帶至表層。接下來的治療性聲音工作則藉由不同的聲音持續給予這些感覺型態，提供迄今仍在修眠及潛意識的感覺釋放表達。

其他個案則是受到生理上的限制而對聲音產生負面影響。例如，我和一位不良於行並受限在輪椅上的個案工作過。持續轉動輪椅之輪子的需要導致軀幹向內凹陷，使他的喉頭受到壓縮，也限制了肺部擴張。結果造成他的聲音十分微弱，只能發出簡短數字。藉由生理上按摩他的脖子和軀幹，並且重新學習操作輪椅，他的聲音得到增強。隨著呼吸量的增加，他的聲音變得宏亮清晰，使他可以不須換氣而說出較長的句子。但是伴隨新的呼吸能力及發聲延展性而來的，是以淚水和啜泣為形式的情緒洪流。因此，接下來的工作在於藉由聲音和歌曲持續提供這些情緒聲音型態，來表達深層的失落與渴望。

若和其他表達藝術治療放在一起，聲音動作治療的其中一個特點，便是呈現創造性的方式——這裡指的是歌曲——帶給個別創傷藝術的形式。舉例來說，我曾經與空難中的少數生還者之一的男性工作，他的聲音因此事件變得模糊虛弱。儘管他對這個創傷事件有一些視覺記憶，他也回憶起許多聽覺的印象。從他對意外的描述創作了一系列的歌詞，每一行都以「我聽到」為開頭：我聽到引擎轟隆隆響；我聽到身後的女人在禱告；我聽到機長說話；我聽到警報器響起。用每位團體成員的聲音，這個個案的歌詞被音樂化，提供了遠離言詞分析創傷，而進入經由歌唱來結合淨化與創造力的創造性表達的機會（Newham 1997a）。

就像許多受到表達藝術治療吸引的人一樣，這個個案曾有過對言語治療真實轉化創傷能力的失望經驗。在我的治療性聲音工作經驗中，性侵害是一個個案尋找創造性表達經驗而非言詞分析

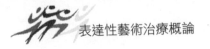

的特別領域。

　　例如，我曾與一位因下顎四周疼痛和不適受苦的個案工作，她覺得喉嚨「黏膩」，並在每次要歌唱或是以類似呼叫的長音表達自我時，聲音會變得「梗塞」。這個個案在孩提時代曾遭受口交性侵害，並曾進行多次的言語諮商與心理治療。在我們工作的第一個階段，我們結合身體運作的動作練習與臉部肌肉按摩以刺激流動性的感覺。之後，個案探索發出聲音以表達驅除喉嚨中的黏膩感受，並從深長、溫柔的「融化」和「裝飾」的聲音，延伸到具韻律感的「烤肉」聲。在工作期中，個案的手隨著握拳打開和關閉，她的軀幹產生陣陣抽搐。就好像她的身體正回憶起被壓抑或是幽禁的經驗，無法找到力量與蠻橫的壓迫者戰鬥。在我們的工作中，我們將這些動作轉變成舞蹈，並將這些聲音發展成一首抗議歌曲。唱出這首歌及舞出這些動作在身體與心理層面都有療癒作用，它直接表達了創傷而非將之轉變描述（Newham 1997a）。

　　聲音動作治療的使用對於生理及心理問題上的療癒貢獻，已被凱思勒（Kessler）用於女性飲食疾患上的研究（Kessler 1997）。利用口語聲音儀式化飲食之類的原始活動，將病理領域的條件移除，並將之重新置於藝術的範疇中，為迄今仍是臨床官能障礙提供了全新的藝術性觀點。

■ 結論：治療性聲音工作的未來

　　在此文章發表時，治療性聲音治療在表達藝術治療的訓練中，是一少數罕見或是非主流的元素。雖然如此，仍有一些個別實務

工作者將聲音表達視為他們的工具之一，在此領域的歷史重要元素中獲得靈感。亞瑟・羅賓（Arthur Robbins）與其成人個案將歌唱視為心理治療探索的方法（Robbins 1986）。同時，諾道夫（Nordoff）與羅賓使用他們所謂的「治療性煽動歌唱」在年幼的發展遲緩兒童身上。經由使用音樂，諾道夫與羅賓竟可凸顯出誤診的案例，因此提供了更多正面的進展。例如，被標籤為自閉症的兒童稍後被發現，因腦部損傷及額外的情緒障礙才導致失語症。因為音樂與聲音創作提供了不同的說話方式，該兒童可藉此表達先前被抑制的想法和感受，其情緒障礙往往可減輕，且過去診斷為自閉症的症狀也有所減緩（Nordoff and Robbins 1992）。

音樂治療師朱莉・沙頓（Julie Sutton）使用非語言歌唱治療一位患有字詞語法缺乏症候群（Lexical Syntactic Deficit Syndrome）的男孩——病人在使用文法規則造句及詞彙的記憶力上有困難，發現到此法增加了他語言溝通的信心（Sutton 1993）。但是，治療性聲音工作在音樂治療中極為罕見。歐洲音樂治療委員會（European Music Therapy Committee）代表詹路易吉・弗蘭科（Gianluigi di Franco）指出，許多音樂治療師在以樂器彈奏溝通時極為順暢，但是用聲音表達自我時卻有很大的障礙（di Franco 1993）。

一些舞蹈治療師藉由培養集體歌唱已思考到舞蹈和歌曲內在的關係（Meekums 1992;Steiner 1992）。同時，其他人亦在找尋一個分析個案在表達藝術過程中聲音與動作型態的協調性模式（Brownell and Lewis 1990;Canner 1972）。然而，聲音的使用對大多數實務工作者而言，仍只存在於治療過程的外圍。

同樣地，在戲劇治療領域中，只有一小部分戲劇治療師將協

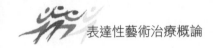

助聲音的延展視為其取向的一部分（Mitchell 1992）。事實上，英
國戲劇治療協會（British Association of Drama Therapists）已承
認，在其領域中缺乏一套嚴謹的聲音工作的協調性模式（Passalac-
qua 1995/96）。

　　最為提倡整合性表達藝術治療的擁護者之一尚・麥立夫（Sha-
un McNiff），在早期的工作中，於嬰兒個案身上使用他所謂的
「聲音規則與治療性歌劇」（sound enactments and therapeutic op-
era），並認知到聲音的使用「允許情緒被原始且直接地表達」
（McNiff 1981）。麥立夫持續主張治療性音樂工作必須在表達藝
術治療中扮演基本的角色，同時承認和其他藝術媒介的表現力相
較起來，此領域的活動較為貧乏（McNiff 1997）。

　　然而，當更多的實務工作者對於聲音這個人類表達的明顯管
道更感興趣，當更多個案確認歌唱和聲音療癒的優勢，更多不同
的治療性聲音工作取向也將會被專業表達藝術治療者及其訓練課
程採用。

參考文獻

Alexander, F.M. (1987) *The Use of the Self.* London: Victor Gollancz.

Anzieu, D. (1976)' L'enveloppe sonore du soi.' *Nouvelle Revue de Psychanalyse 13,*
170–173.

Anzieu, D. (1979) 'The sound image of the self.' *International Review of Psychoanalysis 6,*
23–36.

Artaud, A. (1981) *The Theatre and Its Double.* London: John Calder.

Ayre, L. (1988) 'Music the messenger.' Unpublished master's thesis for Antioch
University, Zurich, Switzerland.

Bion, W. (1962) 'A theory of thinking.' *International Journal of Psychoanalysis 43*, 306–310.

Boone, D. and McFarlane, S. (1988) *The Voice and Voice Therapy*. New York: Simon & Schuster.

Brook, P. (1988) *The Shifting Point: Forty Years of Theatrical Exploration*. London: Methuen.

Brownell, A. and Lewis, P. (1990) 'The Kestenberg Movement Profile in assessment of vocalization.' In P. Lewis and S. Loman (eds) *The Kestenberg Movement Profile: Its Past, Present Applications and Future Directions*. Keene: Antioch New England Graduate School.

Butcher, P., Elias, A. and Raven, R. (1993) *Psychogenic Voice Disorders and Cognitive-Behaviour Therapy*. London: Whurr.

Canner, N. (1972) 'Stimulating sounds and vocalization through body movement and rhythm with hospitalized children.' In *Writings on Body Movement and Communication*. Columbia, MD: American Dance Therapy Association.

Dalcroze, E.J. (1965) *Le Rythme, la Musique et l'Education*. Lausanne: Foetische.

Densmore, F. (1948) 'The use of music in the treatment of the sick by American Indians.' In D. Schullian and M. Schoen (eds) *Music and Medicine*. New York: Henry Schuman.

Doane, J. and Hodges, D. (1992) *From Klein to Kristeva: Psychoanalytic Feminism and the Search for the 'Good Enough' Mother*. Ann Arbor: University of Michigan Press.

Eliade, M. (1989) *Shamanism: Archaic Technique of Ecstasy*. London: Penguin.

Forrester, J. (1980) *Language and the Origins of Psychoanalysis*. London: Macmillan.

di Franco, G. (1993) 'Music therapy: a methodological approach in the mental health field.' In M. Heal and T. Wigram (eds) *Music Therapy in Health and Education*. London: Jessica Kingsley Publishers.

Frank, J. (1961) *Persuasion and Healing*. Baltimore: Johns Hopkins Press.

Freud, S. (1953–74) *Standard Edition of the Complete Psychological Works of Sigmund Freud. Vol. 2*. Edited by James Strachey in collaboration with Anna Freud, assisted by Alix Strachey and Alan Tyson. London: Hogarth Press and the Institute of Psychoanalysis.

Frey-Rohn, L. (1990) *From Freud to Jung: A Comparative Psychology of the Unconscious*. Boston: Shambhala.

Gardner, H. (1982) *Art, Mind and Brain: A Cognitive Approach to Creativity*. New York: Basic Books.

Gilligan, C. (1993) *In a Different Voice: Psychological Theory and Women's Development*. Cambridge, MA: Harvard University Press.

Greene, M. and Conway, J. (1963) *Learning to Talk: A Study in Sound of Infant Speech Development*. New York: Folkways Records, FX 6271.

Greene, M. and Mathieson, L. (1989) *The Voice and its Disorders*. London: Whurr.

Halifax, J. (1991) *Shamanic Voices: A Survey of Visionary Narratives*. London: Penguin.

Hargreaves, D. (1992) *The Developmental Psychology of Music*. Cambridge: Cambridge University Press.

Harris, J. (1990) *Early Language Development: Implications for Clinical and Educational Practice*. London: Routledge.

Hymes, D. (1971) 'Competence and performance in linguistic theory.' In R. Huxley and E. Ingram (eds) *Language Acquisition: Models and Methods.* London: Academic Press.

Innes, C. (1981) *Holy Theatre: Ritual and the Avant Garde.* Cambridge: Cambridge University Press.

Jung, C. G. (1953a) *The Collected Works of C.G. Jung. Vol. 8.* Bollingen Series XX, edited by H. Read, M. Fordham, G. Adler and W. McGuire. Princeton, NJ: Princeton University Press and London: Routledge and Kegan Paul.

Jung, C.G. (1953b) *The Collected Works of C.G. Jung. Vol. 11.* Bollingen Series XX, edited by H. Read, M.Fordham, G. Adler and W. McGuire. Princeton, NJ: Princeton University Press and London: Routledge and Kegan Paul.

Jung, C. G. (1953c) *The Collected Works of C.G. Jung. Vol. 6.* Bollingen Series XX, edited by by H. Read, M. Fordham, G. Adler and W. McGuire. Princeton, NJ: Princeton University Press and London: Routledge and Kegan Paul.

Jung, C.G. (1953d) *The Collected Works of C.G. Jung. Vol. 1.* Bollingen Series XX, edited by H. Read, M. Fordham, G. Adler and W. McGuire. Princeton, NJ: Princeton University Press and London: Routledge and Kegan Paul.

Jung, C.G. (1953e) *The Collected Works of C.G. Jung. Vol. 3.* Bollingen Series XX, editd by H. Read, M. Fordham, G. Adler and W. McGuire. Princeton, NJ: Princeton University Press and London: Routledge and Kegan Paul.

Kessler, I. (1997) 'Sounding our way to wholeness: linking the metaphorical and physical voice in a pilot study with women using breath, voice and movement.' Unpublished doctoral thesis, Union College of Graduate Studies, Florida.

Killingmo, B. (1990) 'Beyoantics: a clinical study of isolation.' *International Journal of Psychoanalysis,* 113–126.

Kristeva, J. (1980) *Desire in Language: A Semiotic Approach to Literature and Art.* New York: Columbia University Press.

Kumiega, J. (1987) *The Theatre of Grotowski.* London: Methuen.

Langer, S. (1953) *Feeling and Form.* London: Routledge.

Lewis, M. (1936) *Early Response to Speech and Babbling in Infant Speech.* London: Kegan Paul.

Lowen, A. (1976) *Bioenergetics.* London: Penguin.

Martin, J. (1991) *Voice in Modern Theatre.* London: Routledge.

McNiff, S. (1981) *The Arts in Psychotherapy.* Springfield, IL: Charles C. Thomas.

McNiff, S. (1997) Interview with P. Newham. Cited in P. Newham *Therapeutic Voicework.* London: Jessica Kingsley Publishers.

Meekums, B. (1992) 'Dance movement therapy in a family service unit.' In H. Payne (ed) *Dance Movement Therapy: Theory and Practice.* London: Tavistock/Routledge.

Merleau-Ponty, M. (1970), cited in P. Lewis 'Merleau-Ponty and the Phenomenology of Language'. In J. Ehrmann (ed) *Structuralism.* New York: Anchor Books.

Mitchell, S. (1992) 'Therapeutic theatre: a para-theatrical model of dramatherapy.' In S. Jennings (ed) *Dramatherapy: Theory and Practice 2.* London: Routledge.

Moses, P. (1942) 'The study of voice records.' *Journal of Consulting Psychology 6,* 257–261.

Moses, P. (1954) *The Voice of Neurosis.* New York: Grune & Stratton.

Naumburg, M. (1958) 'Art therapy: its scope and function.' In E.F. Hammer (ed) *Clinical Applications of Projective Drawings.* Springfield, IL: Charles C. Thomas.

Newham, P. (1990) 'The voice and the shadow.' *Performance 60,* 37–47.

Newham, P. (1992a) 'Jung and Alfred Wolfsohn: analytical psychology and the singing voice.' *Journal of Analytical Psychology 37,* 323–336.

Newham, P. (1992b) 'Singing and psyche: towards voice movement therapy.' *Voice: The Journal of the British Voice Association 1,* 75–102.

Newham, P. (1993a) *The Singing Cure: An Introduction to Voice Movement Therapy.* Boston: Shambhala.

Newham, P. (1993b) 'The singing cure: how voice movement therapy has evolved.' *Human Communication 2,* 2, 6–8.

Newham, P. (1994) 'Voice movement therapy: towards an arts therapy for voice.' *Dramatherapy 16,* 23, 28–33.

Newham, P. (1995/96) 'Making a song and dance: the musical voice of language.' *Journal of the Imagination in Learning III,* 66–74.

Newham, P. (1997a) *Therapeutic Voicework: Principles and Practice for the use of Singing as a Therapy.* London: Jessica Kingsley Publishers.

Newham, P. (1997b) *The Prophet of Song: The Life and Work of Alfred Wolfsohn.* London: Tigers Eye.

Nordoff, P. and Robbins, C. (1992) *Therapy in Music for Handicapped Children.* London: Victor Gollancz.

Ostwald, P. (1973) 'Musical behaviour in early childhood.' *Developmental Medicine and Child Neurology 15,* 367–375.

Passalacqua, L. (1995/96) 'Voice work in dramatherapy.' *Dramatherapy 17,* 3, 17–24.

Pinker, S. (1994) *The Language Instinct.* London: Penguin.

Rasmussen, K. (1958) 'An Eskimo shaman purifies a sick person.' In Lessa and Vogt (eds) *Reader in Comparative Religion.* Evanston, IL: Row, Peterson.

Redfearn, J. (1985) 'My self, my many selves.' In *Library of Analytical Psychology, Vol. 6.* London: Academic Press.

Reich, W. (1948) *Character Analysis.* London: Vision Press.

Robbins, A. (1986) *Expressive Therapy: A Creative Arts Approach to Depth-Oriented Treatment.* New York: Human Sciences Press.

Rosolato, G. (1974) 'La voix: entre corps et langage.' *Revue Francaise de Psychanalyse 37,* 1, 80–81.

Samuels, A. (1985) *Jung and the Post-Jungians.* London: Routledge.

Silverman, K. (1988) *The Acoustic Mirror: The Female Voice in Psychoanalysis and Cinema.* Bloomington and Indianapolis: Indiana University Press.

Skinner, B. (1957) *Verbal Behaviour.* New York: Appleton-Century-Crofts.

Smith, W. (1996) 'Voice, psychotherapy and feminism.' Paper presented to the International Association for Voice Movement Therapy, London.

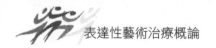

Steiner, M. (1992) 'Alternatives in psychiatry: dance movement therapy in the community.' In H. Payne (ed) *Dance Movement Therapy: Theory and Practice*. London: Tavistock/Routledge.

Steiner, R. (1983) *Curative Eurythmy*. London: Rudolf Steiner Press.

Sutton, J. (1993) 'The guitar doesn't know this song: an investigation into parallel development in speech/language and music therapy.' In M. Heal and T. Wigram (eds) *Music Therapy in Health and Education*. London: Jessica Kingsley Publishers.

Tomatis, A. (1991) *The Conscious Ear: My Life of Transformation Through Listening*. New York: Station Hill Press.

Tong, R. (1989) *Feminist Thought: A Comprehensive Introduction*. London: Routledge.

Winnicott, D.W. (1991) *Playing and Reality*. London: Routledge.

℘ 延伸閱讀

American Dance Therapy Association (ADTA) (1972) *Writings on Body Movement and Communication*. Columbia, MD: ADTA.

Ehrmann, J. (ed) (1970) *Structuralism*. New York: Anchor Books.

Heal, M. and Wigram, T. (eds) (1993) *Music Therapy in Health and Education*. London: Jessica Kingsley Publishers.

Huxley, R. and Ingram, E. (eds) (1971) *Language Acquisition: Models and Methods*. London: Academic Press.

Lessa and Vogt (eds) (1958) *Reader in Comparative Religion*. Evanston, IL: Row, Peterson.

Lewis, P. (1970) 'Merleau-Ponty and the phenomenology of language.' In J. Ehrmann (ed) *Structuralism*. New York: Anchor Books.

Lewis, P. & Loman, S. (eds) (1990) *The Kestenberg Movement Profile: Its Past, Present Applications and Future Directions*. Keene: Antioch New England Graduate School.

Payne, H. (ed) (1992) *Dance Movement Therapy: Theory and Practice*. London: Tavistock/Routledge.

Schullian, D. and Schoen, N. (1948) *Music and Medicine*. New York: Henry Schuman.

CHAPTER 6

創造性連結：
一個全面性的表達藝術過程

娜塔莉・羅吉斯
（Natalie Rogers）

 簡介

　　這是在加州、天氣晴朗、令人感到愉悅的一天。一個大型工作室中，三十位成員正極度專注在舞動與藝術上，試著藉由這些創造性活動深入他們的情緒歷史。一位頭髮灰白的赤腳女性踏入盛有紅色顏料的淺盤中，再小心翼翼將兩腳置於她剛繪製的圖像上。她笑著。一位男性的坐相宛如他剛捏製狀似美洲豹的大型雕塑。他拿起他的寫作日誌，掏出他的筆，發狂似地不停寫了十分鐘。另一個女性在角落縮成一團，並用巨大的枕頭環繞著自己。她啜泣了一會兒，然後拿起粉蠟筆猛烈地以粗獷的筆觸在畫紙上留下各種顏色。她的臉放鬆了下來。

　　這是個人中心表達性治療機構（ Person-Centered Expressive

Therapy Institute, PCETI）所舉辦的密集表達藝術訓練的第三天。來自愛沙尼亞的坦雅第一次離開前蘇聯共和國加入我們。在午餐時間，她把我拉到一旁說：「請告訴我，所有美國人在他們的生命中都有那麼多的眼淚和痛苦嗎？我無法了解。」

坦雅的問題觸擊了我，彷彿給了我一拳。並不是因為我遭到冒犯，而是因為我一直假設所有團體成員對於人本心理學理論均有相同的了解。所以，我花了些時間仔細思考她的背景與她的問題。

在這裡，有個女人曾遭逢極權主義的統治。她來自一個摒棄創造力與用藝術、舞動、寫作和戲劇為個人自我表達方式，只能運用在政治目的的國家。她所熟悉的苦痛來自於害怕沒有足夠的食物讓她的孩子度過冬天，或是感受到當時俄國人統治下的壓抑支配。身為一個心理學家，她慣於協助人們處理嚴苛的壓抑，而不是自我力量的提升與實現。

在我對這個問題的驚訝反應之餘，我花時間對她，以及其他的人，解釋了個體經由個人中心表達藝術治療成長的概念。在我們談話的過程中，很明顯地看到她的疑惑有很多層面。她對於這些生在美國的專業人員感到困惑。這些人可以在超市中發現綿延數英尺的食物選擇，四十三個電視頻道可被傳送至各種生活類型的家庭中，但他們仍有這麼多痛苦、哀傷與憤怒。而且，她也不了解，為什麼人們可以在團體的形式中揭露那麼多內在私密的世界。「這樣做有什麼目的？」她問。

當我與坦娜，和其他來自日本、加拿大、德國、阿根廷、墨西哥和美國的成員討論這個議題時，我們傾聽不同的意見，並經驗這些意見。漸漸明瞭並不是所有參與者（心理治療師和其他人）

都了解或全然相信我和其他人本心理學家所發現的治療與成長的過程。接下來的幾頁，則會經由實例與概述來介紹這個過程的概念與原則。

大部分的人會同意一個人必須深入地認識自己，才能超越一般知覺（ordinary sense）下的自我，而進入較高的覺察狀態。接下來的對話證明了不同文化各自定義的「啟發」（enlightenment），並不是來自自我否認，而是深入的自我了解與自我接納。

許多討論則圍繞著是否需要揭開個人的防衛，並經驗自己的哀傷或憤怒，以便將之釋放或轉化。為了回答這些問題，一些人分享了他們的個人成長經驗，及經由創造性藝術過程深入情緒深處的轉化。他們訴說了如何發現生命力、對生命意義的觀念，及內在的力量來面對未來。

雖然對於是否需要深入一個人的情感仍有爭議，但我們都同意，一個真正安全、接納、無批判的環境，對於進入內在旅程是必需的。我們的防衛在責備、羞愧、批判的環境中，會成為傷害而非治療。

接下來的幾頁中，我將依照我工作上的理論與原則，探討前面提到的問題。在這個部分有個特別重要的概念，也是我的表達藝術治療的基礎：我父親卡爾‧羅吉斯發展出的創造性連結過程、個人中心、人本哲學理論的全面性取向。身為一個心理治療師和心理健康工作者，我必須提出一個問題：我們如何能創造出安全的環境及表達藝術治療的方法，使個體能深入心靈的黑暗角落及被遺忘的光彩，而成為一個經過整合、完整的人？

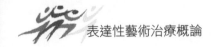

創造性連結

表達藝術治療使用不同的藝術——肢體、繪畫、彩繪、雕塑、音樂、寫作、聲音與即席創作，在支持的環境中經驗並表達感覺。任何來自情感深處的藝術形式都提供了自我發現的過程。我們經由創造出外顯的形式來表達內在的感受。

以我的觀點來看，當我們將藝術用在自我療癒或是治療用途上，若能不在意視覺藝術的美感、寫作的文法與型態，或是歌曲的和諧，將有最大的助益。我們用藝術來釋放、表達與放鬆，我們也從符號與象徵意義的學習中得到領悟。若是花時間傾聽，我們的藝術作品會有所回應。透過語言表達或是分享感受，促進了自我覺察與自我分析的過程。

我創造了「創造性連結」（creative connection）這個詞彙來描述下列的過程：一種藝術形式激勵並滋養了創造力，使它能被另一種藝術形式表達，並將所有的藝術和我們的本質連結在一起。我四十五歲時，在一個舞蹈肢體的訓練課程中為自己發現了這個道理。利用午餐時間，我在繪畫札記上創作心情速寫，或是無須被檢查的自由寫作。那年年底，當我再一次審視雜記時，我注意到那些顏色、形狀和形式包含了一種不尋常的強度，而自由寫作多半具有詩的形式。我早年的繪畫都是很制式的，寫作則很拘謹。現在，我的藝術作品和寫作擁有了自發性、熱情、自由與力量。我了解到我的繪畫與寫作對我說話的型態與深度已經有了改變。我可以看出這整個事件都和我的內在經驗有關，我也很訝異地注意到一個形式可以擴增另一個形式，例如舞蹈。我了解到藉由這

種藝術的交織，一個人重新經驗他具生命力的一部分，同時亦經驗了領悟、個人成長與力量。這個經驗讓我的靈魂有了「創造性的連結」。面對這樣豐富的創造力覺醒經驗，首先我反覆思考這個過程，接著便練習並教授我所學習到的。當我更進一步地探索，我找到了書籍及其他表達藝術方案來支持我的理論及實踐。

為了讓人們能進入深度的創造性連結過程，我們設計了一個方案，每天花幾小時的時間，讓參與者在一系列的藝術經驗帶領之下進入心中的領域。這個方法的每一步都讓情感有藝術性的表達。我們可能會由一些真實動作（authentic movement）開始，閉起雙眼，並且讓身體說「這是我現在的感覺」。我們邀請參與者將聲音放入動作中。

經過二十分鐘將注意力轉向內在，同時以外在的動作表達後，人們安靜地用顏料、蠟筆、黏土或是拼貼畫來表達自己。此時，透過集體的內在經驗，神聖的創造力空間已經成形。視覺藝術來自身體的感覺與經驗。它可能是抽象揮灑在畫紙上的顏色，或是仔細構成的拼貼畫，這些都無所謂，每個人都能覺得安全自在地浸淫在自己的型態與表達方式中。

接下來，參與者持續寫作十分鐘，不中斷、不評判，也不用去考慮內容是否合乎邏輯。這裡的理想是讓任何東西浮現出來，自由聯想、故事、描述，或只是無意義的內容。寫作內容無須特別和之前的動作、視覺藝術相關。這是利用自由的方式讓潛意識浮現。

順著這個次序，接下來是言語上的分享。談論整個過程幫助我們了解這個經驗。當我們的個人探索能被觀眾同理，便帶來了刺激與支持。我們可以經由給予圖像聲音來探索它的意義，或是

讓顏色、線條帶領我們的身體舞動和發出聲響。也許之前的寫作會是某種劇情。螺旋狀深入的活動持續脫掉層層約束，將我們在不知不覺中帶入存在的核心。找到個人的中心，才有可能見識到宇宙能量的來源，產生生命力和全然一體。

讓我們來看看兩個表達藝術過程中主要療癒元素的例子。第一，改變來自於創造力的自我運作。第二，成長與領悟來自我們對圖像與過程的意義的學習。在這裡，我介紹一篇直接參與治療過程者的文字。瑪茜亞是一位中年婦女，也是位離開商業領域而成為諮商師與顧問的專業人員。她的部分雜記如下[1]：

> 我對於藝術的轉化力量毫無準備。我對藝術一點也不拿手。我幾乎不曾使用藝術，但是我卻能夠滿意地表達自己。非語言的動作表達對我的知覺創造出一種動態的轉變，它推動我進入我的身體，而那正是治療過程的轉捩點。我花了五年的時間想卸下我的抗拒，但我終於學會傾聽。我終於聽到了我身體的聲音……

> 好多的傷害要被克服，好多的疤痕需要褪去。這個安全的環境創造了空間、鼓勵、允許，以及以上所有的東西，也創造了可以冒險進入我的內在經驗深處的安全感。就是簡單地花時間去經驗每一個創造性連結，並花更多時間吸收它……我真的不認為療癒會自然地產生。我相信對我來說，意識激活潛意識是這個過程的本質。

> 經歷了引導意象（guided imagery）後……有些美好

1　以下的內容已得到瑪茜亞・馬丁的同意使用。

的東西在我的藝術作品中出現……當我雙手抓住黏土，我經驗到有個塑像從中浮現，毫不需要計畫或思考。一開始是一個男人，用他較大的身軀和長手臂擁抱著這個女人，將她圍繞在保護之下。他帶著熱情與愛注視著她……你可以看得出來他是如何渴望身為女人的她。當這個擁抱被完成，這個女性被溫暖安全地包裹住後，我發現她可以凝望著自己張開的雙手和開放的心。爾後，人類的仁慈從她身上傾瀉而出。慈悲滿溢，宛如無止盡的河流，來自他們兩人。

　　我看見了我靈魂的一個小片段。它告訴我「這就是懷抱著愛和被愛懷抱看起來的樣子」。我從我的作品中了解，我需要愛與支持，接受愛亦使我有可能付出……我已經失去那成為我部分根基的覺察。難怪我容易受到驚嚇與慌亂。現在我知道缺了什麼，我已經再度讓自己面對愛與被愛。

　　很明顯地，瑪茜亞覺察到她的身體傳送出的訊息，並讓她的手指找到這個對內在情緒有具自發性療癒的形狀。她所說的「我經驗到有個塑像從中浮現，毫不需要計畫或思考」，是個典型的表達藝術經驗。人們總有類似的反應，例如，「我一開始打算畫棵樹，但不知怎的它變成了一個天使」，或是「我本來在雜誌中為拼貼畫尋找某個特別的圖像，但不知怎的，另一個圖案吸引了我，並且要我運用它」。這類自發性的事件也會以動態方式出現。一位保守的生意人曾說：「我沒有舞動，是它使我舞動。」

　　引導意象、動作與藝術讓瑪茜亞進入她的潛意識，並讓她可

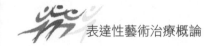
以將未曾探觸過的一面表達出來，因而帶給她新的訊息與領悟。
她的描述同時也顯示所有人類都有創造的能力。人們常為他們在
非批判性環境中所具有鋼琴、繪圖、舞蹈或寫作的能力感到訝異。
後面將會討論如何營造一個能讓創造力滋長的環境。在這裡，需
要被注意的是以最少的結構為刺激、幾分鐘的引導意象，和一個
真正非批判性的環境，創意之泉便可隨之流動。

　　瑪茜亞接下來的寫作中，我們找到了可以回答坦娜問題的答
案：「為了成為一個整體，有必要深入我們孤獨、憤怒或哀悼的
情感中嗎？」

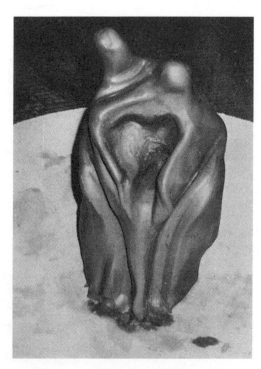

圖 6-1　「環抱愛」，瑪茜亞・馬丁

　　我有一個和現實不一致的自我形象……我仍舊戴著長期在這個群體的世界中所穿戴的面具，並且真的沒有讓任何人來到面具之後的意願。我花了比自己想像中更多的時間與信任，才能來到面具之後。這個課程製造了「經驗感覺」的機會。單是記起經驗之力量就讓我停頓。當我能經驗感覺的深度，並將之與目前相關的成人狀態連結時，療癒即可出現。一次又一次，創造性連結提供了感覺、身體、心智間的聯繫，有時亦可連結心靈層面。這是一個重新發覺失落的部分，並讓它們能再度連結以成為一個新的整體的旅程……我開始覺得又能完全地充滿生氣。

　　對瑪茜亞和許多其他人來說，尋找自我、生命力和靈魂，來自躍入充滿被隱藏的感覺的池內。她同時也暗示了一個事實：要花很長的時間與大量的信任才能有這個躍入的動作。每個人均被允許在準備好的時候摘下他的面具是重要的。個人中心表達藝術的經驗幫助我們躍入，同時也給予我們方法，讓我們可以在其中游泳、漂浮，或是再次躍入。

　　瑪茜亞所使用的「生氣」和「心靈」兩詞，是那些曾鼓起勇氣使用表達藝術進入靈魂黑夜者的典型回應。藉由創意之泉的回復，我們再度進入生命。我們的心靈，我們的靈魂，被滋養了。

個人中心表達藝術原理

　　我們要如何為個人和團體心理治療工作創造出一個安全的空

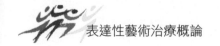

間，並可自由地探索內在領域？卡爾‧羅吉斯發展的個人中心理論（person-centered approach）提供了理論上和方法上的安全性。一個基本的原則是，如果給予適當的環境，人類有正向成長的潛力。卡爾‧羅吉斯這麼說：「個人中心理論是基於以下假設，人類基本上是值得信任的生物，有能力評估內外狀況，以自己的脈絡了解自己，為生命的下一步做出建設性的選擇，並依此行動。」（Rogers 1977, pp. 14-15）

我，作為一個治療師的經驗呼應了這個假設。許多個案與團體參與者曾告訴我：「你似乎比我對我自己有更多的信心。」正是這個信念，我相信每個個案或是團體成員與生俱來使他們有機會強化自我的自我引導。在創造自我引導的氣氛時，我也許會提供可能幫助個體做決定的教育性訊息，不過那僅是準備一個讓他們自我賦權（empowerment）的基礎。有時候，身為治療師的我們很難放下必須糾正個案，或是必須對他們的問題題出建議的想法。但是，如果這些人們可以有長期的行為改變，這些改變必須來自內在的信念，而非外在的權威。

在這個舊政治體系崩壞的時代，相信民主原則的我們正面對繼續發展和維持一個基於這些原則的治療歷程的挑戰。在《卡爾‧羅吉斯論個人權力》（*Carl Rogers On Personal Power*）中如此說：

　　個人中心理論的信念在於治療師有意識地放棄和避免控制個案，或為個案做決定。為此，能達成個案的自我擁有權的促進與技術的使用；亦將影響決定之有效性的決策過程與責任交付給個案。（Rogers 1977, pp.

14-15）

有助益的關係

　　卡爾·羅吉斯和同僚檢視並研究治療關係的基本條件超過三十年。當三個條件存在時，便可為個人或團體成員創造出安全感與空間，使之能放下外觀或是面具而展開內在的搜尋。這些條件為真誠一致、無條件正向關懷和同理心。這些概念常常在文字上被誤解或是過度簡單化。在我的教學中，我發現在真正了解這些概念之前，人需要經驗無條件正向關懷、真誠一致與同理。對個人中心取向有了經驗上的了解，對其理論與概念的學習勝過經由書本、討論、演講的學習。

　　治療師（協助者）的目標是成為個案內在旅程上的陪同者。為了做到這個目標，我們需要能在不談論她的問題、痛苦或掙扎下，以她的眼光來看世界。經由同理的語言反應、經由我們在她的表達動作中的陪伴，或是作為她的藝術作品的見證，我們可以給她看到我們了解她的困惑、痛苦和怒氣。這份敏感的了解是療癒過程中關鍵的部分。猶如一個幫忙照亮道路的陪同者，我們可以建議舞過下段路程；我們可以使用引導意象推動我們，或是使用視覺藝術或聲音。無論使用哪種方式，我們在她的路程上，她可以使用或拒絕任何我們提供的作法。

✄真誠一致

　　在關係中，真誠一致就是指真實。協助者愈能做他自己，放下面具或外觀，個案或團體成員愈有最大的可能性，在一個建設

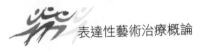

性的架構下改變和成長。在這個例子中，協助者或治療師必須覺察自己當下的感覺和想法，並分享任何持續的主題。

　　舉例來說，我可能會注意到每次個案談論到她的兄弟時，我覺得很有睡意。如果這種感覺持續出現，我需要將之分享給她，以解釋清楚這個情況。我需要對自己的內在生活有足夠的了解，以判斷是否這感覺來自我與我兄弟的關係，或是否對個案是恰當的。在任何狀況下，我需要有探索這議題來自我還是個案的意願。

　　身為一個協助者，對一個人的藝術、動作或寫作保持真誠一致是很有價值的，但必須謹慎分享。觀看另一人的藝術作品會影響我們。我們所見的是以我們的角度了解她的世界，並不一定、也通常不是她的角度。對協助者而言，重要的問題是：「這個人如何經驗她的藝術、她的生活？當她在檢視她的內在世界時，我要如何能完全地為她存在當下？」在旁觀藝術、動作、寫作時，目標是更了解那個人的世界。我不是在試著「理解」、分析或是診斷這個人。我在試著進入她的框架和關連，以看到這幅作品對她而言看起來或感覺像什麼。

　　傳統上，心理治療是語言形式的治療，而語言的過程總是重要的。然而，顏色、形狀與符號是潛意識使用的語言，並對每個個體有特殊的意義。當我傾聽個案解釋她的意象，我強烈地看到她所看到的世界。當我見證她的舞動，我可以經由動覺的同理了解她的世界。

　　當人們創造藝術，無論是塗鴉、舞蹈或是寫作，它總是揭露某觀點下的自己，通常是潛意識層面的自己。如果協助者有意在練習中指導個體以激發繪畫、動作表達或是自我覺察，那麼他有任務幫助個體去談論這個經驗。正因為知道一個藝術家冒了風險

來分享先前所未知的自己，協助者需要以極大的尊重來對待這些作品。

在此，我對自己和他人有嚴謹的守則。對我而言，重要的是我們能真正地聽到並尊重藝術家個人的經驗。因此，我總是請藝術家或舞者先說話，給予她的作品感覺、意義或解釋。在聆聽作品對藝術家或舞者陳述什麼前給予回饋，是掠奪了作品對此人帶來最鮮明及時的反應。如果我們希望創造出適合個案自我引導和自我洞察的環境，尊敬她的經驗是必要的。

在邀請個案分享對與她的藝術或舞蹈的想法和感受後，我會問：「你真的想要我的回應嗎？」如果是，我會提供我真誠的感受，同時也讓她清楚，這是我對她作品的投射。我不解釋一個人的藝術作品。提供私人的真誠回應與解釋一個人的作品間，有一個重要的細微差別。我以我的反應為回饋的開端：「當我看著你的圖畫，我覺得……」或是「在見證你的舞動時，我感到……」以這種方式給予回饋和下列的話是十分不同的：「這個作品顯示你很憂鬱，或是你的生活是混亂的。」這樣的語句似乎顯示我比她還了解她要表達的意思；然而，我並沒有這個能力比她更清楚她的作品有什麼意義。宣告一個人她的藝術作品具有什麼意義，使她喪失作為一個藝術家所擁有的自我了解。

在教導個人中心表達藝術治療時，我對於這個差別有嚴格的堅持。我覺得創造力的纖弱花蕾需要受到保護，才能在我們建立溫暖接納的環境下開始綻放。我不想見到它在大量的分析或是粗率回饋下被摧毀。

個案或團體可以透過語言和非語言的真誠方式了解協助者有所感受。肢體語言，包括臉部表情，包含了許多訊息。

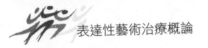

✄無條件正向關懷

建立一個讓個案有足夠信任以揭露最深層的自我並不容易。正如卡爾‧羅吉斯所言：「這牽涉了治療師讓個案成為當下立即經驗的意願——困惑、怨恨、恐懼、生氣、勇氣、愛，或是尊嚴。這是一種不占有的關懷。當治療師重視個案的整體性，而非條件式的方式，才有可能有接下來的改變。」（Rogers 1995a, p.166）

我認為這是接納而非批判。我也許不贊同某人的行為，但在更深的層面上我接受他的存在。我通常描述這種關懷的態度「來自內心」。對表達藝術治療師而言，這種正向關懷或重視，也是在欣賞個案作品、見證她的舞動和音樂，或聆聽她的詩句及戲劇時不可缺少的。這來自於我們對於個案的價值所具有的尊重。

舉例來說，任何一個治療師都可能遇到的最大挑戰是，見到來自個案的題材有可能成為社會或是治療師本身的威脅。也許這個個案正透過侵略性的動作和聲音表達她的感受，並繪出暴力的景象。治療師了解這可能是來自於潛意識的語言，懷抱正向關懷傾聽個案，並尊重這個圖像。個案有可能有展現暴力動作的慾望。在這個例子中，個人中心表達藝術治療師盡其所能對個案維持一個正向關懷的態度，幫助她接受這些狂怒的感覺，並特別邀請她繼續更多的繪圖、聲音與舞動。同時，治療師清楚明確地陳述攻擊或暴力行為在辦公室內外均不被接受。

治療師在設立界限時，可以尊重或關懷這個人的圖像。治療師需要完全地與個案同在，協助她探索這個作品對她所具有的全部意義。無論這個作品有多怪誕，仍因其使受壓抑的情緒可以流動而有價值。當火山爆發可以被呈現在紙上或是舞蹈中，便少了

許多在真實生活上付諸實行的可能。然而，一旦個案經由藝術揭露了她曾經實行過的暴行，雖然有時不容易，但治療師仍有可能對於她這個人懷有慈悲或是正向關懷。

對表達藝術團體協助者來說，這種對每一個團體中的個體尊重與關懷的態度，是一個真實的挑戰，但它可以存在。能夠關懷來自不同背景、擁有爭議性意見或態度的個體，是需要技巧和練習的。然而，對團體參與者而言，經驗協助者對相反立場者表達尊重的反應，是最重要的學習之一。當團體成員聽到協助者向可能對世界、另一個團體成員，或甚至是協助者本身狂怒的人傳遞同理且關懷的回應，所有人都可以學習到一個課題：「我會關心你，即使你對我表示憤怒或生氣，即使我和你有不同意見。」

同理心

卡爾‧羅吉斯對於心理治療過程[2]的研究，顯示了當個案覺得被接受與被了解，療癒即可發生。在你覺得害怕、憤怒、哀悼或嫉妒時，鮮少有被接受和被了解的經驗。不過，療癒正是來自接納與了解。身為朋友與治療師，我們常常認為我們必須有答案並給予建議。然而，這忽略了一個基本的事實。藉由真誠地聆聽情緒深層的痛苦，及尊重個體有能力找到自己的答案，我們正給予他最好的禮物。

我將同理心定義為：「經由他人的眼睛、耳朵與心來知覺世界」。這樣的了解需要由文字與肢體語言來傳遞。同理的言語回應讓個案知道，她真正地被聽到與了解。同時，也給予個人或是

---

2 數十年來心理治療過程的條件與結果的研究之延伸閱讀，請參考以下簡介：Rogers (1995b), Chapter 11 (pp.225-242) 和 12 (pp.245-270)。

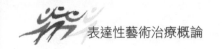

團體成員機會去修正她所說過的話，以傳達她想表達更正確的意思。同理的肢體語言雖然常在潛意識層面上傳遞與接受，但也提供了安全與安慰的感受。

我發現，表達藝術給治療師高度同理的良好機會。藝術激起個案與治療師雙方的深度情緒反應，並且讓治療師可以以同理心看、聽、感覺個案的處境。見證個案極度沮喪的舞蹈或動作，或是看到她描繪自己陷入困境的感覺的藝術圖像，都讓治療師對個案的世界有多重感官的了解。個案選擇作為表達強烈感受的顏色與形狀，成為與治療師直接非語言的溝通。以這樣的方式呈現感覺，讓治療師能做最富同理的自我。

超越內在對立

同時被兩個方向拉扯，或同一天擁有兩種相反的感覺，似乎是人類經驗中的一部分。使用表達藝術，讓我們有機會發現、整合並超越這些內在對立。

當我和團體工作時，我們常花時間腦力激盪出我們的「內在對立」，並且列出一個長項目表：愛／恨、力量／軟弱、近／遠、內向／外向、快樂／悲傷、暴力／和平等等。雖然這個相對的列表常常出現「好」或「壞」的特性，它並不單純。為了保有快樂的臉，有些人曾否認他們的悲痛與哀傷。他們的任務也許是承認並接納傷痛。其他人也許以只能顯示出痛苦和悲觀的方式生活，他們無法接受自己可以感覺歡樂、狂喜或希望。他們的任務可能是允許自己能感受到歡樂，或是可以稍微樂觀地面對世界。

若是我們希望成為完整的人，並達到個人與世界的平衡，接

受陰影和擁抱光明是我們每一個人的功課。我們依據自己的感覺與信念活動，所以如果我們相信魔鬼存在於「外面的世界」，我們會投射自己黑暗的部分到外面其他人事物上。我們傾向將不想要的部分自我放到別人或別的團體身上，讓他們背負著我們未完成的事宜。如果身為個人的我們，可以面對我們的黑暗面，並學習轉化這份能量為建設性的行動，我們便是為改變這世界跨了重要的一步。替換掉責備「我們／他們」的態度，我們每一個人可以為這世界上發生的事負責。

以榮格的詞彙來說，「陰影」是未知的自我或是存在於潛意識的那個部分，這是自我之中被我們拒絕、否認或壓抑的部分。被壓抑的想法、感受和行為帶著火山爆發的潛力在潛意識中咕噥時，它們擁有許多的力量。正如壓力鍋，被壓抑的部分在封閉的容器中累積力量。制止這些咕噥需要很多個人能量。我們肌肉的緊張、關節疼痛和心臟的緊縮，來自於將這樣的想法和感覺藏在掩飾中。大部分的我們害怕深入檢視潛意識，但鮮少了解到我們花了多少生理與情緒的能量來壓抑。

否認或是拒絕部分的自我，常被視為具破壞性或是有害的衝動：消滅、掠取、銷毀復仇的衝動。但是常常，我們也將創造力、力量、叛逆、感官享受、性慾，以及我們對愛的意願放逐於潛意識。所以，當我們冒險去探索深度潛意識，我們也將會找到許多失落的寶藏。

討論我們內在的陰影與光明很容易，找到方法來幫助我們自己和我們的個案來發掘這些隱藏的部分，則是另一件事。以不傷害的方式知道、接受、表達和釋放黑暗面，是對這些強大力量以暴力形式表現的基本預防。

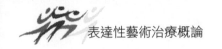

　　如果我們同意擁抱被斷絕關係的部分自我，使我們可以成為一個更完整、更有能量，並具慈悲心的人，我們需要有揭開我們陰影的方法。表達藝術是產生能照亮這些未知層面的圖像、動作、聲音與寫作自然的媒介。如果我們允許自己嘗試，表達藝術可以使我們投入未知的神話、隱喻和動作層面。我們可能會為自己的生命找到許多有用的訊息。發現我們的未知部分使它們變成夥伴：我們邁向完整所需的長久失落的次人格。

　　生氣肯定不是陰影中唯一的情緒，但它具影響力，並可以是建設性行動的重要動力。身為 1980 年代男女平等主義者，我對美國和這世界的非正義十分憤慨。接觸這個憤怒和允許它浮現給我做些事的能量，而非沮喪地待在家中。我學習到當我覺察我的憤怒，我可以運用它為開創計畫的燃料。使用藝術雜記、心理劇、真實動作、會心團體、訓練計畫寫作和我的書（*Emerging Woman,* Rogers 1980），我連結了我的怒氣與建設性的行動。這些方法同時促使我展開政治行動。我不相信個人成長來自自我縱容，相反地，它導致更寬廣的意識使所有社會的成員更具力量。

　　表達藝術也是幫助我們揭露害怕、羞愧、寂寞、冷漠和憂鬱深井的有力工具。我見過許多個案或團體成員以動作和藝術，來表達他們對死亡的恐懼、瘋狂的恐懼，或永遠停置在深層黑暗的沮喪的恐懼。當給予一個聲音、圖像、舞蹈，這些恐懼可以變成改變的力量。當它們原本的樣子能被接受，便可以在我們復原的路上幫助我們。

　　在這裡我們用出生於德國，目前在美國教德國研究的爾德（Gerd）[3]的話為例：

　　生活在高度重視認知，但教導大家不要相信直覺的社會裡，從毫無限制的童年智慧，到重新與我的精明的腹部建立關係的旅程，是漫長且痛苦的。我仍可察覺到自己試著忽略那告訴我興奮與希望感的胃部不適，或在腹部感到類似貓咪低鳴，以叫我遠離某些事或人的感受。當我有時覺得精神潰散的時候，我的內在聲音告訴我專注在感覺上，但是我卻專注於我的腦袋。

　　寫作……以及真實動作在過去幾年中，幫助我創造連結我的腦袋和腹部的路徑，使我能從認知和直覺學習中的創造潛能獲利。我在個人中心表達性治療機構最重要的經驗是身體智慧日，協助我將這兩種不同的智慧放在一起，並創造出情緒與心智混合的有力連結。

　　……過去我成功地利用長期超時工作來逃避「我的焦慮」……我把我的生氣、焦慮、攻擊結合到身體反應，例如呼吸急促、冷汗，以及強迫性的逃避。所以遠在工作坊開始之前，我已經直覺地發現這些急迫的問題。我甚至已開始將我生理的經驗用寫作來表達，但是經由有效的逃避機制，將我內在旅程的日誌轉變為文字作品，並使得改變的需要就此消失。

　　爾德接著描述動作，下一步則是表達他左右半邊身體經驗的繪畫：

3　以下內容已得到爾德‧包爾（Gerd Bauer）的同意使用。

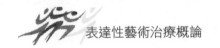

藉由我身體左半部和右半部的引領，我覺得被投入我想展現的角色裡：右邊是健美先生、戰士、成功者；左邊是殘廢、敏感的、失敗者。我在下面寫下了這兩個角色：

右邊的男人：他在早上七點鐘到達辦公室。有些人還沒有到辦公桌前。他開始毫無耐性地在走廊上走動，並檢查這小小的工作場所……由這個金色大鐘開始……當一個遲到的女人試著不被注意地溜進她的辦公室，這男人就在那裡……她開始解釋並道歉。幾乎是同一個時間，他開始微笑。「別在意，」他說，並將這個女人送至她的辦公桌。他回到他的辦公室並且開始工作。

左邊的男人：他到達山頂……然後他躺下來並享受太陽的溫暖。他是赤裸的，所以他可以感受到太陽的光線在他身體上下舞動。過了一會兒他睜開眼睛……想像自己像雲一般，與風一起航向不特定的目的地。

爾德寫到他帶著阻礙的、沮喪的、空虛的感覺離開工作坊。他知道這兩個角色（部分的自己）需要做些什麼。後來，他有了下列的意象：

擁抱：兩個男人，一個像運動員，一個瘦弱，在沙漠中間相遇。他們知道有一天，在某個地方用某種方法，他們必會相遇。他們也知道在過去曾經見過彼此，但是雙方都不記得任何事了。運動員在瘦弱的男人要說話之際一拳打中他的臉。他重複了這動作五次。然後，這瘦

弱的男人宣告自己是弱者，他的聲音清晰且大聲。這個運動員將他的拳頭短暫地舉向天際以示勝利之後，崩潰在地面上。瘦弱的男人安靜地瞪著這躺在沙中的巨大男人，然後將他扶起，支撐著他一起消失在地平線。

爾德說他，覺得需要讓這兩個角色「擁抱，並且一起走入光中，使得他們看來像是合併為一個人」。這是一個兩個極端先對戰、再合併或整合的例子。動作是打開此門的鑰匙。爾德漠視了這些線索，直到他的身體知覺和想像力幫助他看到並經驗這些對立。爾德說：

> 僅僅只是接受這些感覺和情緒的存在，就讓我找到牆上的門……這道門……需要最後一擊，就像所有長期未被開啟的門一樣。突然之間，我感覺到在我的身體訊號與情緒反應間有了新的平衡。……這不是來自外在的力量，而是我內在的能量，並且是一股強大的創造力量……直覺與知覺層面的相互作用。這層認識觸擊了我，使我有了更多生命力。這不是單由直覺或是知覺層面的發展上可以達成的……因為它同時經由情緒與理智連結了我們內部的存在。

在現今的社會中，兩個特質的拉扯對大部分的人是很熟悉的。當它們被承認與被接受，某種多於接受兩方的力量便會出現，我們獲得了新的視野。

我曾見證人們一張接著一張畫著他們的憤怒、仇恨、生氣與

暴力，最後可以接受這些感覺是我們每一個人均有的本能。威脅我們的並不是這些感覺的存在，威脅來自於恐懼，和展現這些感覺的可能性。在塗抹和畫出憤怒或暴力時，能量似乎真的由身體流動至那人的手臂與手指，直至紙上。然後，自我了解與能量開始轉變。或是在跳恐懼之舞，追獵的本質往往可被轉化為盟友。我們必須學習如何將這些感覺以不會傷害自己、他人、環境或社會的方式表達。

接納我們的陰影可能比擁抱光明較不困難。當我們說擁抱光明，我們指的是對靈性層面開放、我們經驗愛的能力、慈悲與包含所有層面的意識。在我多年治療師與團體協助者的經驗，我發現人們難以承認與感覺愛。他們準備好接受關於自己和他人的負面想法，但發現自己躲避讚美、關心與愛。我們傾向抵擋對它們的接納。可以付出和接受情感與愛，無論是來自於一個人、動物或是宇宙能量來源，也許是能提供無條件關愛的前提。

人們常不願意提及他們的內在之光，覺得那麼做太過「特殊」。感覺能力是如此充滿戲劇性，以至於我們傾向只對看似基督或佛教信仰的人提及此能力。我們可能因為承認擁有此種對有力的美入迷的感覺，而感到困窘或難為情。如果我們每個人都開始承認並接受這內在之光，我們是在為他人鋪路，使之能允許他們的入迷經驗出現。在這個被沉重烏雲籠罩的世界，我們的確需要這道能穿透的光。

■ 個人中心表達藝術原則

為了將此篇文章帶回我們一開始和坦雅及其他人提及的問題

與討論，我將此篇中涵蓋的人本原則做了總結：

- 個人成長、更高層面的意識和完整的感受，是經由自我覺察、自我了解與洞察而達成的。

- 自我覺察、自我了解與洞察經由深入我們的情緒達成。哀悼、生氣、痛苦、恐懼、喜悅和入迷的感覺，是我們邁向自我覺察、了解與完整的通道。

- 我們的感覺和情緒（哀悼、生氣、痛苦、恐懼、喜悅和入迷）是能量的來源，可以被傳輸至表達藝術而被解放與轉化。

- 所有的人均有與生俱來的創造能力。

- 創造的過程即是療癒本身。雖然創造性表達的作品提供了個體重要的訊息，使之能有有用的洞察，但是創造的過程本身極具有重大的轉化性。

- 表達藝術——包括動作、藝術、寫作、聲音、音樂與意象——帶領我們進入潛意識，允許我們表達先前不知道的那一部分自我，而使新的訊息和覺察能被看到。

- 藝術型態經由我所謂的「創造性連結」而相互關連。當我們舞動時，便影響我們如何寫作與繪畫。當我們寫作或繪畫，我們感覺與思考受到影響。在創造性連結之中，一種藝術形式刺激並滋養另一種形式，帶我們更靠近最內在的核心或本質，也正是我們生命力的能量。

- 這種表達藝術過程提供我們覺察、面對與接納我們陰影層面的機會——那是我們壓抑或是否認的自我層面，一步步地帶我們進入更深的自我接納。自我接納與自我尊嚴是成

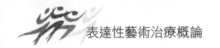

為一個能關愛他人與接受愛的完整人的基礎。

• 尋找我們的生命力——我們的內在核心、或是靈魂——與所有生物的本質之間存在著連結性。

• 因此,在我們內在發覺我們的本質或完整性的旅程上,我們發現了與外在世界的關係。內與外合而為一。

在這個工作上有許許多多的發現。尋找靈性、靈魂、嘲笑的能力,新的智慧或是知識的每個生命中的奮鬥,都有著一個要學習的主要課題:表達藝術在這種過程中特別有用且適合。

全面地實現、賦予力量和覺察,永遠都是成為一個完整的人的第一步。沒有覺察,沒有選擇。當我們使用符號與表達性媒介,會自然地產生個人整合。一旦我們揭開未知的那部分自我,這個過程包括讓這些部分在我們的心靈中找到它們正確的位置,我們便可更加經驗到宇宙的完整性,與所有生命形式的連結。

參考書目

Rogers, C.R. (1977) *Carl Rogers On Personal Power: Inner Strength and Its Revolutionary Impact.* New York: Delacorte.

Rogers, C.R.(1995a) *A Way of Being.* Revised edition. Boston: Houghton Mifflin.

Rogers, C.R. (1995b) *On Becoming a Person.* Revised edition. Boston: Houghton Mifflin.

Rogers, N. (1980) *Emerging Woman: A Decade of Midlife Transitions.* Santa Rosa, CA: Personal Press.

⌒ 延伸閱讀

Rogers, C.R. (1951) *Client-Centered Therapy: Its Current Practices, Implications, and Theory.* New York: Houghton Mifflin.

Rogers, N. (1993) *The Creative Connection: Expressive Arts as Healing.* Palo Alto, CA: Science and Behavior Books.

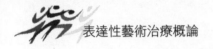

CHAPTER 7

活在藝術中：
動作即是整合的過程

達莉雅・哈普琳
（Daria Halprin）

尼采認為，藝術在治癒上猶如拯救世人的魔術師。他認為，使用藝術的力量能夠將苦難轉化為我們能夠與之共存的一種物質。

何種藝術才是拯救世人的魔術師呢？我們必須尋找一種確認的過程，而非摧毀的過程，透過面對每天生活上與工作上真實的壓力來找到這個過程。

現在，全世界都關注在生活品質或個人與集體層次上對恢復意義的需要。表達藝術治療的目的就是為了要更有知覺地活在我們身體裡、居住在我們的家庭、社會與地球上。為了達成這個目標，我們必須發展出和自己與跟分離自我有關的議題更有創意的關係。我們能夠使用動作的藝術語言，將我們分裂的部分再度連結起來，並進入一種有意識、創意性的關係裡。

動作是生活的基礎。這個簡單的事實反映在自然的世界、我們內在的生理世界，和我們每天社交的世界裡。在最深層的意義

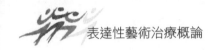
上，我們的生命仰賴不斷的動作，從持續性和複雜的「細胞」動作、到心臟的跳動、到每個深呼吸。我們透過動作在存活，雖然我們很少關注自己如何動作及如何表達這個動作。這都儲存在我們的肌肉、骨頭和器官中，在每一個身體部位和身體姿勢中，這些都成為我們每日生活經驗的印記。在我們身體裡充滿了有關我們是誰、我們感受到什麼，和我們在想什麼的資訊──一個活生生的身體人類學。

當我們在潛意識層上抓住所有故事，當我們沒有任何機會創意探索和表達我們的故事，身體就開始用各種方式不斷地哭喊，從生理的、情緒的，或是心理的層面來表達沮喪。通常，當我們活動和生活的時候，我們的身體、感覺和心靈好像是分離的。我們住在一個被區隔的房子裡。海瓦特（Jimake Highwater）寫著：「我們失去審美能力的主要原因，是因為我們企圖隱藏我們的感情，因此，我們失去身體的語言，也使得我們無法產生具創造力的反應。」（Highwater 1987, p.1）動作是身體的母語，一種具有力量和全面的語言。在意識與創意下，動作就是一種語言，透過身體與靈魂去發聲，它們猶如通往自我內在世界的橋樑，存在於自我與外在世界中。動作是一種建立橋樑的方式，在每個分離間的對話。

在下一個段落中，我將透過以動作為基礎的表達藝術治療，描述和討論一些我工作的內容。這包括一個實際的治療案例，案例中我扮演老師和治療師的角色，透過這種方式，讀者將對整個過程有更具體的了解。我的信念是將文字與理論實踐在實務工作，透過這種方式我們會尋找到一種體驗的型態，也能夠了解它的意義。表演藝術治療領域的理論是架構在具體的、感受的體驗，以

及由這個體驗所得到、學習到的內容。最重要的，這個過程就猶如拯救的魔術師一般，在我們尋找意義與創意生命的道路上，把我們每個分離的肢體拉在一起。

根源

我們可以追溯以動作為基礎的表達藝術治療的發源地。穿越時光隧道，來到了歐洲、亞洲和非洲的文化，舞蹈在部落中成為定義國家、宗教和種族認知的元素。舞蹈是一種享樂與娛樂的型態，當群體面臨直接的威脅時，它也是凝聚社群的一種方法。舉例來說，歐洲的猶太人、美籍非洲人和美國原住民，當他們面臨暴力與奴役的威脅時，都會以舞蹈宣示存在靈魂中不可剝奪的天性，和對自由不可剝離的權利。玫露（Merloo）說明：「巫師、神父或是薩滿法師的舞蹈，是屬於某種古老的醫藥和精神治療法，這種方法可以滿足人們心理的期待，並可以有效地舒緩壓力，同時改變人們生理與心理痛楚而進入一種新健康的選擇中。」（Merloo 1968, p.69）古老的民族已經流傳下無價的文化智慧，和對生命與自然的世界觀，跳舞、繪畫、講故事、風俗和儀式等等都是。

身為動作藝術家、表達藝術老師和治療師，我的工作源於我個人的歷史。我的母親安娜‧哈普琳（Anna Halprin）曾訓練我成為一個舞者。她在後現代舞蹈和治療藝術的領域中為一先鋒者。這正是垮掉的一代（Beat Generation）的年代，周圍的環境無法與改革和體驗分割的。傳統的界線將跳舞、劇場與心理做分割，而現在這個界線已經逐漸被許多藝術家和人文主義的心理學家打破。

1960 年代，社會政治的嬉皮風和年輕人在美國大學學院裡所

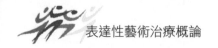

發起的政治革命，反映了舊界線的崩塌。在加州，也就是我成長的地方，專精許多不同藝術型態的藝術家，也創造了新的多元媒介劇院。這就像另外一次的文藝復興，透過藝術家真實、隱喻地剝光了他們自己和他們藝術舊有的限制，將各種不同的藝術型態由分散的工作室抽出並相互合作，不斷在舞台下和博物館外對街上的人們表演。這就是後來所稱的表達藝術治療的現代發源地。

雖然我已經逐步在表達藝術治療的環境中長大，但是在那個時代對於我們追尋與創造的體驗並沒有提供太多的結構或理論。直到 1960 年代公開的實驗，協助我們確認，藝術創作的轉化是自然發生而非人造的原則、理論和方法才逐漸構成。在 1970 年代期間則進入一個被評鑑和理解的時期，當時人們開始明確地定義表達藝術治療。對我而言，理論是由直接的經驗中萃取而來。對於那些由理論或是學術背景開始的人而言，他們可能需要丟棄一些他們認為自己知道的東西，並且將自己浸染在直接性的表達藝術體驗中，如此才能進入一個全新且更深層的理解。

▪ 以動作為基礎的方法

透過動作，讓身體、心靈和感覺在交互中展現出覺察與表達的方法，能夠掀開自我未知的部分。身體中充滿了有關「我們是誰」、「我們感受到什麼」，和「我們在想什麼」的訊息。一位動作老師陶德（Mabel Todd）在 1930 年代說：「每個由感覺支持的想法，都有著一個由肌肉所產生的變化。主要肌肉模式是我們生理的遺產，身體記錄了所有情緒性的思考模式。」（Todd 1937, p.19）我們的身體包含了我們所有的生命故事，並且承載了原生的

治癒能力。我們的身體是支持生命故事的發電廠，這包括了生命中毀壞與創造的經驗與衝擊。透過使用身體影像與動作的象徵，我們能夠開啟這個發電廠的神秘大門，有意識的、創造性啟發個人和集體的潛力。動作是一種象徵，它能帶領我們進入更具象化和整合的生活方式。

為了使動作成為一種象徵，我們需要使用一種程序，允許我們擁有一個「具象」的體驗。「具象」指的是能夠透過身體感覺當下的反應，來感受一個人的自我。接下來，這個具象的體驗會持續改變，並反映和聯繫存在生理、情緒和思考間的過程。最後，具象的生活將會使生理、心理與心靈達到一致的狀態，並與快速變動的現實世界保持高度和諧。

下面的原則是辨識動作在治療過程中被運用的幾種主要方式：

動作是一個整合的過程

動作是一種複雜的語言，它包含所有感受的、情感的、情緒性的描述，和在生活中體驗的想法與記憶。有意識地使用這個語言，我們能夠反覆由生活中取得一連串身體的、情緒的和象徵性的反應，並活化與生活經驗有關的情感與意象。舉例來說，踢和跺腳的動作常喚起人們攻擊的情緒；將手臂向外向上延伸，可激起與渴望有關的情感；旋轉和滾動腰部等動作會喚起興奮和與性相關的感受；一個柔和的、持續性的全身甩動，通常會給人們放鬆與釋放的感覺，特別在我們隨著動作呼氣時；拉拉肩膀與手臂，並延伸背骨向前，將可能帶給人們一種對事物開放的印象與感覺。如果讀者能夠放下書本，並嘗試一些相關的動作，連結每個由動作所帶來的生理感受，將可能得到由情緒所反映出的感覺、印象，

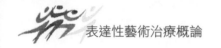

和一種與生命中某件事或情況相互關連的記憶。

意識性的體驗與探索每一個動作，並抱持著創意和自我開發的意念，將使得三種層次（透過這三個層次，我們能夠體驗和整合生理、情緒和心理的感受）有意識地相互連結。

動作激起情感與意象，也能夠意識性地表達情感與意象

外在事件和環境的刺激會激起情緒和心理的反應，這些反應的體驗會保存在神經系統、肌肉與器官中。因此，所有對生活上的反應都會被保存在身體裡，我們可以透過動作、姿勢與手勢等方式，來表達和抒發自我。我已經描述了一個循環：接受刺激，記憶、並透過動作來表達。我們的反應是基於生理的感受、情感與意象，透過我們自己對外在刺激的內在解釋來反應：它是否具有侵略性、毫無侵略性；它是否感到快樂、不舒服；它是否使我想起某件曾經體驗過的事情；我是否喜歡這件事、或不喜歡它？

蘊含在動作裡的情感和意象有意識地呈現出創造力，並且彼此持續地互相影響，導致人們深刻的理解與改變

動作能夠成為一種重新模組化我們情感與思維的工具（或是媒介），將記憶烙印在肌肉－骨頭的系統中。帶有目的性的動作將覺察的內容帶入習慣的模式和反應，這瓦解了老舊的規則與固定的動作結構，並發出新的訊息給神經系統，從一大堆可能的選擇中挑選出回應刺激的方法。一旦我們確認了某些習慣是無用的生命模組，就可以將它們移到意識層，再將他們「移出去」，我們能夠持續創造和學習新的模式，以增進創意表達、學習和健康的程度。動作是一個身體變化的代理人，它能夠改變人們的心情、

傳達情緒性的反應，修正思考我們自己和其他人，以及我們所居住世界的方式。

動作能夠深化、擴張一個人對生命的感受，以及他對自己、他人和世界間的創造性連結

當個人已經學習如何將表達藝術作為轉化的過程後，他就開始想像自己是生命中具有創造力的參與者。他逐漸體驗創造的滿足感，並以藝術創作所產生的勇氣與動機，來面對各種任務的挑戰，減緩生活中破壞性經驗的影響，運用創造的能力恢復讚美生活的感覺。當我們進入一個更大的社群時，這種藝術創作能夠成為溝通人們差異的橋樑，並將衝突轉化為共同創造美麗事物。

方法

我們的想像、動作和情感能夠在整合的情境中，用具象的方式呈現。我們必須把握使用身體觸感產生覺察的過程，這使得我們能夠創意地表達自己，並重新連結生理、情緒和心理反應。伴隨著這個過程，我們可以清楚了解自己是如何發現藏在經驗後的意義，如此才能連結藝術表達的方式與生活的經驗。

以動作為基礎的表達藝術治療為取向，我建立了透過動作的隱喻來探索「身體故事」的一種方法。這一系列步驟都包含了整合個人生理、情緒與心理層次的功能，這樣我們就能夠接觸到生命的經驗，透過多媒體藝術的表達去創造處於藝術表演與生命間相關的反應，並使用啟發與轉換等各種方法，來表達這個「身體故事」。

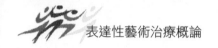

這些步驟包括：

1. 透過使用動作的隱喻，確認個人或群體生活的主題。

2. 專注在可以提高對感覺、情緒和想像的覺察的軀體經驗上。

3. 發展具主導性的軀體感受、情感，或是意象，使它們融入表達的動作探索（或是舞蹈中）。

4. 創造一個繪畫的意象，這個意象是對身體／動作體驗的反應。

5. 創造一個「腳本」：寫一首詩、故事或是對話，這能夠具體化個人給予她體驗的意義。這個步驟協助個人連結表達藝術的經驗和她對生活經驗的觀點。

我認為這些步驟就像一個「表達藝術的合唱團」：認同、感受、動作、繪畫、對話。雖然在這裡，我使用線性的方法來呈現這些步驟，但實際執行中，它們可能會形成一種循環，這種循環允許個人由任何選擇的組合或順序中開始，這都必須依照他們個人的需要、興趣，或是基於當場所發生的狀況而定。

我們可以改變這些步驟的順序，並由繪畫開始，接著透過感受的覺察和動作，創造一種回應的舞蹈，最後寫出我們的感受。相對地，我們也可以用繪畫當作起點，可以跳舞、也可以用口語的方式作為回應。藉由包含所有以上的步驟，我們能夠建立生理、心靈，和情感間關係的舞台，這些關係出現在整合與創意的情境中。自我的每一個層次或面向都可以自己最愛的藝術媒介來做回應：身體喜愛運作；心靈喜愛想像、繪畫和對話；情感浮現並能夠更清晰地表達，直接反應出存在於動作與影像間的相互作用。我們的情感將可被「看到」、「聽到」，並且可以被「表達出

來」，就猶如由舞蹈、詩歌和繪畫等媒介所進行更深層交互作用的體驗。

以下這個模式的案例中，將帶給讀者如我所言的「具象和整合」過程中多重模式的例子。

練習

在開始表達藝術治療的過程時，我通常要求患者專注在他們的感受上，來喚醒和開發身體經驗的知覺。然後，我會使用一個已經編排好與主題相關的動作隱喻，當生理體驗能夠活生生地呈現，這時想像與情感就會自動激發出來。這會加強處於身體、心智、情感間交互作用的意識。對生活的體驗則是儲存在身體中，我們可以透過記憶和表演的通道，進入動作、繪畫和對話。

以下的練習整合了我已經討論過的原則：這是一個想法，我們已經建立了許多不同的部分，它們之間通常有著互利關係，有著不同卻有故事價值的面向。我們做動作就像隱喻的過程，允許我們更能夠覺察由生理、情感與心理層次的刺激反應；我們認知道分離和阻礙一樣，在創造真實的整合與療癒的過程中，都是具有重要價值的資源。

第一步：認知與感受

在三張不同的紙上，製作三幅畫作。在每個畫作中花費五到十五分鐘。在此允許你創造一個自發的、直覺的反應，沒有過多的考慮，也沒有必須創造真實或是高度清晰意象的「壓力」。在這個練習裡沒有對或錯。不管這三幅畫作中的意象是什麼，這都

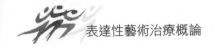
將是「正確的」，因為這都是想要被你注意到的意象。

1. 確認主題：自我的部分

2. 繪畫：

每個意象都是你對下面問題的反應，這是一幅串連在三個不同紙張上的自我畫像：

- 繪畫1：在生理的層次上我現在是誰（我對我身體的感覺，或是對身體意象的感覺）。
- 繪畫2：在情緒的層次上我現在是誰（感覺，或是我所處的情緒狀態）。
- 繪畫3：在心智的層面上我現在是誰（我的想法體驗，我在想什麼，我如何體驗自己的心理狀態？）。

當完成了以上三幅畫作後，為每張畫作寫下一個「標題」（一個文字，或是一個句子）。這些標題可能在後面會成為創作對話的出發點。

第二步：動作

請你專注在一幅畫作上，花費一些時間讓你的動作「成為」你畫作的意象。這個過程不是用手勢或是舞蹈去表演繪畫的內容。這就是為什麼我已經刻意選擇「成為這個畫作」這個詞。當然，你不用真的成為這個畫作：寧可是這個畫作中的意象為你承載的某個部分，直到你直接體驗了它，否則你不必然知道或是承認。這個動作將帶領你進入直接的體驗。然而，你要如何運用動作「成為」這個畫作呢？

　　專注在顏色上。你的紅色想要怎麼動作？你的藍色想要怎麼動作？你的黑色想要怎麼動作？專注在圖形上：圓的、鋸齒狀的線條、圈圈，隨著你的線條，擺動著它的型態。在你的畫作中，是否有特殊的身體姿勢、身體部分或是象徵？這個身體姿勢、身體部分或象徵將如何透過動作來表達它自己？

　　接著是聲音：你的畫作中存在什麼聲音？使用你的聲音，就像使用一種樂器去發出聲音一般。用你的聲音去繪畫，然後仔細聆聽。

　　一個一個檢視這三幅畫作，用上述的方式來動作、發聲。

　　允許你自己去接觸那些不熟悉的意象，並迎接你從未期待過的感覺，也重新體驗那些過時、熟悉的意象、聯想與情感。在這裡，你可能會找到某些你想要重複體驗的動作。

第三步：對話

　　以下是創意寫作的泉源：

- 使用這三幅畫作的標題去創作一首詩。
- 在畫作與畫作中創作對話。
- 讓畫作與你生命中的某人進行對話，或與你生命中的情況進行對話。
- 使用日記寫作的方式，反映任何畫作與動作所連結的生活狀態。

第四步：繪畫

　　創造一個自我的圖像，並從三幅不同的畫作、動作的探索和

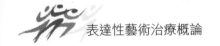

對話的體驗中融合各種元素。給予最後的自我圖像更多時間。你可能考慮花一個小時，或者是幾個小時來完成它。第四幅自我圖像將可能引導你發展出更近一步新穎的動作或是對話。這個步驟允許出現整合或是澄清，不管來自深刻的理解，或是來自催化改變所產生的意象。

這個練習可能形成一種「完形」（Gestalt），或是完整的體驗，其中包含三種層次的自我（生理的、情緒的和心智的），並表現在整合的方式裡。意象與情感會由身體的體驗中浮出，也可能是「繪畫出」，然後再「回到」體內，伴隨著更多的覺察和創造的意願，透過動作、繪畫和對話表現出來。在練習中，我們由繪畫開始，專注在「自我部分」的主題，透過動作與對話將它具

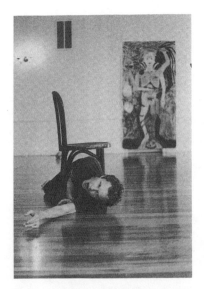

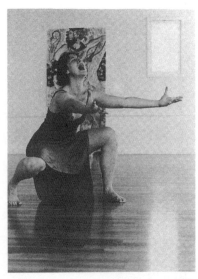

圖 7-1　Adrianna Marcione 拍攝
　　　　（Tamalpa Institute）

圖 7-2　Adrianna Marcione 拍攝
　　　　（Tamalpa Institute）

象化，並繼續發展回到這個畫作、動作和對話與腳本的循環中。這些方式創造出高度的覺察與創意，產出新的意象和情感，以及領悟。分離各部分允許每個部分更能被感受與了解。這允許新的理解方式以及各部分間不同的關係。

在治療中的表達藝術模式

　　以下的案例中將說明，如何在一對一的治療使用以動作為基礎的表達藝術治療。以下將患者稱作「C」，而身為治療師的我，則稱作「T」。這個案例中的患者擁有高度的自我覺察，所以在這個案例是以表達藝術治療作為治療方法的最理想案例。這個患者有著嚴重的生理與心理的分裂，就像精神分裂症一般，所以，這個治療的工作將會用特別緩慢的步調進行。對於嚴重的案例，使用主動想像與挑釁的動作必須在特別小心的監督下才能進行。高度混亂或是心理受到創傷的個人，則需要被緩慢地引導，並緩和地帶入與帶出想像的工作和深層的身體經驗，因為這些動作將打亂一個存在於想像與幻想中精細的平衡。與強烈身體感受到的經驗工作，通常會反映出創傷，所以應該經過時間的洗禮，依據每個個體的狀況與以調整。

　　身為一個同時受訓和接受個別治療的學生，C 和我們開始了這次的實驗，她懷抱著對舞蹈高度的熱情，具有廣泛的動作能力和對繪畫的愛好。她先前接觸藝術的經驗，都是為了娛樂的目的。除了抱持著自己的熱情與具天分的興趣，想要成為一個專業的表達藝術治療者，她同時也面臨著一連串無法解決的生活經驗和問題，這些都使得她在現在生活中一直經驗分裂的感覺。她最顯著

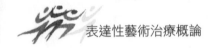

的感受是挑戰禿頭症，這是導致頭髮脫落的疾病。到現在為止，
這種疾病還沒有已知治癒的案例。我們在進行治療的時候，我們
由掉髮是與自我、衝突、及未被表達的情感分離的角度進入，特
別是在她與母親的關係，以及自我意象與自我表達。

當她仍然是一個小孩的時候，C的母親和父親就已經離婚了。
她與父親間沒有什麼聯絡。她由仍在唸大學的母親扶養長大，她
們居住在一個貧窮的社區，那裡充滿了妓女、毒販與流氓。

在C的孩童時代，她和母親與一個具虐待性的男子住在一起，
他汙辱了她的母親，並且在各種場合中威脅要殺害她們母女倆。
雖然 C 有著一個困苦的孩童時期和青少年時期，在那段時間，她
面臨對自己安全和生活真實的威脅，但她持續性的諒解並原諒她
的母親。她說：「我的母親在她的生命中已經有太多的苦難，我
並不想再去增加她的痛苦。」

經過兩年密集的治療與訓練，C 已經可以去面對她生命中所
受到各種深深擾亂的事件。我們開始探索、接觸存在她內心的連
結和分裂，一部分想要將事物視為一個整體，一部分卻將它們（與
自己）視為美好的，同時又害怕這個整體會分裂，並將她痛苦的
部分隱藏起來；此外，有一部分是狂暴的，想要將這股情緒發洩
出來。我開始將她的案例視為一個重新建構的過程，從她生命故
事中各個分裂的部分出發以建構一個新的自我。她很誠實地進行
這個過程，投入並充滿勇氣。從她的藝術作品所散發出來的美麗，
她找到支持自己的力量。

在團體情境中

前兩週的訓練中，C 圍了一個亮色圍巾和帽子，並在課堂中

將她的頭完全遮住。不管我們進行哪種動作活動，她總是帶著帽子或是圍巾。她的動作表達總是非常小心進行，即使非常強烈的情緒被激發時，比如說生氣或是悲傷，她總是以非常謹慎的方式來表達自己的情緒，並完成被要求的各個動作。她的繪畫非常組織化、精細，並呈現出高度質感。強烈的情緒和意象在很短的剎那間，或是非常細微的動作間，耐人尋味地拖洩了出來。

在訓練的一週中，我們從頭部開始探索。我們從解剖學、動作、繪畫和對話上來認識頭部。一個被探索的相關主題為「面具與去除面具」。在最後，C 詢問是否她能夠花費一些時間對群體說些話。當所有人集結在她的周圍時，她攤出了一系列她所做有關頭部的繪畫，並且開始經由她繪畫的「聲音」，說出了她的故事。她開始說話，並取下圍巾，露出了她的頭，頭上有著數個禿頭的斑點。眾人依然保持安靜，並聚精會神地聆聽她哀傷的哭泣，這是一個美麗少女持續失去頭髮的故事。她已經試過各種方法、遍尋各種名醫，並吃著各種精心調養的食物，服食正確藥量的維他命與礦物質，她非常勤奮地想要解決頭髮掉落的問題。她告訴我們，她的內心是多麼恐懼，因為她不知道何時將失去所有的頭髮，也不知道將會失去多少頭髮。她持續談論著她的沮喪，尤其當她已經嘗試過各種方法，但仍然無法治癒這個疾病。C 告訴我們，當她將隱藏的自我展示在我們面前時，對她而言是何等的解脫。這樣的揭露需要有團體才能發生。現在，團體提供 C 一種有力的被看到與支持的經驗。這個團體與團體的領導人變成一個與「保護」和「滋養環境」相關的隱喻，在這個環境中，C 卸下了自己內心的防衛與控制，面對自己的恐懼，表達自己的憤怒，並治癒了自己。在接下來一年的訓練中，C 舞出了、畫出了，也講

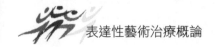

出了一個持續掉落頭髮、受盡驚嚇的小女孩的故事，當她坐在一個「盛怒」的火山上。

第二年訓練的期間，C 想像一個儀式，在那個儀式中，她剃除了所有的頭髮，身邊則圍繞著所有參與訓練課程的同仁。她說：「一部分的我只想要忘記這一切的苦痛，並不再焦慮我的頭看起來如何？」我建議她在繪畫的時候開始去探索放下這一切，讓這個意象變得骯髒，變成不定的形狀和顏色。對此，她感到非常興奮。在她的畫作中，她想像並感受到，某些非常令人害怕和黑暗的東西將要萌生。她將這些令人害怕的東西稱為「怪物」。她並不知道它是誰？或它是什麼？在私人的治療中，我們開始直接接觸恐懼、怪物，與憤怒的火山。C 重複性的陳述，她想要更直接表達憤怒的慾望。許多次我讓她做些攻擊的動作，踢擊、跺腳、垂打、甩手畫圓等等。接下來，我們試圖用口語的聲音和句子，開發出「符合」這些動作和感覺的描述。她開始大叫、咆哮，並大聲尖叫：「不！」「我無法忍受！」「離開！」在劇烈的探索動作與發出聲音後，她通常轉換成一個小的、崩塌的姿勢，小聲地以一個高八度的聲音述說，這聽起來就猶如一個小孩的聲音。她說常常在晚上，她會因為恐懼而變的全身癱瘓。

治療中所節錄的內容

　　T： 當它是黑的時候，你想像將有什麼會發生在你身上？

　　C： 我不知道（哭泣著）。我想那裡有個可怕的怪物，它將要抓住我。

　　T： 請做出怪物的動作。

　　C： 我沒辦法，它太大了，也太嚇人了。（她捲曲成一個收

縮的姿勢，並將她的頭夾在兩膝之間。）

T： 保持那個姿勢，與怪物說話。

C： 我沒辦法。我的頭裡充滿了很糟的感覺。我無法思考，看不見東西，也說不出話來。我總是感到如此。

T： 持續保持這種糟糕的感覺。以動作表達這個糟糕的感覺。（她開始緩慢地移動手臂，她的身體開始由那個高度捲曲的姿勢中伸展開來，使用手臂做出猶如要從口中、眼中和頭中拉出東西一般的動作。）

T： 保持這個很糟的感覺，持續這個拉的動作。（慢慢地，手臂的動作變得更有力了。她的手臂開始搖擺，並且延伸。）

T： 當你準備好的時候，請用文字為你的動作命名。

C： 我就是黑暗。我讓你看不到。我讓你說不出任何事。

T： 保持你的動作。發展它，隨著它的脈動進行，它想去哪裡呢？（手臂和手的動作，由拉自己的頭，轉換成搖擺、推和擊打，並且將頭部推離。）

C： 出去！走開！出去！走開！

T： 你在對誰講話？

C： 這個怪物。

T： 你認為這個怪物看起來像什麼？

C： 我不知道，喔！我恨這種什麼都不知道的感覺……

T： 好的。請轉換，並用你的動作去表現這個怪物。試著表演出來，表演出怪物的動作。

C： 好的。我想看你！來吧！（她的動作開始變得更激烈、更狂野。）我要殺了你，我恨你。我絕對要殺了你！喔！

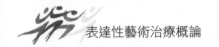

天哪！這個怪物就是我的憤怒。我是狂怒的。我想殺了我媽的男友。我恨你！我對你沒有為我們挺身而出感到憤怒。媽，我不想再如此體貼、善解人意，我厭倦這一切。你們都是狗屎！

T： （她盡情地宣洩激烈的動作與聲音。這就像火山爆發一樣。並在幾分鐘的寧靜之後……）你現在想要如何舞動你的手臂？

C： 我想要為自己創造一個安全的家。

T： 在這個房間創造吧！就是現在。（她重複一連串循環的動作，她的手臂繞過她整個身軀。她敲打著自己的頭。她在房間繞圈圈，並步入這個她以動作創造的想像空間。她坐了下來，她的脊椎是非常挺直的，她的手臂輕鬆地放在她盤坐的雙腿上。她與我的眼神接觸。）

C： 這感覺太好了。我已經看到它了。不再有美麗的圖畫了。

在這次治療的結束前，我們決定她要寫一封信給她的母親，對她母親表達她的憤怒。再寫一封信給她的父親，描述她希望他在她現在的生命中，給予她什麼樣的支持。她可能會將這些信件寄出，也可能不會。撰寫的過程，沒有人會檢查信件的內容，所以她是放鬆的，這與任何要去解決她現在外表情況的問題無關。雖然 C 頭髮掉落的症狀仍然沒有治癒，但她開始了解，這個情況和一個美麗女孩和一個憤怒女人的故事有所連結。我們不是專注在試圖發現或是驅趕這個現象，而是專注在建立先前衝突部分的關係。我們的工作是將她的自我意象和自我表達進行整合，這必須是創造力和誠實地反應自己真實感情與感受，在那一團事件中，

表達出故事的全貌，對狂野點燃美麗的燈火，黑暗的美麗，使用圍巾與帽子，也在沒有使用它們的時候。

拯救的魔術師

讓我們開始思考自我並不是一個固定的整體，而是有著共同認知或是共同面對現實經驗的家庭或社群。重要的是，我們對自己有了新的認識，包括對聲音、情感、感覺和生活經驗，都有了創意的互動。這就像一個包含文化、環境和世界的模型，這個總括的觀點對我們的生存與成長至關重要。在觀點中，接受分裂並不意味著必須克服或隔離的邪惡，而代表著一種創造的泉源，可以帶領我們進入更誠實和健康的整體。梅（Rollo May）說明：「……這個創意的過程是形式熱情的表達。它代表著與崩潰的對抗，並引領新人類與世界對抗。」（May 1976, p.22）為了接受這種觀點，我們必須承認與珍惜每個分裂背後的價值，並尋找能夠與生活壓力和人類苦難共同生活的方法。

讓我們思考西方傳統社會在醫藥與治療上所使用的方法，這些都基於一種概念，苦痛或疾病等症狀都是必須被治療。在這樣的概念下，「被治癒」或是「痊癒」指的是排除不正常的症狀，或是令人痛苦的自我部分。只要痛苦能夠被排除，這個人就可以被視為痊癒的人，直到下一個干擾再度出現。

在東方醫術或巫術的實務中，身體疾病代表著心靈、精神或靈魂在表達它所受的苦難。在這種觀點中，疾病是一種像信差的方法，帶來了重要的訊息；有個諺語說「不要殺掉信差」。當我們的注意力放在如何除掉讓我們困擾的混亂，修改不完全的自我

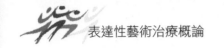

以一個更完美、快速，或更有生產力的方法繼續生活時，我們通常射殺了從我們內在帶來重要密碼的信差，這些訊息可能對整個自我、身體、心靈，和精神帶來巨大價值。當我們試圖修復某個沒有正常運作的部分，我們就將自己曝露在忽略動作中潛藏的暗流的危險。

修復意味著要革除自我痛楚的部分，然而療癒所代表的是接受，並將它們視為整體的一個部分，更帶領它們進入一個新的關係、一個更創意的自我。透過我們藝術的隱喻表達出我們生命中的陰影，我們需要給予分裂的部分，給予我們生命故事中的各個部分一種表達的方式。

就讓我們說明，療癒有賴於聆聽和回應靈魂訊息的能力，這個訊息是由我們生理、情緒與心理自我所發出的聲音。我們的靈魂喜歡透過藝術的語言來發聲。在危機時代和面對人類的苦難時，表達藝術就像一個拯救的魔術師，能夠妥善地照顧我們。由我們內心景色所升起的藝術，將反應出真正存在我們生命中的問題與壓力，顯現黑暗並治療我們的靈魂。

雖然新穎與實驗性的動作通常是由前衛的小團體發起，但表達藝術治療已經不再能滿足這種型態，它不斷選擇各種群體，尋找進行治療的團體或是心靈團體的道路，因為那裡充滿著創意與轉換的力量。對於擁抱這種方法並努力建構這個願景的人們——學生、教育家、藝術家、治療者、醫學實踐者和社區活動者——都必須分攤部分的責任，去了解和開發我們已經發現的現象，並學習我們文化的主流。在此，我將會挑戰讀者，對那些已經找到自己興趣或增強承諾的人，將這個工作帶入一個更大的社群中發揮。如此，對於表達藝術治療的願景，對於創意和具體生活的願

景，都能夠提供很多治癒我們破碎世界的方法。

參考文獻

Highwater, J. (1987) 'The primal mind: vision and reality in Indian America.' In *Creation Magazine 3*, 5. November–December.

May, R. (1976) *The Courage to Create*. New York: Bantam Books.

Merloo, J. (1968) *Creativity and Externalization*. New York: Humanities Press.

Todd, M.E. (1937) *The Thinking Body*. New York: Dance Horizons.

延伸閱讀

Assagioli, R. (1965) *Psychosynthesis*. California: Penguin Books.

Bottom, D. and Peat, D. (1987) *Science, Order and Creativity*. New York: Bantam Books.

Feinstein, D. and Kripners (1988) *Personal Mythology*. California: Tarcher/St. Martin's Press.

Feldendrais, M. (1985) *The Potent Self*. California: Harper and Row.

Halprin, D. (1989) *Coming Alive*. California: Tamalpa Institute.

Lowen, A. (1975) *Bioenergetics*. New York: Coward, McCann and Geognegan.

Perls, F. (1971) *Gestalt Therapy Verbatim*. New York: Bantam Books.

Pesso, A. (1969) *Movement in Psychotherapy*. New York: University Press.

Rogers, C. (1961) *On Becoming a Person*. New York: Houghton Mifflin.

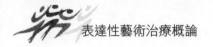

CHAPTER 8

一層覆蓋一層：
藝術工作室的治療經驗

安尼蒂・碧德拉第
（Annete Brederode）

簡介

　　從童年時期開始，我就已經愛上藝術（Fine Arts）。對我而言，就讀皇家學院（Royal Academy）主修藝術，是再自然也不過的選擇。在那裡，我發現了自己的興趣，及想要學習如何將對視覺藝術的知識應用在治療情境中。取得學位以後，我開始了專業醫師的生涯，並於精神病院擔任治療師。現在，我終於了解自己所知是多麼微小，尤其在藝術治療的領域。

　　與精神病患一起工作的經驗，使我了解表達與使用視覺呈現影像的方式十分重要，尤其要呈現那些可能無法看到，或是至今仍無法看到的事物。透過在醫院所得到的訓練和額外的課程，我學習到如何協助病患進行治療的過程，並進一步去發展這些過程。

　　我在各種不同的精神疾病和心理治療環境工作超過二十年，

同時，也開始建立自己的治療方式。在 1985 年，我開始獨立開業，並在阿姆斯特丹成立了表演與創作藝術治療中心。這個中心的存在是為了教育和訓練表達藝術治療師，對我而言，持續表達自我是一個不可或缺的因素，因為這個中心是我所有激發與動機的泉源。我也注意到，許多同事可能很少或根本沒有從事過表達的工作，甚至在未來也不可能從事，因此他們失去了很多可能在工作中獲得的喜悅。為了各種理由，他們已經與他們的媒介失去聯繫，並遠離了他們自己的藝術。對於表達藝術治療師而言，持續透過工作來表達自己，是非常重要的工作。一開始，我開發並運用藝術工作室來滿足許多對藝術治療師而言必要的需求。現在，我將藝術治療室提供給病患、學生與專業的治療師使用。

在此，我盡可能仔細描述藝術工作室的工作內容。接著，將描述我多年來所開發的特殊工作方式，直到現在，我仍然持續開發這個工作方式。我稱它為一個工作的範例，它真正吸引人的原因在於它的彈性。許多不同的變數都能夠被融入其中，例如工作的天數，對於不同部分投入的時間長短，並且能夠調整以符合參加者的目的。這裡所描述的內容是基於藝術工作室裡兩天的工作時間。

藝術工作室是結合了很多層次。為了要說明這些不同的層次，在各種步驟中，使用了多頭並進的方法。在每個步驟開始時，會詳細說明我需要說的話、操作的說明，以及正在進行的事。再來，就依照所發生的許多事件中，做出評論與決定。

表達的過程對藝術工作室而言非常重要。我在工作上採用以藝術為中心的方法，而表達藝術在工作室中扮演著治療媒介的角色。表達藝術就像一個治療的媒介，伴隨表演和型塑，使得藝術

和治療的過程得以顯現。透過發現、合作，與理解心理和生理痛楚的過程，藝術與治療方法逐漸連結。體驗的象徵和關係的保存形成表達藝術治療的基礎。創意表演與呈現方式需要各種材料與技術相互配合，引導出直接性的情緒。因此，意象本身如同想像的過程，都是非常重要的步驟。在此，意象指的是各種可被創造看見的形狀、顏色、線條和動作，而非單指「特定形狀的意象」。這些意象會自我修正，不只是在材質上，它們還會透過內在的方式展示自己，就如同心靈影像一樣。

我陪伴參與者在藝術工作室，用表達藝術治療達成下面目的：

- 解決未完成的狀況
- 支持改變
- 為創意與表達開發新的方法

運用藝術工作室於：

- 病患（想要尋求治療的人）
- 學生和專業治療師
- 對藝術及個人成長有興趣的人

開始

我所做所說的內容

想要有效地運用藝術工作室，需要從開始到結束都十分注意

工作的空間與材料。我們必須準備好工作的空間，並熟悉空間中的每個物質，就如同打掃清潔和將東西放置定位一般，這些都是學習過程中的一部分。我總是以簡短的介紹做開場白，解釋如何運作藝術工作室及其規則，也提供有關工作時間、休息時間和材料的使用方法等資訊。從一開始，我們的目的就是要創造一個安全的環境，在這個環境中，參與者能夠允許自己顯露脆弱和表達自己：治癒只有在神聖的環境中才能完成。

工作指示（時間為一小時）：

- 在房間裡走動，使用任何讓自己舒服的方式熟悉參與的夥伴。
- 現在選擇你將工作的地點，站在與身體齊高的桌前，或站在貼在牆上的紙張前，重點是使你可以在等同於身高的高度工作。給予自己足夠的空間活動，並且不要打攪到你周圍的人。
- 拉緊由強韌的紙所覆蓋而成的基座，將它的周圍都固定好，用兩層以上的紙覆蓋住，相同地，也把它們固定好。
- 將報紙張開，攤在地板上，用來接住工作時飛濺出來的污水。
- 在工作場所中準備下列器材：炭筆、蠟筆、粉彩、墨水、油漆、指印顏料、刷子、黏土、抹布、一個裝滿水的水桶、松節油、海綿、膠水、膠帶、繩子和色紙。
- 拿出一本日記和一枝筆。
- 穿著舊的、比較寬鬆的衣服。你一定會弄髒衣服。
- 開始使用你的雙手，用炭筆將整個紙張塗滿。

- 不只移動你的雙手，你還要確實地移動手臂、肩膀、頸子和頭、全部軀體、臀部、小腿和腳踝，搖擺你的身軀，讓肌肉盡可能放鬆。

- 盡可能在紙上畫出不同類型的線條：硬的、軟的、慢的、快的、圓的、直角、長的、短的等等。

- 當所有的炭筆都被用完後，拿起蠟筆繼續移動，大力地將筆頭往紙張上壓，盡可能醜化畫作，愈醜愈好。使用難看的顏色，畫出難看的形狀與線條。

- 仔細觀察你的呼吸，並在吐氣時發出聲響。讓你的聲音被聽到，並讓你發出的聲音與紙上的線條一起躍動。

- 努力地塗抹紙張，不要停下手臂，也不要給自己時間思考。

- 盡量誇張你的動作，大膽在紙張表面上用蠟筆表演，並舞動你的雙手。

- 不要思考你在做什麼，不要試圖成為一個創意家。

- 持續動作，並找到一個能夠讓自己感到舒服的韻律。閉上雙眼，放鬆頸部，讓下巴在你的胸前休息。深深呼吸，並讓你的手在紙張表面上到處穿梭。

在上面的工作中，我們已經建立了一層覆蓋一層（layer-upon-layer）工作的基礎。這個藝術工作室已經啟動。

發生了什麼？我需要說什麼？

在我的經驗中，每個在藝術工作室的參與者都會架構自己的故事。我並不想影響個人故事的獨立性與必要性，然而，我想創造一個能夠發展各種故事的環境，讓參與者藉由舞動自己的身軀

來創造故事。在動作中，他們會意識到自己的身體，並能夠建立與地點的連結，在那裡，我們可以由他們的呼吸與各種情緒，感受到他們所承受的壓力。讓參與者在沒有指導者的狀況下，進行肢體動作，這是為了讓他們能達到身心的放鬆。必須強調的是，在這裡所做的並不是要他們創作繪畫，或是表達什麼特殊的事情。幾乎每個人都對這個過程感到焦慮，在這個過程或是過程的最後，都期待能夠出現什麼具體的事物或功效。事實上，讓參與者做動作，就是要讓他們忘記思考最終作品的必要性，以及這些作品必須有意義。

我教導參與者把他們的手弄髒，改變他們的作品，並要求他們繼續將這個作品弄得更亂。賦予他們的任務通常被認為是種「准許」，准許去弄亂和創造某種醜陋的事物，這帶著某種解放的效果，且通常會觸發參與者內心的過去經驗，因為在過去，這些都是不被允許的動作。再者，創造某些醜陋的事物通常會喚醒憤怒的感覺，因為這些都能夠直接（透過聲音和在紙張上狂亂地塗鴉）表達出來。成員們自發地進行這個任務，並將成員們帶向一種充滿興奮和傻笑的氣氛。我的目的在於使參與者不再企圖畫出某些問題、某個主題，或是某個特殊的題目。我專注他們畫作過程的動作，透過這種方式，創意與表達的能力能夠被激勵與開發出來。我發現以這種方式為開端，將帶給參與者驚喜、簡單與新奇。對大部分的參與者而言，幾乎不需要特殊的提示就可激發出表達的過程。

我們現在做的事情，都是為了下一階段（層）做準備，在這個熱身的階段中，參與者進入創作的混淆狀態，這是要讓他們看到與聽到他們平常看不到與聽不到的事物。

▪ 一層覆蓋一層

我所做所說的內容

「熱身」就是在先前的階段必須先打好基礎，然後再一層一層地突破。在藝術工作室中，我們將大部分時間花在此一階段。

工作指示（時間為五小時）：

- 採用指印顏料，感受它在你手指上的質地，將你的雙手在先前所製做的基座上移動。塗上一層一層的塗料，並讓你的身體隨著手一起舞動，深深地吸一口氣，閉上眼睛。
- 在這個階段，你可以多使用幾張紙，並將不同的材質混合起來：蠟筆蓋過粉彩、墨水蓋過炭筆、黏土蓋過油墨，以及一層層彩色紙。
- 當使用黏土的時候，想著如何捏柔、推、拿、混亂、弄濕和上色。
- 同時，心中也想著要如何將其分成一堆一堆、滾動、連結、黏在一起、對折、洗刷、撕扯，和補修材料。
- 當你感到疲累，請繼續下去，即使你必須坐著或是躺在地上。
- 在整個活動中，並沒有全體一起休息的時間，但你能夠選擇休息一兩次。

在這個階段結束前的半小時，會宣布還剩下多少時間，並且

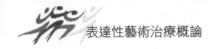

給予下面的指示：

- 挪出一點空間，在作品周遭走動。
- 然後，花點時間來結束你的作品，並考慮你想要去改變、增加或移除的部分。
- 想想你的作品是否還需要什麼，也許是一個外框，或是一些特別的筆畫。
- 結束時，整理乾淨你的工作空間，並將你不需要的東西或是阻擋的東西移除。

發生了什麼？我需要說什麼？

身體的動作、表達性的演出，和直接與材料的接觸，都刺激參與者的器官與感受：他們透過手指感受到油墨，感受到黏土在他們手裡的重量，他們聞到松節油，他們看到色彩，他們聽到紙張的撕扯聲，在這之中他們逐漸滿足，並接受這種工作型態。在這裡有一種特殊的渴望，就是他們渴望能得到更多。

所有的記憶都可以透過感官喚起，即使最容易忘記的記憶和已經被生活一層一層覆蓋的過去，現在卻清晰可見、容易取得。使用一層一層的材料容易令人激動與焦慮，並具有風險。想要革除和抹去一些已經創造出來的事件和記憶，需要極大的勇氣。但這卻是必須的，因為我們必須透過特殊的覆蓋動作、啟動發現和曝露的過程。每一層的體驗都變得有形、清晰可見，並顯現出它們意義中的秘密。

本工作的意義在於讓一個人在不被打擾的環境下，持續工作很長一段時間，使表達和藝術的過程能夠揭開這個人的過去。一

個意象接著一個意象，一個呼喚著另一個，使得揭露的結果可以匯聚成一條河流，河流的水是由一個存在於內心裡的儲水器蒸發、匯聚而成。這個源流已經被挖掘，而它蘊藏豐富的回憶清晰可見，並容易取得。這個影像是具象的，透過形狀的幫助，它們似乎會選擇自己的型態，就像它們吸引我們的注意力一樣迅速。由這裡所釋放的情感非常多采多姿，他們能夠修改自己，當他們對恥辱感到憤怒、憂傷，同時他們也是高興、喜悅，或者是興奮的。

這些意象帶著記憶，它們傳輸著經驗，由過去到這裡、到現在。衝突也變得無所遁逃，並轉變為治療的過程。想像的過程成為治療的過程：藝術就是治療。

花費時間在一層覆蓋一層的工作上，改變的過程也隨之出現，這是一個循環，有著明確的開始階段、中間階段和結束階段。開始階段的特徵是與材料一起，在一種生理的型態下運作，沒有任何想法，也沒有具體的目標。就好比在黑暗中笨拙地摸索著，尋找一切未知的狀況。中間階段包含一個穿越和深入的動作，持續下降，並垂直開挖，穿越各種不同的層次。大部分的時間裡，參與者都沒有休息，持續工作著，但他們也會休息一下子，並等待看看接下來會發生什麼。結束階段的意義在於重現，從一個長遠的旅程中返回，並開始完成表達的工作。在這個最後的階段，我們有充足的時間去安排工作，並找到正確的排列方式。這通常需要一個特殊的整合過程，去整合先前埋藏在心中一直沒有連結的事件與情緒。這時，有著極微小、鬆散的拼圖會逐漸浮出，並出現在適當的位置。結果就有如仔細安排的過程，一種解放的感覺湧出：「對，這是好的！」

如果這種解放的感覺沒有或尚未產生，這表示治癒過程是不

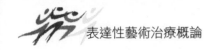

完整的。我們必須在其他時間裡，投入額外的注意力和工作。只要有這種狀況，我會與參與者額外約時間進行治療。

在參與者工作的整個過程中，我陪伴著他們、幫助他們持續進行整個治療。我會根據他們使用的材料、技術、工作方法與內容，給予他們方向。亦提出問題、給予工作建議，比如：「這個圖畫需要什麼？是否少了什麼顏色？你的手想做什麼？將它變小或是變大？」等等。

在這個方法中，表達性的工作是一種延伸、並回到內心探索的活動。這個群體決定了工作空間的氣氛和事件。在那裡，幾乎很難聽到任何人在說話，但是仍然可以察覺到別人的存在，亦是一種刺激和激勵的效果。

■ 與意象對話

我所做所說的內容

在一層覆蓋著一層密集的工作期間，有一個與意象對話的過渡時期。這個對話由寂靜中開始，漸漸地轉化為文字和口語的對話和句子。

工作指示（時間為三十分鐘）：

- 花一些時間在房間內走動。
- 拿出你的日記和筆，在你的作品旁坐下來。
- 看著你的作品，吸一口氣。
- 允許文字由你的腦中跳出，為你的作品找一個標題，或多

個標題，將它們寫下來。

- 花一些時間，與你的意象對話：「你有什麼話想對它們說？」或是「你想要知道些什麼有關它們的事情？」

- 聆聽它們的回答，讓意象自己說話。

- 持續這個對話，將它們寫下。

- 創造不連貫的句子，不要試圖解釋它們；你不需要了解你所說的或是你所寫的；不要思索推敲，也沒有任何心理的因素。

- 寫下一段關於這個意象的簡短文字、一封信、一首詩，或是任何你所選擇的形式。

- 盡可能感受事物，並想像這枝筆將帶領著你在紙上穿梭。

- 花一些時間完成你的文章。

- 現在從團體中選擇其他兩個人，形成一個小團體，帶領這兩個人進入你的表達作品。

- 將你所寫的東西大聲唸出來，且不要做任何解釋。

- 其他人將聆聽，也不說／問任何問題。

- 重複這個程序，直到每個人都輪過一次。

- 你不需要對你夥伴的作品做任何評論，除非你事先得到允許。

- 如果你想知道某些事情，或說某些事情，問問你是否能將這幅畫借來一陣子，然後與圖畫進行直接的對話，你會發覺圖畫也對你做著同樣的事。不要說任何由你腦袋所發出的話語，或是分析，或是解釋。

- 分享你的文章後，花一些時間與相同小團體中的人交換有關這個階段的經驗。

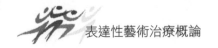

發生了什麼？我需要說什麼？

透過有意識地保持生理上的距離，參與者得到一個初步的觀感。它變成一種從各種面向恢復人與人信任與交往熟悉度的過程。令人感到弔詭的是，在整個表達工作之後，參加者不但不能也不想馬上說話。他們尚未找到適當的語言或言詞來描述這個作品與他們感受到的體驗，就像是說出的語言已經被很多不同層次的感受所包圍。剛產生的意象也有同樣的狀況，它們難以立即用語言來表達，這些意象需要時間熟悉外在世界，習慣在寂靜中被揭露的自己。因此，透過緩慢小心地與意象對話，新的連結將可出現，並激勵剛產生的意象。我們的想法是讓意象為自己發聲，而不是急著了解到底發生了什麼事情。這使得持續地與意象的對話，或是透過意象說話成為可能，而非急著討論意象是什麼。透過這種方式，當下的情緒會有完全顯現自己的機會。

下一步是要轉化為文字語言。一開始，我們尋找第一個使用的文字，幸運的是，這個文字通常無法進行連結也無法被理解。畢竟，這種寫作的重點並不是要符合各種語言學的規則，而是能夠以另外一種藝術型態持續這個過程，這使得我們可以透過各種不同的方法來溝通。透過寫作，我們可以毫不費力地將意象轉換成另外一種表達方式。這種轉換的價值是透過即時而無約束的寫作，寫出仍然屬於意象真實本質的內容。意象，透過表達的語言和寫作的語言，融和並形成一個整體。它們都是相同藝術性過程中的一部分。

藉由在小團體中分享各種不同的內容，參與者從私人的內在世界踏出步伐，進入外在世界，在那裡，他們遇見了其他的成員。

踏出第一步的時候，他們內心非常容易受到傷害，當他們大聲唸出他們所寫的文章時，便成為一個重要的經驗。張力在此時不斷升高，因為他們不被允許去解釋任何事、詢問任何問題，或是發出任何建議與評論，即使是基於善意。這個目的是為了要維持作品的活力，不讓它給說死了。

個人工作

我所做所說的內容

　　個人工作給予參與者去發現或是運作某些問題的機會，這個過程是由身為治療者的我陪同進行，團體也扮演見證者的角色。參與者能夠指出他們想要做這件事，和是否他們真的準備好做這件事，或是他們的需要。我邀請參與者將其表達作品置於團體中央，或者他可以將我和其他成員帶到他的作品旁。在這裡，我們無法用一般的詞語解釋這個人的作品，因為個人治療過程有著顯著的不同。然而，在我開始前，我想要說明與解釋有著明確差異的特點與可能性。這個治療過程所花的時間因人而異。這段過程的時間為兩小時。

　　通常在開始的時候，我會與參與者一起看著他的作品，以決定他想要做什麼或是他的需要。我陪伴其中一位，與他的作品和內在意象進行對話，或透過與作品的交流，使得參與者能將更多的注意力投注在整個身體上，並且能夠使用整個工作空間。這是可能的，舉例來說，改變黏土的造形、移動它、使用一部分，或是邀請其他成員參與角色扮演。使參與者、表達作品和治療師能

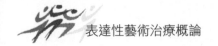

夠持續和主動地決定它的形式。

當我需要與個別參與者互動時，我給予團體成員以下的指示：

- 拿出一個適當的材料，例如一塊黏土，或是某個可以寫作的東西，或是可以繪畫或塗抹的材料，並將自己置於一個能夠有效跟隨此個人過程的位置上。同時，確保在團體中間工作的人不會受到你的活動干擾。
- 你現在的角色是要提供支援，並見證整個過程；你不是只有坐在這裡和觀察。
- 讓你的手與這個材料一起動作，沒有任何預設前提，或有意識地做出某種東西，這個東西能夠在完成後提供給在中間工作的人。

發生了什麼？我需要說什麼？

個人工作是為了要更進一步加強凝視和沉思，並探究更深層處於情緒特徵內在的意象和整體過程。我透過主動和持續地保持這個想像的過程，來進行此段工作。我不斷在從材料中顯現的意象和所謂的內在心理意象中遊走。我企圖在過去和現在的日子裡、這裡和現在的體驗間製造連結。早期經驗可從近期的經驗中浮現，包括了孩童時期的經驗。在此更重要的是，要解放過去的經驗：首先，它們似乎真的，或是可能已經發生；然後，是想要了解事件在過去該如何發展的渴望。

用這種方式可使舊的傷口得到療癒。在轉換的過程中，意象是無法避免的。

一開始的時候，參與者可能拒絕這種想像的工作：意象和原

有的意圖看來完全不同，它們無法被理解、無法被認知，或不能被遺漏。奇特的是，這個內在意象和紙上、黏土上的意象，通常都是如此原始且快速，它們總是走在意義之前。這些意象總是值得信賴，通常需要花一些時間去了解和接受它們。

　　為了探索這些影像，我協助參與者去揭開那些導致衝突或是問題的情境。在這個部分必須覺察這些衝突如何運作，並表達被激發出的情緒。我通常使用下列的介入句進行這個探索：「你有什麼感受？」「你需要什麼？」「你懷念什麼？」「你在等待什麼？」「什麼可以幫助你？」等等。同樣地，我們也可以透過感官去理解這些情緒，因為它永遠與某件事「如何」發生，和它感受起來「如何」有關。

　　以下是我參與個人工作的一些例子。

　　其中一名參與者（P）一層一層地畫著，最後的結果是使用深色的染料繪圖，大部分都是黑色與棕色。紙張幾乎已經被染料所塗滿，並沾滿厚厚的顏料。

　　她想與我（A）一起去探索這個意象，並找出它可能的意義。我們坐在一起，看著這幅圖畫。

A： 當你看到你的圖畫，你體驗到什麼？

P： 我感到痛苦，我想那應該與我的母親有關……

A： 你在哪裡感到痛苦呢？

P： 這裡，這裡面（將她的手放在胸前）……

A： 這裡面看起來像什麼呢？

P： 它是黑暗的……

A： 你能夠看到一個形狀嗎？

P： 是的，它是一個硬硬的、黑色的形狀，看起來很像是一個石頭……

A： 你可以描述這個石頭嗎？

P： 讓我看看……這個石頭是凹陷的，就像一個洞穴一般……

A： 持續看著……

P： 這看起來像是一個空洞的牙齒……上面的部分塞滿了我的胸膛，而根部卻往下走，幾乎達到我膝蓋附近。

A： 這個牙齒在你內心有何感受？

P： 非常硬，就像一個岩石一般，非常令人痛苦……我想把它拔除……

A： 你要怎麼做呢？

P： 或許我能夠使用一個牽引機將它抬起來……喔！不……這或許不是一個好的想法，因為這樣的話，我的內心可能就什麼都不剩了……就像一個大洞一般……不、不好吧……也許我可以讓根部存在於我的內心，我需要有著一個根……

A： 你現在想要將上面的部分抬起來嗎？

P： 是的，不，我對整件事情感到十分反感，也感到非常疲倦。我想要除去這個痛楚……

A： 你能想像你將整個牙齒舉起來，並且抬出去？

P： 是的，我願意去嘗試……等等，我現在正在用那個牽引機將它舉起……好痛……喔！……等等……它出來了……哇！……它真是大啊！……

A： 當它被舉起的時候，看看你的內在。

P： 是的，我看到一個大洞，像是一個巨大空無的地方……

牆面由肌肉和鮮血組成……

A： 真的很痛嗎？

P： 是的，但不是非常非常痛……在我胸膛有一個傷口，而我需要去將它關起來，它需要治療……我很疲憊……這真是辛苦啊……這怎麼可能？我感到非常疲憊，我想要休息一下了。

A： 你要把牙齒放在哪裡？

P： 它在地板上，在我前面。

A： 那你打算怎麼處理它？

P： 好吧！我想……我不能把它放在這裡……那個牙齒，我想埋葬它……

A： 埋在哪兒呢？

P： 對了，在我祖母花園的樹旁……（P開始哭泣）。是的，就是那個地方……我現在就在花園裡，我開始挖土……挖的已經夠深了……我將牙齒丟到洞裡……並且將墓穴掩蓋起來……我就坐在它的旁邊，在一個小小的長椅上……我看著我祖母的房子……這時候我感到非常平靜……太陽正在我的頭頂。哇！這真是一個辛苦的工作……我好累啊，但這確實是我所需要的……只需要去排除我心中的硬石……我總是一直感覺到它的存在，從我小時候就有了……它與我的母親有關，那個內在的硬，她也有著一個硬石。但是現在我成功地拔掉了它……我感到非常輕鬆，也感到滿足。我本來想，我大概一生都不可能將它拿掉，因為拿掉了，我就會變得太空虛……但是現在，我感到在我體內有一個很大的空間存在……我有

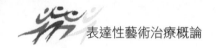

著非常特殊的感覺。

A： 你現在是否需要其他的東西呢？

P： 不需要，謝謝。

A： 現在，花幾分鐘仔細看著你的畫作。

P： 是的，那些層次和黑暗，那就是我心中的牙齒。

　　我並不分析這些意象，也避免去解釋或做任何價值觀的判斷。意象也不想被解釋，但它們確實需要被看到、被尊重。從我自己私人的經驗來說，當某個人覺得他應該為我的意象提出合理的解釋時，我從來沒有因此學習到或感受到任何實質性的回饋。這些都是由外在所發出的訊息，不是發自我內心的感受。這些重要且特殊的意象，對我而言，變得失落。

　　每個意象都非常精確地成為它應該成為的樣子，除非它應該成為其他的東西。這裡，我們可以再次確認，對創造它們的人和治療師而言都是一樣的。我試圖忠實地表達這些意象，不做任何比較，因為如果比較了，它們就會失去價值：一個意象不能被具體化。當意象被具體化時，它會被釘死，生命力也會被剝奪。意象屬於我們生命中活生生的一部分，個人意象並沒有任何預設的意義。感謝天，沒有任何事情比在每個當下再次發現特殊意象帶給我們的訊息，更令人感到興奮。意象的價值和意義能透過對話與互動而呈現。在對話中，只能夠使用語言，而在互動中，我們整個軀體都必須融入，這兩種取向都使個人意象具有動力。這個動力給予意象足夠的空間去呼吸與動作，並且也給予它們治療效果所需的熱情與激勵。

　　在這個與我一起進行的個人治療中，其他參與者仍然進行著

他們的表達工作。他們的意象反映出一種過程中的互動，這個過程是呈現在團體中央。情緒的融入是由一個人去感染另一個人，並在群體中最後成為一個獨特的形式與內容。當作品完成的時候，這些產品是真實與象徵性的，它們能給予，或是用來支持這整個過程中在團體中央的這位成員。由這個方式所發出的團體支持，創造了一個喜悅和安全的感覺。過程中，沒有人被仔細地觀察，每個人都能追隨正在發生的步調。

呈現

我所做所說的內容

每個參與者都有相同的時間去呈現他的表達作品。每個人選擇，並決定他或她的展示方式。我對於程序與規則給予簡短的說明。

工作指示（每個參與者有五分鐘呈現的時間，並有一分鐘的回饋時間）：

- 你沒有任何準備的時間。這個作品已經完成和設立。這個呈現是你非常直接和即興地回應你自己的作品。
- 你可以選擇任何與你的作品互動的方式：與意象的對話、大聲地唸出文本，或是包含其他形式的表達方式，例如使用你的身軀與你的聲音。
- 你們其中一個人將拿到一個西藏的銅鐘，在開始的時候，我們會敲鐘，並且也在結束的時候敲鐘。在每個演出的結

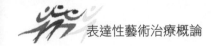
尾，均會換一個人來敲鐘。

- 即將要呈現的人先在團體中選擇其他兩個人。被選擇的你被邀請在一分鐘內回應這個呈現。同樣地，鐘聲也提醒大家何時開始，何時結束。

- 你可以任意選擇各種回應的型態，請自由地即興創作。不要預想要說什麼或做什麼，只要等著看會發生什麼。給自己一個驚喜！

- 整個過程中，也許不會有任何人發問，但絕對禁止解釋演出的內容。

- 回應之後，由呈現的人來選擇下一個人進行演出，直到每個人都輪過一次。

- 之後，你將有十五分鐘與團體對話的時間。

　　以下是由其中一位參與者所做的呈現範例，她的畫作雕出了一個她自己的影像，和她過逝的親人。

　　她解釋著：「這個畫作與我生活的毀壞有關，尤其是那些已經去世、卻仍然存活在我的毀壞生活的人有關。我的兒子、我的姊妹，和其他所有親人。當我繪畫時，我可以清晰感受到這個影像，我所有『毀壞的家人』就像一個站在遠方的愛的合唱團一樣，我的兒子總是企圖要接近我，就像一個哥哥。我寫了一個有關這幅畫的詩。」

看不到的

某些日子，當我聽到他們歌唱

我家庭的合唱團

安靜的，柔軟的

沒有合音

但卻是開懷又快樂的音樂

某些日子，當他們其中一位說了

長篇大論

批判，要求

這個聲音就像水流，穿過我的身軀

有時候，我會回答他們

就像蜜蜂一樣輕聲細語

就像一個呆板的木碗

所有我做的

我持續聆聽，每一個走過我身邊的呼吸

我所做所說的內容

透過觀察和接觸每個人的作品，透過允許其他人目睹一個強烈過程的最終產物，每個人和他所創造出來的表達作品都被賦予尊重。團體的支持和接納個人以這種方式呈現，使得整個團體就像一個在過程中參與的整體。一個團體的儀式猶如一種舞蹈，伴隨著獨特的韻律從成功的呈現設計中出現。參與者急著快速表達他們自己，自發的、直覺的，也與他人互動。這個型態是緊密的，具有高度的紀律。我們使用西藏鐘去確保活動時間能夠順利地進行，而每個人都可能被選中而且必須回應，這是為了確保每個人

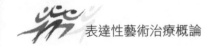

都會主動參與整個過程，而他們也都對這個過程有所貢獻。呈現是令人興奮、密集、戲劇、有趣、簡單、溫暖人心，以及令人感動的。嚴格的時間架構使這個階段一開始看起來像是要限制他們的呈現，然而，就是因為這個限制才能夠帶來興奮與驚喜的時光。

在這個方法下，我們在藝術工作室中的工作都完成了。

清理並且互道再見

我所做所說的內容

在每個人呈現的時候，閉幕就已經悄悄到來。現在，我們仍有一些時間可以讓參與者反應。使用下面的問題、建議和刺激使參與者有所反應。

工作指示（時間為十分鐘）：

- 想想你如何體驗你在藝術工作室裡所做的工作，想想你如何在未來的日子裡，靠你自己繼續這個旅程。你是否需要什麼人或是什麼東西以協助這個過程？
- 和你自己訂下一個約定，將它視為一個承諾，這是你對自己所做的承諾。這個承諾並不是一種義務，這是你給予自己的一個禮物。
- 在你家中找一個地點擺放你的作品，給它加上畫框，並持續這個過程。

然後，是清理並說再見的時候了。

工作指示（時間為三十分鐘）：

- 將你的作品打包好，如此你才能將它帶回家。
- 清潔你的工作區域，並確定當你離開的時候，工作區域是整潔的。
- 用你的方式向其他的參與者互道再見。
- 對藝術工作室說再見。

我所做所說的內容

反思促使了參與者把在藝術工作室中的思想轉換至他自己的環境。現在正是面對離去的現實和返家的時候。過程被打斷了，但它能夠在其他地方再繼續。這個轉換透過實際的清理、整頓和互道再見而有了型態。

結論

在整個過程中，我扮演著視覺藝術治療者的角色，在各種心理場景中，我很快理解與選擇單一治療媒介有關的限制。我開始覺得，需要開放自己去接受其他型態的藝術和表達方式，如此才能擴展自己的選擇。然而，這似乎是一個不被允許進入的國界，尤其在多重紀律的工作場景中。

每一個訓練（視覺藝術治療、音樂治療、戲劇治療等等）都必須創造各自的貢獻。團體領導者通常由心理學家或心理治療師來擔任，為了治療的最大利益，有責任整合、協調各領域的優勢。確實，在過去的經驗並沒有提出整合的方法，但這是我想達到的

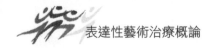

結果。

在治療過程中僅使用一種藝術表達方式，通常是不夠的，這就像只有一幅畫，在表達藝術治療中是不夠的。畢竟，創造一個意象，然後限制一個人在這個意象中（無論使用何種媒介）代表了停滯，而變動在治療中是一個非常重要的元素。

在藝術工作室中的表達工作成功地創作和形成各種意象，這一連串的意象使得表達過程出現。藉由幾乎是自然形成的其他表達形式，這個藝術的、表達的過程變得密集且豐富。隨著畫作而來的是黏土型塑，接著是動作、聲音、故事，或是某種其他型態的詩歌。所有這些步驟湊在一起，會成為一種創作的過程：一個藝術、美學和治療的過程。至少在藝術工作室中，這個意象是整個過程的中心。

就個人而言，我不相信必須對於各種媒介擁有相同程度的專精，才可與這些藝術表達型態工作。但是，基於我對於視覺藝術的喜好，我在治療過程中整合其他媒介。事實上，不這麼做是非常困難的。畢竟，在沒有動作的狀況下不可能進行繪畫；在沒有使用文字與聲音的狀況下不可能與意象對話；在沒有語言的狀態下也不可能從事寫作。聲音、語言、動作、音樂和意象：它們都是必要的，而它們也使整個藝術過程變得完整。

這些年來，表達性工作的效果已經得到證實，透過藝術工作室所得到的體驗也持續對參與者產生影響。參與藝術工作室的次數本身不是目的，它是一個開始，並使表達的過程成為個人日常生活的一部分。病人和治療師一樣在回到家後持續增加他們的表達過程，這就是參與藝術工作室的成果。

對我而言，描述藝術工作室已經成為一種寫作和重新寫作的

過程，一層覆蓋一層。我試圖發展一樣的自然感受，並達成猶如使用表達藝術的語言同樣熟悉的感覺。最終，我使用文字就猶如魔法一般，喚醒了一個意象：一個藝術工作室的意象。我希望這個意象能夠成為讀者本身表達工作的起始點。

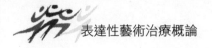

CHAPTER 9

音樂的母性：
以表達與接納方式
發揮音樂的母性功能

瑪格麗塔・汪嘉
（Margareta Wärja）

音樂，你是時間的皇后
帶領我進入永恆　　　　　　～馬歌・福斯～

如果沒有身體上的接觸，人類嬰兒就會死亡。為了生存、成長和發展，我們需要親密的接觸，感受其他人所給予的溫暖。有很多種方法能夠使我們感受到正在發生的接觸：關懷、敏感、溫暖、感官、性感、刺激、疼痛、寒冷等等。不管是哪種接觸，都會在我們的身體上留下印記。母親大概是第一個接觸撫摸孩子的重要他人。頭一個身體的經驗來自子宮，再來是照顧小嬰兒，以及年幼孩童的時光。母親與孩子身體的相互關係，對於孩童日後的發展是最為重要的關鍵。

　　七、八年來，我一直對適當母親角色的存在或缺席對兒童發展的影響感到十分好奇。我定義「母性功能」（mothering）這個

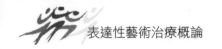

概念，除了包含親生母親對孩子的照顧，也包括對孩子提供類似母親角色功能與照顧的其他重要角色。我們由母親對我們的照顧方式，學習到如何去照顧別人；此外，不管這個角色是好是壞，母親更成為我們心中對女性角色的樣板。對女兒而言，母親成為一個身分認同的目標；但對兒子而言，面對母親的經驗，將影響到他與所有其他女性關係的發展。這麼多年來，我遇到了很多人，包括治療實務和教學工作中，這些人都有著缺乏母親照顧的痛苦。在過程中，我目睹了表達藝術治療如何為他們開啟了治癒的大門。

我將自己視為一個以音樂為中心的表達藝術治療師。我特殊的競爭力，存在音樂與聲音創作的領域。在這個章節中，我們將專注在介紹音樂的能力，去支持、塑形、架構起存在內心裡的經驗，那些能夠被稱為母親的特質。我使用「音樂的母性」這個名詞，希望能夠去強調音樂所帶來獨特的「母性」特質。在文本中有兩個主要的領域互相交疊：專注於早期母親與孩子互動的發展理論和心理動力學理論，以及表達藝術治療和音樂治療的理論和實踐，這也是建構我工作的基礎原則。我企圖將這些領域融合在一起，同時也呈現來自個案的作品。

創造音樂空間

> 每個當下或瞬間都是創作的時刻。想要接觸這個瞬間，感受那個瞬間，就要進入存在的核心，同時了解存在本身的訊號。（Woodman 1982, pp.111-112）

本章節將呈現兩個有效的音樂治療方式。一是透過表達的途

徑，以樂器與聲音來表達情感，並探索存在的關係。另外一個是透過接納的途徑：以預先錄音或是即興創作的音樂，去激發存在聆聽者心中的意象，這個意象已經透過很多種方式與各種情緒相互結合。

表達性音樂治療

表達性的音樂治療透過玩樂器和人類的聲音來表達自己、給予形狀，以形成有意識與無意識的材料。這是一個主動又能夠以很多不同方式來實踐的方法。舉例來說，一個人可以唱一首歌，或演奏一段對個人而言具有紀念意義的歌曲，此外還可以演奏一段清晰的音樂節奏，譬如藍調、迴旋曲，或許，這個人也可以只是開始演奏。

一個專注、直接的表達方式就是透過音樂心理戲劇（Moreno 1980），在這裡，我們使用樂器或聲音「成為」一個重要他人，從夢中或日常生活事件中即興創作一個角色。舉例而言，表達當天與同事之間的尷尬處境；扮演另一個人或內在角色以認同和人際學習。這時，一個極端化的關係就能夠趨向緩和，並產生同理作用。這種方式給了我們一個重演和釋放重要事件的機會，這就像從一個不同的、新的面向去了解事件動態的發展。

另外一種方式，則是要創作音樂，也就是自在地即興創作，稱之為「自發的音樂創作」。音樂成為一種有意識的聲音意象或無意識的過程。實際的說法，自發的音樂創作包含了使用音樂、韻律、肢體，或是各種不同工具。在這個過程中，我們不需要依照制式的點子，也不須如參加競賽般專注，就僅是開始表演，並用音樂創造一段對話。當音樂誕生和成形之後，就開始賦予自己

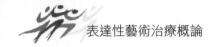

內心狀態某種形式。

　　這裡所發生的就是治療旅程的一個部分，它需要被陳述、成形和聆聽。自發的音樂可能聽起來十分混亂，然而這些就是當事人所處的當下。當治療師在一旁支持當事人進行音樂創作時，他們也可能深受音樂的感動。舉例來說，起勁的敲擊、清楚和諧的節奏，或帶入一個完全不同的音樂元素，就像一個新的中心思想、主題或關鍵；這些都能夠在既有的情況下，提供當事人一個新的思考面向。

　　有時候，個體的體驗是混亂和恐懼，想要阻止音樂中所產生情感的洪流。當此人慢慢放下戒心，接受這個過程，信賴音樂和治療師，對音樂開放的時候，他就已經踏出了治療的第一步。這時，音樂的特性將會改變，聲音將由人的心靈深處升起。這聲音稱之為「真實的音樂」（Wärja 1994），這就是被感動的體驗。能夠感動個人內心深處的音樂，就是對「真實自我」的表達，當溫尼可（Winnicott 1971）使用這個重要名詞時，他指的正是存在於每個人心中的內在與獨特。

　　表達性音樂治療的過程可透過下列方式陳述：

　　瑪莉雅是一個四十歲的女性，正接受憂鬱治療，在會談中她分享了這個夢：

　　　　我夢到我是一棵樹，立在一個荒蕪的地方。在風中遨遊的小鳥們不斷戲弄和嘲笑我，牠們說：「真笨，竟然一直站在這裡。無法像我們一樣可以自由自在地飛翔。」

　　我建議瑪莉雅拿起某個樂器，用樂器代表樹，開始與它對話。她選了一個木製響板和低音鼓。她演奏的聲音死氣沉沉，且十分空洞。當周圍被響板所發出枯燥和空洞的聲音所籠罩，一個由低音鼓所發出堅強和堅實的敲擊聲顯得清晰入耳。這使我想起了心臟的搏動。低音鼓音的堅實與紮實，令我感到震驚；這顯現了瑪莉雅所壓抑的力量。再來，她組成了「鳥嘲笑的韻律」，在剎那間發出一個劇烈和吱吱叫門鈴的即興創作，聽起來就像正在責罵和挪揄她的音樂。

　　我們將這個音樂錄起來，反覆在不同的階段中播放，討論它。瑪莉雅開始去聆聽存在她音樂裡靈魂的呼喊。這在瑪莉雅的腦中形成了新的意象，透過繪畫與 3D 立體藝術的塑型呈現在大家面前。我們以一起演奏和製造各種不同的聲音、探索各種不同意象的方式持續創作音樂。慢慢地，瑪莉雅逐漸理解夢中出現的樹與鳥，是她內在相抗衡的一部分。這麼長的時間以來，她一直將這隻鳥視為她工作的夥伴和她的母親，這夥伴持續抱怨她不夠努力，她的母親也從來沒滿意瑪莉雅的生活方式。她發現自己已經內化了這些聲音，並允許它們持續困擾著她。這使她心中隨時保持著受害者的角色，阻止她對自己的生活負責。經過持續的治療，瑪莉雅逐漸能夠接受，並且開始運用自己的力量，也就是「愚笨的樹」所顯現出來的力量。

接納性音樂治療

　　「接納性音樂治療」是一個描述聆聽音樂過程的名詞，不管是聽錄音帶或是聆聽現場表演，這個方法允許音樂所帶來情感、激動、記憶等各種相關的感覺。接納性音樂治療有著各種不同的

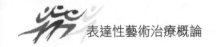

型態、功能和目的，例如，聆聽一首在個人內心代表著深層意義的歌曲或演奏曲；或是，在治療團體中，一位成員在音樂的伴奏下說出內心的故事，同時讓其他成員一起聆聽。另外一種方式是引導幻遊的體驗，在這裡，音樂帶來一個場景、結構和背景，讓當事人進行內心的旅程。更簡單的方式，就是允許音樂帶來某種沒有預設的體驗。治療師簡單引導當事人，也許會呈現一個關注點（就像一個夢境，或是一個記憶），然後帶入一小段的音樂（三到五分鐘），這段音樂會帶給當事人對意象經驗的支持、指引和架構。

引導意象與音樂（The Bonny Method of Guided Imagery and Music, GIM）（Bonny 1978 a and b）是與表達藝術治療法相關的方法，這個方法以預先錄製的古典音樂激發意象。身為這個方法的實務工作者，我已經發現，引導意象與音樂和表達藝術治療有著相同的哲學，它們都將美學的領域視為一種療癒。意象，即作夢、白日夢、藝術創作，是人類的一種本能；改變與轉化總是伴隨著直接經驗一起產生。這兩種方法都專注在工作的過程，並將意象視為一種其來有自的現象。以下將針對引導意象與音樂和表達藝術治療做簡單探討。

音樂和想像的構成

表達性與接納性音樂治療法都在處理意象的問題。當我們聆聽音樂或創作音樂時，我們就參與想像的過程。音樂激發意象。自有人類開始，意象就被用來作為療癒的方法。好幾個世紀以來，想像力就已經廣泛地被巫師和藥師等人使用。意象在我們的生命中創造出波浪。我們夜晚的夢境、幻想和白日夢中都充滿意象。

我們在意象中思考。「想像是激發和使用感官的思考過程：視覺、聽覺、嗅覺、味覺，以及對動作、姿勢和觸摸的感覺。」（Achterberg 1985, p.3）

　　意象總是承載著情感（Stewart 1987）。在音樂的效果下，意象就會產生情感，人們可以在有意識的層面感受和體驗；當然，這一切的發生也可能保持在潛意識的狀態。高登柏格基於心理神經生理學研究和醫療的觀察，發表有關音樂和意象的理論（Goldberg 1989, 1992）。她認為：「透過對自律神經系統直接的刺激，音樂激發情緒，接下來，這個情緒激起了心理層面的意象。」（Goldberg 1989, p. 24）意象在這裡是要去傳遞一種訊息，它將反覆出現，直到個案將它處理。

　　在我的觀點中，如同記憶一般，意象從處理資料過程中的符號層級浮出，也可能是早於符號產生之前的片段記憶。換句話說，「意象」這個詞指的是各種型態的內在體驗。想像的過程是全面的，同時在個體的多個層次中啟動。他可能會體驗到一個多面向的、含糊不清且同時發生的狀態。

音樂即是審美

　　審美是在處理對美的體驗。就像各個領域的研究一般，它有著自己的歷史和哲學，注重在外型、外觀、韻律、能量、色彩飽和度等等的關係上。艾金（Aigen 1995）指出，過去在音樂治療領域十分缺乏關於審美的研究與文獻。他認為，在醫療社群中討論美和審美的概念，尤其要取得大家的認同，認為審美就像醫療看護專業一般，仍然沒有被大家接受，而音樂治療師自己也避免討論這個主題。然而艾金相信，在治療過程中研究審美的功能仍然

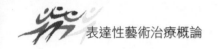
十分重要。

在表達藝術治療的領域中，審美的概念、美的概念，是非常重要的，這是它最重要的生命力。美麗訴說潮流、優雅和靈魂。當我們尊崇工作中的美，我們也關心靈魂。這裡所說的審美與美麗，指的是與個人相關全面的領域，可能包含痛楚、苦難，甚至包括在傳統中稱為「醜陋」的事務。「一個人開始追求美麗時，他就在追求一個整體，或是去發揮我們在這個世界上最完善的潛力。」（Kenny 1989, p.77）如果我們在工作中失去了美的視野，那我們就可能承擔著失去創造力的風險。尼爾、巴巴（Barba）和福斯寫著：「對美麗許下強烈的諾言，表達治療者是服侍想像的侍者。熱情、情愛和轉化的激情將被渴望，並謙卑地服務真理。」（Knill, Barba and Fuchs 1995, p.86）

美是音樂滋養和母性特質的本質。美有感動人心的能力，解放人的心靈，連結到人內在對成為一個整體的渴望。美是一個高度個人化的體驗，它亦將我們連結到一個主觀經驗的意義中。創造意義的能力，通常掌握在一剎那的驚奇、整體和神聖的感覺。重要的是，美引導我們如何從慈悲出發，進而掌握自己的生命。或者就像印地安人所說「想要完全地活著」，指的就是要「漫步在美之中」。

接下來，透過觀察早期母親與小孩的互動，即將討論音樂母性功能的可能性。

母親與孩子

人類共同的經驗就是都曾存在於母親的體內。我們都在母親的羊水中游泳過，我們也都歷經母親十月懷胎，並被強迫離開母

親身體。這個早期經驗是屬於感官的。這個母體充滿韻律、輕柔的感受，和來自母親體內外在世界的各種聲響。心臟跳動的聲音、血液在主動脈中泉湧的聲音和腸子的蠕動聲。子宮裡的胎兒在第二十週就發展出聽力，並且在過往的研究中，我們已經發現四到五個月的胚胎對莫札特、貝多芬的音樂與對搖滾音樂，都有著不同反應（Chamberlain 1988）。母親的情緒狀態可能已被胚胎紀錄下來（Graves 1980）。

從懷孕起，胚胎就在聽覺的環境裡發展。隨著嬰兒的成長，他與聲音世界的互動亦增加。新生兒聽到母親的聲音並同步行動。在母親與嬰兒健康的關係中，嬰兒通常隨著聲音的韻律與旋律得到回應。整個嬰兒期和幼兒期，就是一個與韻律、聲音和運動互動的過程。

嬰兒生命中第一個重要他人就是母親，第一個古老的體驗也發生在母親的體內。新的生命需要一個提供溫暖、養育與照顧的環境，才能夠正常成長。這裡指的不只是食物與睡眠。更重要的是，嬰兒需要關懷自己的人，能給予溫情，並隨時準備聆聽、解讀自己所發出的訊號，並且進行互動。

溫尼可認為，一個「夠好的母親」要具備了解嬰兒需求的能力，也要能夠面對新的挑戰。他描述一個「夠好的母親」應該具備的三個功能：支持（holding）、處理（handling）和客體呈現（object-presenting）。支持是母親能夠讓認同自己與孩子，並盡全力去關心和保護這個孩子。處理指的是母親能刺激身體功能的喜悅，並支持嬰兒「存在」的方法。客體呈現則包括在嬰兒發展的初期階段，母親扮演呈現周遭世界事物和人群給嬰兒的重要角色，透過這種方式，孩子能夠內化並處理這些資訊（Winnicott

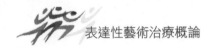

1965）。

　　蘇珊娜的故事說明音樂如何能夠包容恐懼和被消滅的害怕，這些恐懼都是從年輕時產生的，如此強烈的恐懼甚至能輕易地造成這個人的分裂。同時，也說明音樂如何能夠建立與當事人之間的信任，就像蘇珊娜的案例，她在成長過程中一直沒有得到適當的母愛。

　　蘇珊娜是一個四十七歲的婦人，她同時是五個孩子的母親，當她尋求治療的時候，她的目的是要去治療她殘廢的身體，並改善與母親間的關係。她的心中有個傷口，從小她就是不受歡迎的小孩，這是她心裡的恥辱。在後來的日子裡，她發現母親曾經試圖用流產的方式想要拿掉她。蘇珊娜在孩童時期因虐待和失落而受苦；她出現了多種生理問題，並在依附、分離和區格化（differentiation）都有明顯的障礙。為了治療自己，她讓自己扶養許多孩子。她照顧孩子的同時，也試圖看顧自己。但是隨著孩子一個一個長大，並開始離開她的時候，蘇珊娜的身體症狀開始逐漸惡化。她認為，這是她與母親間惡劣關係所導致。她母親死後一年，蘇珊娜就開始進行治療。兩年半來，蘇珊娜每週主要以接納性音樂治療的方式進行，伴隨著表達性音樂和動作。會談中，她能夠以音樂的型態表現出重要的意象，讓音樂帶領她移動身軀。她多次使用蠟畫，呈現出她內心的想像。舉例來說，她會在會談開始的時候坐下，並畫一個「報到登記」（check in）的畫作。這被她作為一個象徵性的開始點，為的就是繼續下面的音樂創作。同時，她也會帶來能夠捕捉她現在心情和情感的詩歌與創意寫作。

　　在一個早期的音樂體驗中呈現出邪惡母后的意象，這個母后想要摧毀她。接下來的會談中，這個的負面意象和她親生母親產

生關連，並更進一步地被探索。蘇珊娜不太能忍受強烈情感，然而，在她的會談中，她的情感可以安全地被表達和接納，並被她的意象包容。在為期一年的治療後，我們有一個突破性的發展。有一次，音樂激起了憂鬱母親的意象，這個母親無法照顧自己新生的嬰兒。蘇珊娜感到震驚，並體驗了一種麻木感覺。我建議她以音樂進行即興創作。在一些暖身音樂後，她進入了一種領域，我稱之為「真實音樂場域」（arena of authentic music）。這是一個沒有時間限制，並充滿著深度創作力的地方，在這裡所產生的音樂是一種真實自我的表達 （Wärja 1994）。這種音樂有自己的型態，就像一個胎兒在出生的管道中旅行，強烈要求來到人間。自我尋求表達的方式，它的聲音要求以能夠被聽見的型態呈現。蘇珊娜在小鈸、鼓和大型鑼銅間移動。當她演奏樂器時，眼淚不斷由臉上流下；音樂源源不絕，她撫摸樂器、敲打、尖叫、緊緊抱住它們、信賴它們。在這之後的幾個月，蘇珊娜能夠更全面地接觸到自己的情感，並開始區分存在情感狀態裡的細微差異。她正視那些劇烈的情感，例如恨、憤怒、恐懼、恥辱和想念。在她的日常生活中，能夠在沒有身體化（somatizing）的狀態下繼續進行她的工作（Wärja 1996）。

　　大約一年以後，我們進入形成蘇珊娜生活的主要創傷。在這之後的幾週，她使用了紅色、紫色和藍色等色彩去彩繪一個小的、沒有形狀、被顏色覆蓋的角色。突然間她了解到，這個就是她自己，就像一個未出生的嬰兒被卡在一個有毒的子宮內。她的臉變得慘白，她說她想要尖叫，但是在她體內沒有聲音存在，只有黑色的空無。我建議她使用樂器，因為我覺得聲音已不再停滯，而是被抑制在表層之下，而她需要發聲的樂器去表達、形成她的感

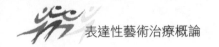

情。

開始的時候，蘇珊娜拿起一個小鈸，漫無目的地演奏，她的頭斜靠在她面前的小鼓。我演奏著低音提琴、木琴，和一個鐘以支持她的樂聲。慢慢地，音樂逐漸加強。蘇珊娜放開了小鈸，拿起鼓棒，堅強大力地擊鼓，並持續了幾分鐘之久。我感受到她正在獲得力量。接著她使用軟槌敲擊銅鑼，然後使用木琴演奏一個急速的音律，再回到銅鑼上。就好像有某種東西在她內在崩潰了，她的感情也像水一般潑灑開來。這些動作讓我聯想到清洗一個老舊、受到感染的傷口。聲音非常強烈、清楚，並要求注意。她開始使用自己的聲音，這個聲音嗚咽哀鳴著，她哭了許多次，就好像經歷極大的痛楚。她開始使用文字，半哭泣、半嘶喊，她唱著：「媽媽、媽媽，為什麼、為什麼⋯⋯為什麼你不要我⋯⋯我到底做錯了什麼？為何你要殺了我？⋯⋯媽媽⋯⋯媽咪⋯⋯媽咪⋯⋯媽咪⋯⋯」

這真是一段感人的經驗。在這之後的幾週內，蘇珊娜只是單純地躺在床上，哭泣並沉浸在音樂中。這段期間，她並沒有說太多話。她躺著時，我通常會播放慢板的巴洛克音樂，我最常選擇巴哈。我感覺這些巴洛克的作品就像鼓勵的浪潮，和著音樂廣大無邊的美麗，能夠扮演一個善良及愛她的母親角色。

真實和虛假自我

對母親與孩子間互動關係，溫尼可（Winnicott 1971）曾提出重要貢獻，也就是真實與虛假自我的概念。他稱每個嬰兒獨特的本質為「真實的自我」。這個名詞指的是真誠的、未受影響的、真實的，和原生於每個人內在的自我。這個真實的自我有著自發的姿態：是孩子衝動、真誠、情感性的表達；核心部分的發展則需要正面和良好的關係。如果孩子的真實自我沒有得到適當的回應，它將會消失並被取代，就像是一種保護一般，被一個虛假的自我所取代。由於情緒上的苦痛，孩子開始變成貧乏，無法接近，虛假自我也由此而生。而虛假自我就是由孩子的視角，去觀察重要他人對自己顯著的期待（Tudor-Sandahl 1992）。

在我與個案湯瑪士的討論中，提供了發展出虛假自我的案例。湯瑪士從未有過接受心理治療的經驗。他被指派到由我和另一位藝術治療師共同領導提供給精神科門診病人的治療小團體。湯瑪士的藝術治療旅程令人十分感動，且他終於發現了自己真實的需求。

湯瑪士是一個三十三歲的單身男子，一個有天賦的音樂家，遭受嚴重的演出焦慮、急躁不安和失眠的困擾。他有著循環性墜落和被孤立的感受。我認為，他一直用音樂為自己在生活中找到類似母親的關懷。很長一段時間裡，音樂一直很稱職地扮演著這個角色。然而，問題並沒有根除，他不再能壓抑存在他心裡的壓力，連原本可以抵禦的能力都逐漸消失。在沒有表演的壓力下創作音樂的自由，深深解放了湯瑪士。他帶著敬畏的心情進入創作的領域，就像孩子般的好奇。人際間的學習在此發生效用，使他

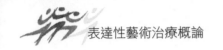

不再有孤單和與問題獨處的體驗，在這個有三位男性與三位女性病患的團體中，對湯瑪士的復原有著顯著的效果。

接下來進行繪畫活動，湯瑪士在繪畫的時候表達了自己的情感。在繪畫中，有幾個直角的形狀，使用不同的主色呈現。當繪畫的內容用戲劇的方式更進一步探索時，他對於原生家庭、家庭成員間相互控制的關係，以及對母親的強烈情感有許多領悟。幾個星期後，湯瑪士成為一場音樂心理劇的主人翁。劇中，他更全面性了解自己如何受到限制與約束。當他是孩子的時候，他如何被禁止去犯錯。他理解了現在在他內心裡，住著一個小心翼翼、殘酷成性的暴君。因為了解自己，他與自己眼中既高興又幸運的波西米亞音樂家的自我有所分離。當然，最重要的是他能夠連結，並且可與音樂所帶來的沮喪和遺棄的恐懼站在一起。這真的是一個突破性的經驗，在治療工作中，湯瑪士開始面對他缺乏適當母愛的事實。這個與湯瑪士真實自我接觸的經驗，使得他能夠再次在公開場合表演（Wärja 1996）。

湯瑪士與他的母親似乎有著「手足」的關係。母親在他年紀很小的時候，就向他吐露了實情。這逼迫他變得更早熟，以便能夠幫助母親脫困、保住秘密，並且對她忠誠。當他在小團體中，發展與另外一個女人的關係（就像與我們團體中領導員的關係一樣），他會不預期地憤怒起來。他會露出輕蔑和輕視的眼光。我親眼觀察到，他在團體中的和善和幾乎誘惑人的行為，都是用來掩飾對母親憤怒與恨的方法。治療一開始，他似乎與這些存在心理層次的感受沒有任何意識性的接觸。

湯瑪士從各種不同的形式表達的自由中得到極大的收穫。使用其他的形式而非僅限於音樂，提供他一個新的方式，滋潤和激

發他音樂創作的面向。我對此的了解是盡情探索藝術、動作、戲劇和詩歌的自由，將他與真實的音樂連結起來。在治療末期，湯瑪士緊張不安和恐慌的傾向明顯減緩，他的睡眠明顯地進步了；此外，他也開始享受身為表演藝術者的身分。

中介地帶

在成長與發展的階段，孩子創造了重要的空間，在那裡他能夠體驗「我」與「非我」的感覺。溫尼可（Winnicott 1971）曾經稱呼這種現象為「轉換空間」。「我」指的是能夠區分自己與他人的特色。而「非我」指的是被個體拒絕，或是被排擠的內在狀態和體驗。真實自我跟個人的「我」的體驗有關。當孩子成長的時候，她體驗到一個清晰定義的界限，這是一種存在於「我」與「非我」之間的皮膚表層。她發現，她有著內在和外在等兩個不同面向。根據溫尼可的說法，經由這種發展才能有下一個階段的建立，透過孩子發展使用象徵性符號的能力，這種能力能夠協助他們組織個人心理的內容，並創造夢想與幻想的基礎（Lindell-Fjaestad 1989）。轉換空間存在於母親與孩子之間，這是一種內在的體驗。在健康的發展中，孩童學習內化母親好的一面，當母親不在自己身邊時，內化體驗能夠持續支持著自己。嚴格來說，這個空間對於個人健康的發展至關重要。通常孩子會尋找一個物件，一個轉換物件，一個能夠代替母親的物件。重要的是，這個物件所代表的生理對象，這對孩子而言具有重大的意義。透過生命，這個中介空間成為一個創造性嘗試新技巧的領域，使得藝術性的表達、個人的成長和治療性的工作，這類內在過程能夠在外在生理實相間顯化。

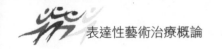

　　將以上所討論的概念記在腦子中，接下來我們要談到演奏場，一個發生在治療性音樂創作的現象學模式。

遊戲場

　　肯尼（Kenny 1989）說明了音樂治療中一個直接性經驗的現象學方法，就叫作「遊戲場」（field of play）。這個方法提供了一種模式，能以音樂全部呈現，並包含了三種主要的元素。交互相關領域的概念是這個模式的基礎。這些主要的元素或是場域為**美、音樂的空間和遊戲場**。「美」指的是美的領域，即是人類。當兩個人一起創作音樂，每個人都帶著包含了他們是誰，和他們具有什麼潛力的美的環境。這個「音樂空間」是親密的，且是隱私的。這個場域是由個案和治療師一起演奏音樂所創造出來。它是音樂的連結，連結每個人的音樂世界。然而「遊戲場」是一個延伸。當兩個人一起創作音樂的時候，它不一定出現，但當它出現的時候，我們總是會知道。它會帶我們進入一個新的層次，一種體驗的層次，嘗試新聲音、存在，和相互連結的層次。只要一個人不斷挑戰自己的極限，並開發音樂創作的深淵，這個經驗就能夠成為對音樂創作無限可能的敬畏和驚喜。

　　以上所描述的遊戲場，與溫尼可由母親與孩子之間所創造出來的轉換空間，有著非常大的相似處。在這個空間中，孩子能夠探索、玩樂、取得自信、成長，並持續變得更有能力與獨立。此遊戲的動作對於孩子的發展是非常核心的關鍵；此外，健康的母親與孩子互動關係中，孩子更能確認自我、發展出基礎信任和自信心。我相信，帶來直接體驗的藝術能力是表達藝術治療的基礎泉源。這些經驗發生在遊戲場域中，亦即轉換空間。當我歌唱、

演奏樂器、移動、跳舞或是寫作時，我融入了非常多的層次中。
這些是動態的活動、情緒性的體驗、認知的過程，和群體互動的
活動。當我開始創作性的動作時，就進入一個只存在當下的世界。
這個世界是沒有時間概念的空間，一個神奇的真實，在這裡有慾
望、對話情感、急迫、想念、想入非非，和意識性情感體驗的空
間，也有無意識意象所能帶領我們進入的未知領域。融入藝術的
殿堂賦予我複雜感受的體驗。

　　讓我們回到音樂猶如母親一般的概念，我想要呈現一段與賴
斯一起進行治療的經驗，此為約五年左右、每星期一次的團體。
這個案例描述遊戲場域中的工作，已邀請賴斯發展「我」和「非
我」的感受。我認為，賴斯並沒有得到母親適當的關懷，在這種
狀況下，初期工作需要透過聲音給予支持和依附。根據鮑爾比
（Bowlby 1988）所說，對於嬰兒時期主要的關注並非食物和睡
眠，而是相處與依附。鮑爾比說明發展一個安全基礎的重要性，
此一基礎與發展提供來自主要的養育者（通常指的是生母）情緒
性關愛的依附有關。與母親連結是孩子探索世界的基礎。如果這
個基礎是安全的，孩子就能夠在理想的狀態下發展；如果這個基
礎是不可信賴的，孩子就會發展出焦慮和各種不同程度關係的問
題。如果這個基礎不存在，孩子在信賴、接觸、安全和親密感上
的成長，都將存在著問題。

　　當我第一次遇到賴斯的時候，他大約是三十歲左右。他的生
命中的一半時間是住在精神療養院中，在他青春期初期，他已因
為言行舉止怪異和自我摧毀的行為住院治療。他的病症被描述成
一個有循環性復發的精神病事件，且是突然爆發的型態。他是單
親家庭中唯一的小孩，且他與母親間的接觸非常貧乏，接觸時間

也非常分散。治療對賴斯似乎是不具有任何效力，他變得愈來愈封閉和制度化。賴斯的孤立隨著制度化的生活愈來愈嚴重，幾年以後，他不再與人一起說話。在賴斯還沒認識我之前的某個時期，他所居住的精神病院已經決定要結束，而病患則必須回到社區裡，並與正常的團體進行連結。醫院的員工非常擔心賴斯的命運，因為他已經有十幾年沒有離開醫院半步，且幾乎沒有照顧自己的能力。身為「最後的依靠」，治療賴斯的精神科醫師希望音樂治療能對賴斯的病情帶來希望。他知道賴斯在住進醫院接受治療之前，曾經擔任過教堂唱詩班的一員。治療師也已經注意到，每當音樂在廣播裡響起，或當病房中有某人獨唱時，賴斯都會變得專注，並陶醉在音樂之中。賴斯會面並進行評估後，我們決定一起進行治療工作。關於賴斯的治療，讀者要記得這是一個團隊合作。整體而言，醫院的員工對由我與賴斯一同進行治療都表示支持，同時個案管理員也對賴斯付出許多關懷。

我們第一次會面時，賴斯已經超過十年沒有開口說話。剛開始，我們溝通的主要方式是透過音樂與肢體動作。我會以鋼琴和可以演奏出韻律的樂器即興創作，這就像用鏡子反映出賴斯的動作一般。以下將說明我與賴斯之間的互動是如何形成的，事情發生在某一次的會談裡，在治療開始後的八個月。這是賴斯第一次主動與我接觸。

賴斯已經抵達並且站在門的入口，他給了我一個短暫的笑容，門沒關，很快地他又離開。我聽到他在迴廊裡來回踱步。我開始在木琴上演奏一首柔和並帶有穩定低音節奏的曲子。我仍然聽到賴斯移動的聲音。接著我

挑選了一個可以哼唱的歌曲，並持續在木琴上演奏音樂。幾分鐘後，賴斯走進房間。他沒有注視我。他只是走進這個聲音，開始去移動他的手臂，就好像飛翔一般。他的身體展現出令人驚訝的優雅，這些動作完全不像我之前見過他不斷在醫院的迴廊裡走來走去的樣子。我跟隨著賴斯的動作演奏，隨著他的韻律，感受他所散發出的情感，並讓低音節奏持續出現在聲音的波浪中。賴斯的動作跟著音樂的速度愈來愈強烈。他繞著房間走著，每一步都重重地踏在地板上。蹦─卡─蹦─卡─蹦─卡。他的臉充滿活力、全神投入。音樂跟隨著他，包含、催促著每個微小的片段。突然，他在房間的另一頭停了下來。他的手臂放了下來，他的肩膀也傾斜了，他沒有任何表情，但他似乎想要離開這個房間，或是癱軟在地板上。我繼續演奏音樂，但比剛才更為輕柔。賴斯只是站在那裡，沒有任何動作。所有存在這房間的生命力和活力，突然間消失殆盡。然後他向很快地朝我走近幾步，來到非常接近我的地方，直接看著我的臉，沒有看向其他地方。看起來，他似乎在研究我的臉。他的凝視非常清楚，並透露出好奇的意味。在那個時刻，他的行為提醒了我，這就像嬰兒研究母親的臉一般。我與他互相對看，並繼續演奏音樂。然後，一絲輕微的輕哼，由他的某處發出。大約有十五秒，我們一起唱歌。當賴斯發出聲音，他的身體緩緩搖擺，跟著低音的音調跳動。這真是令人感動。然後，就像他出現時一般快速，很快地離開了我的面前，並繞著房間開始他飛翔一般的動作，他

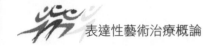

會不時轉過頭看著我。

治療的第一年，我很少使用文字。相反地，我只是發出哼唱聲。賴斯似乎對我的聲音產生連結。我的目的是要進入他的世界，透過使用聲音，回應他的動作、手勢和韻律。史坦恩（Stern 1985）曾經寫過一篇與這狀況有關的文章，用來呈現他主要的概念：情感共鳴（affect attunement）。這裡指的就是由母親發出的聲音回應，以連結、溝通和擁抱嬰兒。母親的聲音是一種音樂性的樂器，是一種回應寶寶的動作和需求所產生的韻律。這個聲音能夠在強度上改變。這個聲音能夠變得尖銳，也能夠斷斷續續，也能夠有著抒情音樂的輪廓，能夠是柔軟和極柔弱的。它可以在強音中開始，然後在漸弱的演奏消逝。母親用她的聲音去安慰和保護她的孩子。她的聲音傳遞著情感與支持，也是一個鼓勵的力量，持續發出訊息，催促寶寶勇敢出發，邁向自己的成長。只要這個情感共鳴發生失衡，通常在母親與孩子的關係中也會發生混亂。

我認為與賴斯所進行的治療工作，是由他生命中一個非常早期的發展階段而來。我們的互動開始於在一個早於符號形成之前心理的時間上。緩慢地，在後來的兩年間，賴斯開始發展符號式的思考，接著開始了他的語言發展。賴斯開始使用文字去溝通。一開始使用一個文字，後來兩個文字的句子，然後在我們五年來一起的努力後，賴斯終於能夠用一個比較完整的句子來表達他自己。一個與他符號式思考有關的明顯例子，就是他偶爾需要在會面中攜帶某些東西。這可能是一個小的樂器，但很多次他帶的是一張唱片；員工常常報告，他通常在病房中玩弄這個唱片。

經過音樂治療三年後，治療小組認為現在是最好的時機，協助賴斯搬到一個位於城市裡小的治療家庭，在那裡，他將與其他兩個人居住，每天都會與員工接觸。這個地點跟我治療門診病人的診所相距只有一點路程，用走路就可以抵達。這個轉換的過程非常順利，賴斯似乎能夠適應他的新家。在音樂治療最後兩年間，我們專注在分離／獨立的過程；緩慢地，賴斯得到更多的獨立性。有一段時間我們專注在兒歌上。我會為賴斯歌唱，而他會躺在地板上休息，或在房間中移動。接著一段披頭四和 "The Who" 音樂的時間。我了解到在賴斯進入住院治療前的青少年時期，賴斯一直習慣聆聽這些歌曲。當我們結束治療工作的時候，賴斯看起來對他的新家有著很好的調適。每天，他會在周圍散散步，或者透過大眾捷運，在市區內展開一個短程的旅行。他開始每週都去活動中心，在那裡他開始藝術的工作，聆聽音樂，並與別人互動。明顯地，賴斯的生活品質已經有了大幅進步。

　　將賴斯的經驗記在心中，現在讓我們思考音樂如何在符號思考還未成形前扮演母親的角色。在這裡，音樂似乎是一個主要的介入，以啟發一個人心理層面的改變。音樂激發、挑戰、給予動力，有時，音樂只是簡單地刺激和面質。這反映了內在狀態，並從個人與集體潛意識中帶出素材。

音樂在達到前符號期的角色

　　符號表徵期（symbolic representation）形成之前——即約一歲半之前，嬰兒只能抽象化他的互動與溝通。嬰兒不能創造出過程中的「客體」或符號，但是非常可能以身體—感覺趨向的記憶儲存在感受與母親的完形之中。因此，由此階段而來的內在表徵很

可能以記憶意象的方式被喚起。在這個嬰兒早期生命裡，世界包含了聲音、韻律，和黑暗及光亮。即使我們幾乎不可能用文字去描述這早期的世界，我們仍然可以盡可能去理解它，因為這個時期蘊藏著很多有關「為何我們變成現在的樣子」的答案。透過電視科技和如何回答嬰兒問題等知識的進步，許多古老的發展理論不再能夠解釋這複雜的過程。史坦恩曾經在他的書《嬰兒的日記》（*Diary of a Baby*, 1990）中，以文字描寫一個嬰兒的經驗。我發現一些非常有趣的地方，他在書中使用音樂的語言和隱喻，從藝術的世界去描述嬰兒的世界中即將可能發生的事情。

藍格（Langer 1967）是第一位描述符號形成（symbol formation）之前的生命力效應（vitality affect）現象，而史坦恩則對此做進一步的研究。此一名詞指的是一再跟隨我們，並由困難、喜悅、壓力和釋放中所產生的身體事件和感覺。這裡再次使用音樂的語言描述這些過程：漸強（crescendo）、漸弱（diminuendo）、拍子、填補、爆破音、轉進。這些現象能像一個浪潮填補我們的內在然後再消失。這個浪潮能夠是柔軟和緩慢，或是強烈和爆炸性的。透過和其他人的互動及行為能夠激發這些狀態，就像母親抱著寶寶或換尿布。我們相信，當嬰兒在體會到這些重要的生命力情感時，會自動將它們儲存為身體的記憶。然後，當現在回應他人所做出的觸碰時，成人仍可能會突然受到這些儲存記憶影響。

史坦恩在最近的論文中（1996, p.5）提及：

> 我認為，某些我們與音樂接觸時所常見的時間和形式的基本體驗，也常見於嬰兒的日常、每日、社會影響性的互動中……很大部分的體驗透過溝通模式的轉換和

轉換的時間點，從另一個人進到我們，使得我們能夠情緒性地理解它們到底像什麼，並能進一步區別它們。也就是說，我們的神經系統能夠透過「捕捉」他人所發出重要性的表達，或「捕捉」由音樂所發出的訊號。透過這種方式，能夠處理音樂，並且「進入」聆聽者的腦海和身體，去捕捉他自己的感覺。

基於上述的理論，我認為，音樂能夠在某種程度上帶領人類回到早期經驗，尤其是還沒發展語言之前的嬰兒期。藍肯（Lacan 1973）認為，潛意識被建構成一種語言。而音樂是否可能成為直接表達生命力效應的語言？換個角度來看，音樂難道不是生命力效應的聲音體驗嗎？

音樂的母性特質

音樂激發情感

音樂最重要的特質是能夠帶出情感。音樂能使人接觸並體驗情感，而非逃避情感。我們能說明音樂是安全的，但矛盾的是，音樂是比文字更直接的接觸。音樂是模糊的語言，並能用很多不同方式來解釋。

由於音樂具備這些特質，正如與真實母親關係中會遇到的特質相同。舉例來說，聲音可以具侵略性、壓抑、積極、正面、擁抱、關懷、慈愛與安全的。換句話說，音樂能同時扮演溫暖、滋養、令人害怕，和破壞性的母親角色。然而，音樂如何能帶入這

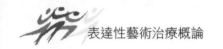
麼多相互極端的特性呢？針對這個問題，實在很難三言兩語說明。
每個人都使用自己主觀的方式去解讀和接觸音樂。遊戲場在紋理
圖案、動作、動態壓力，和協調的結構上都非常豐富；在音樂的
語言中，我們會得到來自音樂無限的回應。因此，往往能夠將相
對的兩極予以強調體驗、擁抱、整合和轉換。

在治療的過程中，會產生非常多不同層次的轉換過程。音樂
能成為一個空間或場域，在這裡，當事人能夠投射他們的情感，
尤其是他們難以承擔的情感。是否要包含這些情感以協助當事人
去正視他們的恐懼，完全要根據治療師的意見，以及端看病患是
否能在心理上承擔這個過程。音樂的空間是神聖的，有時候它比
生命都來得巨大。它是一個驚喜、驚訝、沮喪和苦痛的空間，在
這個空間裡，什麼事情都可能發生。治療師與當事人必須同時存
於音樂空間裡。這不是一個階級性的關係，這個空間的重點在於
一起的體驗上。在這個空間裡，有一個對音樂和音樂所激發起意
象的共同移情作用。當心理的傷痛發生得愈早，就愈可能會在音
樂的狀態下產生移情。在接受性及表達性音樂治療中，當事人都
可能擁有平行移情的過程。音樂可能帶起了負面母親的意象，同
時，音樂也引導了當事人建立與治療師正面的、互相信賴的關係。
相反的狀況同樣可能發生：音樂可以是正面的，但卻認為治療師
是負面和無法信任的角色。對於早期發展有問題的當事人而言，
例如罹患邊緣性人格異常，音樂具有投射性認同的功能，當事人
可以儲存毒素。接著，治療師應用音樂及小心翼翼的詮釋，毒素
也可以變成「可消化的型態」，並且整合成一種不會威脅到心理
層面的方式。如此，游走於好與壞兩端的母親可以開始療癒過程
（Wärja 1995）。

　　現在，回到先前提及的蘇珊娜的故事，並從另一個面向來討論她的旅程。如同前述，蘇珊娜並沒有得到母親適當的照顧；事實上，她母親是冷漠、排斥和嚴厲的。渴望能夠得到母親的關愛，成為貫穿治療工作的核心。大約一年半左右的治療，蘇珊娜對接受性音樂旅程有著明顯的感受。我運用引導意象導引蘇珊娜來到三個不同的門前，每個門上都有開門的方法與步驟，在步入門後，她會聆聽幾分鐘的古典音樂，然後我會引導她出來，進入下一個門。這個經驗帶給她心智三種不同感受，這些都與母親的主題有關。同時也顯示，蘇珊娜已經開始內化一個好的照顧者的形象，且已經超越她的親生母親。一開始，她遇到一個兩到三歲被遺棄的小孩。這個小孩非常可憐、缺乏足夠的保護。第二部分，她體驗自己擔任母親的角色。她當撫育孩子時，她也同時滋養著她自己。在最後一個意象中，她遇見了一個全新的熟人。她稱她為蘇。蘇是被賦予所有可能性的角色：她強壯、滋養、有能力、可以設定限制，是一個女性站起來為自己的需求而戰的角色。這些正面和具有力量的女性意象給予蘇珊娜勇氣，去面對被她母親遺棄的傷痛。

　　在幾個月前，當蘇珊娜面對母親的遺棄，她有著下列引導意向與音樂的體驗。我們使用的音樂是沃恩・威廉斯（Vaughan William）的「塔利斯主題幻想曲」（Fantasia on a Theme by Thomas Tallis）。

　　　　我走上樓梯。就像在骷髏內一般。骷髏沒有頭，它
　　　是冰冷的、令人恐懼的。一個年長的女人走下骷髏。她
　　　裹著一層面紗，就像巫婆一般。她的臉是黑色的，充滿

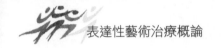
著刺。冰，和冰冷。這個臉既尖銳又邪惡。這個女人並
不生氣，但是邪惡……我看著我的母親走上階梯。她很
年輕，穿扮得非常好……穿著喪服。我必須和她說話：
「為何你要離開我？」（哭泣）……我想要去碰觸她
……現在她伸出她的手。我遲疑著……「我是如此渴望
真正的你。」（哭泣）……一個鑽石。她給我了一個鑽
石。她充滿善意，毫無保留地給了我。她很年輕，並且
美麗。現在她消失了。這個鑽石又小又圓。現在她正在
飛翔，她對著我笑。她必須離開。是的！就是今天。我
想與她一起飛翔。我站在一個老鷹上。我就飛在她的身
邊。這是個大清早。

收到母親的禮物，真是深深令人感動，這似乎給予蘇珊娜更
大的能量去照顧自己。這個會談發生在她母親逝世三年的紀念日。
在最後一年的治療裡，蘇珊娜的生理狀態緩慢地進步，並且在治
療的總結時，嚴重的風濕病症狀和過敏都已經明顯減緩。

音樂猶如擁抱

溫尼可曾經提及，孩子發展中最重要的階段之一就是「擁抱
階段」（holding phase）。早期的支持和擁抱是母親展示愛孩子的
方式之一。擁抱也包含所有環繞在孩子身邊的環境。一個擁抱的
環境是充滿愛與關懷的，它給予孩子接觸各種客體關係的機會。
它最重要的任務是保護孩子，不會遭遇界線被侵害（Winnicott
1965）。貝林特（Balint）描述嬰兒需要人與人之間身體的接觸，
及理解人與人之間的情感。嬰兒最主要的目的是被愛和滿足，且

沒有任何需要回饋的義務（Balint 1965, 1968）。當溫尼可
（1965）闡述表達這種愛的唯一途徑，是透過對嬰兒生理上的關
愛。正向的母性接觸為嬰兒創造了一個身體經驗的「家的基礎」。
孩子能夠回到這個基礎裡，去尋找自己所感到的困擾，及關於身
體的訊息。如果這個孩子沒有體驗到足夠正面的母性接觸，可能
會有將接觸視為與性有關，或是害怕任何他人接觸的狀況。

　　音樂對過去沒有得到適當接觸、擁抱的個體能夠帶來極大的
幫助，這是由於音樂能夠帶來各種不同型態的身體和動覺的體驗。
這可以是負面的（例如被打、被推擠或甩巴掌等等……），或是
正面的（例如被擁抱、細心的安慰，和撫育）等感覺。為了不讓
當事人受到二度精神傷害，治療師必須找出當事人發展的程度及
需求，並且根據不同狀況選擇音樂。第一個任務是創造一個擁抱
的環境、一個安全的基地。稍後，當個案準備好了，我們更要提
供一個音樂的場域、一個歡迎探索的環境。接受性音樂治療，音
樂應該有適當程度的挑戰，如此的話，這個音樂才是夠好的音樂。
表達性音樂治療，音樂場域的結構需要提供足夠的包容，以邀請
探索。如果這個當事人須處理由嬰兒時期所留下來的問題，母親
的意象就有可能會來到音樂裡。如果這個當事人缺乏早期的包容
和愛護，音樂需要去傳遞安全和溫暖，如此就能夠開始形成信任
的基礎。如果這個當事人在情緒上已經遭受到過度保護的母親的
影響，最好能夠透過音樂的輔助，來幫他建立必需的力量，去抗
爭並學習分離。

　　心理分析師馬立斯（Matthis）試圖解釋正面母親概念，這個
概念能夠支持我對音樂母性功能的看法：

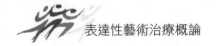

在母親與孩子的之間存有確認、內在安全，以及能夠在其中放心休息的關係，這個關係能帶領孩子穿越渾沌，並傳達持續生存的意願。我將它命名為「母性潮流」（maternal flow），因為這是一種不間斷的流動、一種存在，也就是那個缺乏符號與語言的空間。（Matthis 1992, p.81; 筆者譯文）

我相信有一種由音樂呈現的母性潮流，可以在象徵性語言出現前便帶領個體到各個空間。擁有這種能力的音樂，其韻律、和諧度和動態結構是可以預期的。音樂作為一個好母親，代表著一種擁抱、信賴和安全的感覺。當這個不間斷的音樂流動，並與治療師一起營造出一種環境，這個環境會變得足以信賴，並使人可以鼓起勇氣去正視母親令人恐懼的那一面，可以表達出對母親的懷念與需求，更可以提供賦予力量（empowerment）所需要的能量。

結論

在本章我特別說明了以音樂為導向的表達藝術治療處理當事人與母親的治療過程。如同像巨大和混亂的七大海洋一般，母親議題帶出了許多情感。就像海洋，這個情感是深層的，對其他世界而言，是永無盡頭的。這個盡頭的知識深不可測，唯一可以了解的是，我們曾經在生命中的某段期間居住在不可察覺的世界。然而，這個世界支持並且維持我們的存在。在語言的能力被開發前，體驗就已經將記憶刻蝕在我們的細胞中。為了能夠處理這些

早期體驗，我們需要一個道路來連結這些材料，同時運用一種方法來支持和處理它，這個方法不會造成過重的壓力。我認為音樂有這種能力。

音樂連結語言前期和揭露傷痛，同時也建立了面對傷痛的力量。音樂具有環繞、包裹的特質，這即是夠好的嬰兒期所具有的特質。音樂進入身體，在動態的狀態下，打開了封閉已久的感情。音樂能夠包容，並賦予那些無法用符號代表的感覺一個具體的型態。音樂彷彿透過肌肉的細胞、神經末端，和其他心理意象的呈現傳達訊息。這些意象是一種內在狀態的表現，一種已經發生或代表在象徵符號發展之前的真實事件。

對一個核心已經受傷的人來說，他需要被擁抱和關愛來獲得療癒。舉例來說，只要當事人在年紀很小的時候有過創傷經驗，通常我們是無法從中抽取出適當的素材。這個傷痛對他而言已經造成重大的打擊，但是這都遠早於語言發展之前。這個人通常缺乏關於母親處理傷痛意識性的記憶，只有一種不知道哪裡有問題的感覺。有時候會有片段記憶，或是負面的身體感受。其他的指標可能是一些情感，例如恥辱、侵犯的恐懼、被影響的感覺、模糊或是無法作用的界線，或各種身心失調的症狀。找到方式接觸一個可能沒有名稱或是形式的早期創傷，可說是一種挑戰。音樂的力量在於可以進入語言前的領域，唯有透過這種方式，音樂傳遞了情感、帶著關懷、帶著動態動作，並且建立了力量。音樂是時間的皇后，現在正帶著我們進入永恆。

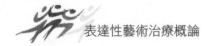
○ 參考文獻

Achterberg, J. (1985) *Imagery in Healing: Shamanism and Modern Medicine.* Boston: Shambhala.

Aigen, K. (1995) 'An aesthetic foundation of clinical theory: an underlying basis of creative music therapy.' In C. Kenny Bereznak (ed) *Listening, Playing, Creating: Essays on the Power of Sound.* New York: State University of New York Press.

Balint, M. (1965) *Primary Love and Psycho-Analytic Technique.* London: Tavistock Publications.

Balint, M. (1968) *The Basic Fault: Therapeutic Aspects of Regression.* London: Tavistock Publications.

Bonny, H. (1978a) *Facilitating GIM Sessions.* Baltimore, MD: ICM Books.

Bonny, H. (1978b) *The Role of Taped Music Programs in the GIM Process: Theory and Product.* Baltimore, MD: ICM Books.

Bowlby, J. (1988) *A Secure Base.* London: Routledge.

Chamberlain, D.B. (1988) 'The mind of the newborn: increasing evidence of competence.' In P.G. Fedor-Freyberg and M.L.V. Vogel (eds) *The Prenatal and Perinatal Psychology and Medicine.* Carnforth, Lancs: The Parthenon Publishing Group.

Goldberg, F. (1989) 'Toward a theory of guided imagery and music and guided imagery and music as group and individual treatment for hospitalized psychiatric patients.' Unpublished paper, Bonny Foundation.

Goldberg, F. (1992) 'Images of emotion: the role of emotion in guided imagery and music.' *Journal of the Association for Music & Imagery 1,* 5–17.

Graves, P.L. (1980) 'The functioning fetus.' In S.I. Greenspan and G.H. Pollock (eds) *The Course of Life: Psychoanalytic Contributions Towards Understanding Personality Development. Vol 1: Infancy and Childhood.* Maryland: NIMH.

Kenny, C. (1989) *The Field of Play: A Guide for the Theory and Practise of Music Therapy.* Atascadero, CA: Ridgeview Publishing Company.

Knill, P., Barba, H.N. and Fuchs, M. (1995) *Minstrels of Soul. Intermodal Expressive Therapy.* Toronto: Palmerston Press.

Lacan, J. (1973). *The Four Fundamental Concepts of Psycho-Analysis.* New York: Norton & Company.

Langer, S. (1967) *Mind: An Essay on Human Feeling* Volume I. Baltimore, MD: Johns Hopkins University.

Lindell-Fjaestad, M. (1989) *Kroppen är den bok som själen skriver.* Stockholm: Svenska föreningen för psykisk hälsovård.

Matthis, I. (1992) *Det Omedevtnas Arkeologi.* Köping: Nature och Kultur.

Moreno, J. (1980) 'Musical psychodrama: a new direction in music therapy.' *Journal of Music Therapy 17,* 1, 34–42.

Stern, D. (1985) *The Interpersonal World of the Infant: A View from Psychoanalysis and*

Developmental Psychology. New York: Basic Books.

Stern, D. (1990) *Diary of a Baby*. New York: Basic Books.

Stern, D. (1996) 'Temporal aspects of an infant's daily experience: some reflections concerning music.' Keynote address at the World Congress of Music Therapy in Hamburg, 18 July 1996. To appear in *Le Temps de La Form*.

Stewart, L. (1987) 'A brief report: affect and archetype.' *Journal of Analytical Psychology 32*, 1, 35–46.

Tudor-Sandahl, P. (1992) *Den Fängslande Verkligheten: Objektrelationsteori i Praktiken*. Helsingborg: Walström & Widstrand.

Wärja, M. (1994) 'Sounds of music through the spiraling path of individuation: a Jungian approach to music psychotherapy.' *Music Therapy Perspectives, National Association for Music Therapy, Inc. 12*, 2, 75–83.

Wärja, M. (1995) 'Music and mother – the use of guided imagery and music in working with the mother–daughter relationship.' Unpublished paper, Bonny Foundation.

Wärja, M. (1996) 'The House of the Seven Muses – a research project.' Music therapists in collaboration with other creative arts therapists. *American Association For Music Therapy, Music Therapy International Report 10*, 45–50.

Winnicott, D.W. (1965) *The Maturational Process and the Facilitating Environment*. London: Hogarth Press and the Institute of Psychoanalysis.

Winnicott, D.W. (1971) *Playing and Reality*. London: Tavistock Publications.

Woodman, M. (1982) *Addiction to Perfection*. Toronto: Inner City Books.

○ 延伸閱讀

Bonny, H. and Savery, L. (1973) *Music and Your Mind*. New York: Harper & Row.

Grof, S. (1985) *Beyond the Brain*. New York: State University of New York Press.

Kernberg, O. (1980) *Internal World and External Reality: Object Relations Theory Applied*. New York: Jason Aronson, Inc.

Klein, M. (1957). *Envy and Gratitude*. New York: Basic Books.

Langer, S. (1942) *Philosophy in a New Key*. Cambridge, MA: Harvard University Press.

Langer, S. (1953) *Feeling and Form*. New York: Scribner.

Langer, S. (1967) *Mind: An Essay on Human Feelings, Vol I*. Baltimore, MD: Johns Hopkins.

Mahler, M.S., Pine, F. and Bergman, A. (1975) *The Psychological Birth of the Infant*. London: Hutchinson.

Ramberg, L. (1992) *Tänkbart. Om individuation och tillhörighet*. Stockholm: Mareld.

Sandell, R. (1984) *Det Psykosomatiska Sambandet Mellan Mor och Barn*. Stockholm: St Lukasstiftelsen.

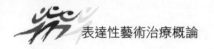

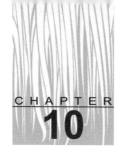

CHAPTER 10

在幻想與信念之間：
詩歌治療法

馬歌‧福斯
（Margo Fuchs）

詩歌的基礎就是想像力，詩歌超越了我們一般的信念。詩意的想像力使得信念更可能成真：生命是可貴的，充滿著愛、美麗、真實，與「至高表達」（sovereign utterances）[1]。這一章將反映出詩歌與想像、詩歌與信念之間的關係。透過分析這些關係，我們能了解詩歌可以成為表達藝術治療法中重要的方法之一。

> 當生命的主導信念順應著想像的聲音，
> 自發的和無條件的，
> 環繞情感的咒語破碎了，
> 使得身為造物者產物的我們，
> 透過創意的發想，蛻變為創造者。

1　「至高表達」（sovereign utterances）引申自丹麥哲學家洛士特的「至高生命表達」（the sovereign life utterances）。請參閱第三章相關章節。

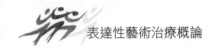

詩歌與想像

讓我們開始觀察詩歌的特性，詩歌存在於充滿文字的世界。我們的下一步則是探索詩歌創作的本質。第三步是重現詩歌創作與想像的過程，我們正處於探索詩歌體驗的路途上。

通常有新作品出現時，它們很快就能夠吸引我們的注意力。此外，我們傾向於一眼掃過那些有形與實質存在的物體，卻不帶太多的注意力；但卻往往深陷於無法用肉眼捕捉的事物，因為它是存在我們的意識知覺中。我們想去聆聽它、注視它、碰觸它……然後將它放置一邊。對於一般事務，我們能夠很快地檢視，但卻也會很快地忘記它們的存在。我們觀察事物的目的通常只是為了看它一眼。而詩歌存在的目的，就是為了讓我們對事物能夠有更高、更深遠的理解。此外，詩歌也為我們開啟了觀賞全世界哀傷與喜悅的大門。它閃耀的本質使得高山變為塵土，使得愛人們繁盛的夜晚被充滿羽翼的翅膀所簇擁。當我們試圖給予詩歌一個不滅的意義時；當我們快速地閱讀它們，就猶如看報紙文章的大小標題一般時，詩歌會無情地嘲笑我們。詩歌無法在實物的世界被抓取或是碰觸，因為它不是透過有形的影像來接觸世人。

對於曾經體驗詩歌的人來說，詩歌擁有更高人類性靈的本質。詩歌使用一個不尋常的、神秘的語言，隨著人體血脈跳動的起伏韻律唱誦著特殊的音律。詩歌讓早已塵封毀壞的記憶，在懷念的情緒中開花結果。為何詩歌一定要用這種方式唱頌呢？因為詩歌並不依賴文字來表達，事實上，它希望擺脫文字對它的束縛。雖然文字是想像與思考領域的入口，但文字所堆砌出來的城堡，並

不等同於想像所構成的景色；更多的是無所捉摸的幻想，這些幻想必須透過文字的組合，昇華成為詩歌。而詩歌在此體現了無拘無束真實的自由，體現了包含不同層次意義的自由。

文字的世界到底蘊含什麼，能夠讓我們可以看到實際上並沒有看到的景色？你可以坐在五樓公寓裡的沙發上，俯瞰美麗的大海。透過詩歌你可以在沒有親眼看到的狀態下，體驗詩歌中所描述的環境。一匹馬飛奔穿越鄉村的沙漠，並逐漸遠離背景中所有的大樹，這景色就有如卡通中的人物一般。這是種沒有「真實」接觸感受，發自於內心與想像的力量。詩歌是一種文學的創作，同時也創作出不存在於文學裡的真實。

事實上，你不是在閱讀詩歌，而是在觀看它。透過傳記背景、教育、文化與信念等面向去觀察詩歌，而語言的想像是我們每個人都能運用的能力。

詩歌創造信念

想像是橫跨思念和真實的橋樑。一個雙重的互動，直到真實與想像合而為一，或是想像跳入現實。

詩歌是一個追求真實的慾望。它並不是在表達存在的或然性或可能性，而是透過意象來為現實中的「不可能」增添色彩。

「假如」是想像的世界。一個事物像另一個事物，那麼讓我們「假裝」它是真的。詩歌就是關於若這個像那個，那麼這個就是那個。隱喻性的內容消散。詩歌並不展示相似處或差異處，它們僅僅是顯露出來。詩被最後的結果所影響，或是直接影響結果。這是不會被征服的。

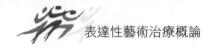

問號問：

將發生什麼呢？

是否問題會遇到問號呢？

問題說：

我扮演所有的問題，

而你的一生

就必須扮演時鐘所發出的「滴答」聲響。

詩歌代表著信念，所以我們能夠明白它的意涵

有些人將詩歌視為創作者對現實直接的描述，其他人則認為詩歌沒有與任何主題相關。

事實上，詩歌既不等同於現實，也不獨立於現實，而是一種「虛擬的領域」（Nehamas 1996）。這個虛擬領域由於它的重要性與效果而存在。詩歌的「影響」就猶如對現實的徵兆一般，也猶如一個自我限制的實體。這就代表，詩歌能夠指向存在世界背後的信念，也代表著一個利益的主體。詩歌透過它特有的邏輯影響著我們。在詩歌中，思想是透過印象來表達。知識並不扮演道德論述、訊息或是真實。透過詩歌這個具有想像力的方式，能夠將世界運作的方式有效呈現出來，並且使我們可以很直覺地理解它。

虛擬的領域不是為了得到更高層次思考的前置狀態，它也不是高過推論的範疇，它是超過可理解的範圍。詩歌是非理性的，且不斷刺激我們對於推論世界的方法與角度。

詩歌的目的不在於使人們信服，它本身就代表一種信服。

詩歌是建立在信念之上

詩歌是透過意象來思考與述說。它思考的主體會領導你進入荒無人煙的領域；無法想像的意象會變得具象，並且使你可以去思考那些看不見的事物。

> **路徑**
>
> 你開始
>
> 去相信
>
> 你所看到的東西
>
> 此外
>
> 你也將只看到
>
> 你所相信的東西；
>
> 每一個看到的影像
>
> 都是觀看者
>
> 想像中的贈品

透過詢問：「詩歌如何向前進行？」讓我們來探究詩歌的本質。

遠離信念，產生了詩歌創作

詩詞創作是一個瑣碎且世俗的動作。當我們坐在電腦前、坐在火車上、坐在廚房裡；當我們喝著茶、咖啡，與抽著香菸，創作會不期然地產生。你前往餐廳，點了一杯酒，並且正在寫作。你在甜美的海灘上看著落日；走回到車上，並且創造著俳句；或

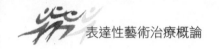

者，你放縱自己吃著瑞士巧克力，並且寫著情詩。

詩歌創作是一種遊戲，一個透過文字進行的遊戲。

> 現在與我一起遊玩吧！文字
> 我現在與文字一起玩耍
> 玩耍著，文字與我
> 文字、遊戲、現在、我
> 我玩文字，現在

文字遊戲的門檻不高，但卻需要很高的專注力。文字遊戲協助我們去體會情境的當下，它是被當下的情境與組織中不斷循環發生的重複性所交互催生。讓人幾乎無法抵抗它的魔力是詩歌特有的本質，尤其當它出現的時候，而它的完成也絕對是令人心滿意足。要進行文字遊戲，作家需要擁有下列工具：與生俱來對語言的韻律；類比事物的能力、創造的慾望、表現的慾望，還有就是想像的力量。我們不需要強記或熟練這些技巧，往往當我們忘記如何運用它們時，詩歌自然會湧出。創作是無法預期的，而它的出現總是伴隨著驚訝。

「讓我們與文字玩耍吧！」這是早已存在的事實。你會碰到抵抗、冷漠與膚淺、主觀判斷，與妨礙。在文字的創作中，也有贏家與輸家。在文字的遊戲中，你可能是贏家，也可能是輸家，你同時站在天秤的兩端。

作家
大膽地走在石頭路上

路上又濕又滑
大膽的懷念其他湖岸，
因為
你知道聲音擊打底層的地方。

在使用語言的時候，詩歌創作的技巧架構在異化、偏離、超越結構、省略與簡短的各種過程中：

- 孤獨、偏離。語言是自動產生的，它令讀者驚奇，並且吸引著他們的注意力。藍（Laing）的詩歌《結》（*Knots* 1972）是一個很好的例子。他秉持著最原始的想法，就猶如「一定有些事情對他而言是重要的」，並且透過各種不同的文字敘述方式來表達。最後，它在文字描述的過程中，方法變成愈來愈明確，「一定有些事情對他們與我們而言是重要的」，而非對藍自己。

- 超越結構。詩歌創作的技巧能夠對內文進行重複的更正與修改，比如說，事實的修改、時間調整、修飾、矛盾、極端、誇張和輕描淡寫。它帶著讀者進入一個「虛擬的真實」，這個人造的真實能夠偽造我們對時間、空間、順序與是非對錯的感覺。舉例而言，在里爾克（Rilke）的《杜依諾哀歌》（*Duino Elegies* 1989a）中說，在一個虛擬的世界裡，太空中充滿著宇宙戰爭、噪音、先前改變的空間、令人心醉的財富、目不暇給的美女、蒸發、搖擺不定的空虛，和永無停止爭吵的夜晚等等。並沒有任何事情在詩歌中是一成不變的。史前時代消融到一個「特殊的時間」，

241

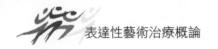

所有事情在一剎那間都存在於一個超越時空的現在。

- 省略。未描述的事物會凸顯出被描述的事物。這就像讀者的注意力會無意識地一行接著一行。這就好比前方有一個透明的門，只有通過這個門，才能夠得到最多的啟示一般。透過這種方法，讀者能夠將心中的想像轉化為詩歌的構成元素。這裡我們點出了可能存在於科學與詩詞間的差異。科學提供資訊、資料模型、思考模組、系統化的包裝，也同時從一個資料庫，從一個大膽坦白的陳述中，詢問它對以往認知的挑戰。讀者必須減慢步伐，並試著去了解它的全貌，緊跟著它的思考脈絡，如此才能避免完全迷失方向。省略可以被想成是一個充滿著更新、更豐富發現的盲點。詩歌卻從另外一個方向切入，它創造一個小的盲點，並打開了一個對未知生命龐大的注意力，在那裡，折磨與具體的喜悅只有一線之隔。過往知識所提供的線索與詩詞本身並不相連，並且被整體的感覺分隔兩地。
- 簡短。詩歌是基本的，並且是濃度稠密的。讀者沒有時間去思考「有關」詩歌寫作的事情，他是被一個感覺所牽引，或是爆發出來的情感。簡短並不應該只意味著文字長度的簡短，它是一個由密度所展現的感覺，表現出冰山上的尖端，與在數小時燉煮後的料理中。

帕茲（Paz 1983）在說明寫作的過程中，提出了兩個原則：分離與反覆。詩歌創造伴隨著毀滅性與解構的動作。你從每日的生活用語中篩選出適當的文字，從常識與使用方法中將它們帶領出來，並且將它們組織成詩歌中的語言。

　　詩歌含著兩種相反的力量：一是向上的，一種高舉的力量；
一是向下，一種向下沉重的力量。

　　　　詩歌
　　　　突發
　　　　突破
　　　　但是
　　　　不是撕裂
　　　　是寬廣
　　　　是狂野
　　　　乘著生命的風
　　　　航行

　　到現在為止，透過進入虛擬真實，我們可以理解詩詞的信念，
分析詩歌的本質，並且將詩歌寫作的過程視作一種透過想像所進
行的遊戲。試著去撰寫詩歌也是一種詩歌體驗的面向，然而另一
面代表著閱讀與聆聽詩歌的過程。詩歌需要見證才得以存活。什
麼才是詩歌體驗呢？

　　詩歌寫作的技巧給予釋放自我的機會。因為不管任何背景，
人人都可以使用這種技巧。為了理解詩歌，我們需要的是不可言
語的理解力，這不需要學術的訓練。詩歌寫作只有與讀者或聽者
進行接觸而能被賦予生命。透過參與，詩歌可以成為有生命的生
命體。

　　體驗詩歌的過程可以是褻瀆的，也可以是神聖的。你能夠聆
聽或是閱讀詩歌，過程中，你可能完全不為所動，也可能感到無

聊，或是不能理解它的意義。造成這種狀況的原因，可能是因為詩歌的表達方式不是你所喜歡的，或接觸詩歌的時機不對，或是你在還沒進入詩歌的世界就太早放棄了，因為你並不熟悉它。詩歌是唯一，並且無法重複的創造物。對撰寫詩歌的人而言，每一個文本都是完全不同的，都猶如隔層面紗的革命份子。它就像一個陌生人來到你面前，一個不熟悉的客人。第一，你會因為接觸一個新的表達方式，而感到困惑，不是因為它太新潮。人們喜歡使用困難的寫作技巧去撰寫詩歌。在你真正能夠體驗詩歌之前，你會遇到絕大的困難，它會喚醒你的抵抗、漠視和膚淺。

當你被感動時、當你感到震驚時，你已經體認到詩歌的體驗。你會懷疑詩歌與你對話是如此的清楚，因為那些內容似乎根本就難以透過言語表達。它擁有表達你的震驚與難以言喻的詞句。在不知不覺中，你進入了詩歌的領域，並延展了這個超越時空的當下。這些都可能發生在你身上。

詩歌的體驗是渾然一體的。當你發現它的時候，它就已經悄悄進入你的生命。

　　　你感受它，如此親近，就有如肌膚相親一般的撫摸
　　著思考的脈絡。

詩歌希望被朗誦、被聆聽和被表達。詩歌如果無法被人體驗，那麼它的生命將會枯萎。你需要重新體驗它，在它的空氣中呼吸，透過你的情感與感受去溫暖它。它是非常微弱的，由於極易受傷的特質，它更需要你的幫忙。支持它、閱讀它、聆聽它、表達它。去寫作它，也是一個你該做的責任。在你起身去感受它的韻律與

想像它的遊戲時，你會遇到困難。當然在途中，困難是不可避免
的；但請不要疑遲，請不要讓你間斷、羞恥、罪惡或是害怕的聲
音，阻止了你體驗詩歌的步伐。

在每日的生活步調中，一桶一桶的淚水與壓力，通常難以找
到釋放的方法。詩歌能夠被閱讀與聆聽，同時也能夠為人們帶來
感動與眼淚。當詩歌朗誦的聲音充斥於空氣中，它打破了寂靜。
這是透過表達的藝術來治療，給予每日生活裡一個去感受的脈動。

詩歌體驗的一個面向，是要透過它神秘的方法，讓患者被震
驚、被整肅，並去理解生命與自己的存在，還有我們與世界的關
係。亞里斯多德說明震驚是所有智慧的開端。這必須在不預期的
狀況下被感動，被生命意義的探索所感動、被生命的變化所感動，
和被完成生命賦予我們任務的滿足感所感動。這是一個整體的感
覺，神秘家最清楚地描述著這個感覺，這是一種感覺的態度，一
種不是只跟自己一致的感覺，一種不是只與自己最親愛朋友一起
的感覺；而是感覺自己與所有的生命，甚至是整個宇宙共享的感
覺。

詩歌是活的，當它激起了我們的震驚，使我們受到感動，並
且給我們整體的感受。

詩歌與信念

到現在為止，透過討論想像力如何促使創作詩歌，詩歌體驗
如何感動人心，我已經俯仰於詩歌本質與詩歌創作的大地上。

這帶領我們漫遊在詩歌的想像力與信念之間。

透過想像的力量，詩歌成為通往信念的渠道，由相信進入信

念。

信念到底代表什麼意思呢？它對相信到底有什麼意義？信念是一種內在的安全感，並且不需要特別去證明它的存在。信念是一種信任、確認、強烈的信服感。信念也會將超自然的、抽象的真實帶入真理的境界。

信念一直是爭議不斷的主題。不管它是在既有的基礎上，被認為是崇高的想法，或是被認為是一個次要的想法，一個「只是如此」的想法。由柏拉圖開始，特別是在啟蒙時期，信念反覆被視為有缺陷的、不足的，且對既有權力與認知是具有威脅性與危險性的。在另一面，亞里斯多德更相信，我們必須注重信念本身而非它的負面效果。肯特（Kant）也不贊成負面的想法，這是為了給予有關自由、神與不朽生命信念更大的空間。

信念同時也是一個草圖、一個輪廓、一個對未來世界的投射。一個設計，可以在沒有預兆的狀況下，去追蹤未來道路的軌跡。

信念實際上是一種希望，但它同時也是一種危險。

信念無法代替學問，學問也無法取代信念。信念無法經由學習而得，這些信念是與生活相關，並且可被證實。

坎特伯里的聖安瑟倫（Anselm of Canterbury）宣稱：「我相信，所以我能夠了解。」

信念超越可證實的知識。它是所有新知識的基礎。

如果我們由進化的角度來檢視信念，非常明顯地，信念或懷疑都先於知識。孩子們對知識的學習，起於相信父母與老師的話。他們之間存在著信任，這個信任就像覆蓋著小孩的毛皮，是彼此心照不宣的共識。在生命的這個期間，是我們學習速度最快也最有效的時候。不管我們是要建立自己發展的定向和喜好，都是在

信念的大地上發展。

　　信念緊抱著認知，並且將認知融入我們生命遺忘的禁地。信念在分解敗壞的同時，也在重組與集中。

詩歌也是一種不信任

　　我們信任詩歌，並且讚揚它的美麗、神聖、聖潔的靈魂、愉悅的施予、安慰與治癒；我們也責難它是危險的，認為它是一種瘋狂的象徵。我們會擔心自己是否會完全變成如詩歌所描寫的一般。柏拉圖在它的《理想國》中相信，詩歌是一種率直，代表著社會最低層生活的面向。柏拉圖唯一允許在他的城市中出現的詩歌，是對神的讚美與對高貴人士的推崇。李迪（Leedy 1973）認為直到 1860 年為止，許多美國醫學專業人士相信，詩歌的寫作無可置疑是引起心理疾病的原因之一。

> 人們會為了達成某種信念，而去相信某事。
> 我們相信通常是那些令人無法置信的事蹟，
> 給予我們信念。
> 我能夠大聲的說，我相信我對詩歌的信念。

等待室

為了理解什麼是可相信的事，我等待

並且

我執行每一件我相信的事

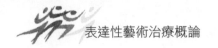

詩歌使我們相信

　　希望我們能聽到詩歌被朗讀時的歡呼，而我們也能
成為讓詩歌自由的幫手。

　　詩歌裡到底有什麼可讓人相信呢？或者應該這樣講，深信詩
歌的信念到底有什麼意義呢？詩歌的信念主要的特色為何？我相
信詩歌能夠表達三個至高的意義：愛、美麗與真理。詩歌能夠給
予人們感受極致的體驗，而這都是建立在信念的基石上。這個章
節無法涵蓋這麼大的主題，因此，讓我們重新深入探討存在這三
個至高的意義。

　　當雨水與雪交疊，並且黑夜仍然比白畫更長的時候，
我們捲曲、成長、強烈地期待長大，並且透過詩歌大聲
喊叫愛人的秘密，以忘記時間的煎熬。

　　愛透過一個人、一件事，或不斷的奉獻，留下了永恆的印記。
它是一個主動關注人或事的過程，每次它的發生都是獨一無二的
經驗。愛是三位一體的，它展現了感官的感受、感情的感受與道
德的感受（*Meyers Kleines Lexicon Philosophie* 1987, p.251）。

　　愛情是感官的、性慾的、奇妙的和情愛的。一個生理的推與
拉，在慾望、忘記和全面爆發的繁盛中不斷拉扯著。這猶如世俗
在一段韻律的舞蹈中，瞬間為之傾倒。

　　愛是感覺，我們能夠沉思或是主動感受到這種感覺。愛是複

雜且多重的感受。它能夠是內心的本質，主動關懷他人的好意，宗教或神秘地對神的禮讚。愛就像是情感展現於無形中，就猶如對愛人所發出的讚美與哀悼。

對耶穌而言，愛是道德，是最重要的指示。在基督教舊約中，我們可以發現愛神是一道必須被遵守的命令，這就猶如我們必須去愛自己的夥伴一般。在新約中，愛被認為是一種救贖。

在神話和早期的哲學思想中，愛更被看作是宇宙廣大無邊的力量，並且能夠創造與反對力量間的和諧。海希澳德（Hesiod）、柏拉圖和亞里斯多德稱這種廣大無邊的力量為愛，這就像是法律的本質一般運作著，「伊羅士」（Eros）。

在基督教的信仰中，神就是愛。當你愛自己的時候，你也能夠愛著他人。愛是個人的。愛是一種美德，並且應該為他人創造福利。

愛並不會抹滅我們的弱點或是失敗。愛可以將弱點轉化為強壯的弱點，並且在每天的生活中帶給我們力量。愛是人人都期待的禮物，但卻不是任何人都能夠無私地表現出來。愛需要敬畏、遊戲與嚴肅。愛包含著忠貞，帶領我們走進無法預知的未來。愛的開明也珍惜著「愛產生的過程」。

忘掉詩歌，如果你並不喜歡它的話。隨著你的熱情，烹飪、跳舞或聆聽音樂。

愛催促著你去寫作。不要寫有關愛的事情，由一個充滿愛的地方來起筆。將詩歌寫作的動作當作一種貢獻，對人與事主動關注的工作、對一直渴望與忘卻的讚揚和哀悼、對墜入愛河剎那感覺的臣服。

詩歌能夠激起情感、性慾、奇特與情色。

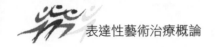
我如何能分別美女？

當舊的傷口仍然在燃燒中？

姊妹，用你愛吻的嘴唇對我說「yes」

兄弟，用你堅實的懷抱跟我說「yes」

愛人，請撫摸我的皮膚，一次又一次的

讓蝴蝶自由飛翔吧！

美麗成為審美觀的中心。它是一個價值觀，影響著觀察者對周遭事務美醜的判斷。

美麗是有效力的。這不純粹是謀取而來的，或是維持良好的協調與圓形。它是有機的、放蕩的。你說，這星星、這花朵、圖片是如此的漂亮。美麗使你安靜，它碰觸到你的無助。美麗是驚奇的、敬畏的、感動人的。它將你與周圍的事物孤立了起來。

詩歌影響了你。這使得你和詩歌變得更美麗，不要用美麗的詞藻寫作。詩歌給予惡魔一個空間，釋放了可怕、解去了恐懼的束縛。透過這種方式里爾克在他的詩歌中描述酒鬼、乞丐、傻子、侏儒、麻瘋病患者、自殺者，並且把這些稱作是歌曲（Rilke 1989b, pp. 19-35）。

真理，你出現在命運的風中。

真理是哲學的中心思想。不同的學者對真理有著不同的解讀，也抱持著不同的意見，但他們都同意真理代表著一種話語或思想的特色。此外，真理到底為何物？這不是語言或是思想所能夠回答的問題。這也不是任何程度的主觀信服所能夠承諾的。真理無

法脫離出我們所知認的世界（Weltbild）。

詩歌凌駕個人經驗與信念。它不屬於一個學派的想法，它思想的想像主體就代表了全部。此外，它詭計多端的思想會遺失，也會不斷轉換型態。

真理是微不足道的、最基礎的。你出生後有一天必須死亡。世界上有著戰爭與和平。你需要食物、空氣、避難所、人類。疾病與健康型塑你。存在的問題比答案來得多。真理很容易被遺忘，只要你與它凝聚在一起。真理需要被記憶或是思考，或是尊崇。它是由你每日的日常生活中所形成。它的力量是潛在的，並且使我們可以存活。突然之間，它的閃光會震驚你，並且令你為之神往。你仍然過著如往常一般的生活。

詩歌並不是要將真理創造成思想的中心。真理是它自己的中心。詩歌並不真的會昇華，只是允許它有個暫時的處所。所以它可以散發出光芒。

　　美麗就是真理，而真理會創造美麗。
　　對真理的尋找，是愛的外衣。

在想像與信念之間，詩歌發揮著治療的功效

　　這是一個事實，
　　我必須去行動
　　這是一個事實，
　　我正在行動中！

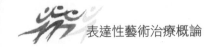

詩歌是很個人的，是我們所知道最親密的語言，但它的觀點卻不僅是個人的主觀。它透過普遍的觀點接觸每個人，透過原始的考量。有些時候是透過對常識的使用。

詩歌有機會去影響我們的認知，當我們允許它扮演自己的角色時，而非我們自己的延伸。延伸代表的只是傳遞那些已經存在的，那些我們熟悉的認知。

詩歌猶如一種介入的治療方法，在表達藝術的治療法中發揮效力，並透過解放被孤立、不斷旋轉的內在聲音。其他的聲音也破網而出，就像詩歌的聲音一般。與這個聲音相關的現象改變了。這不是加在內在聲音上另一個額外的動作，而是聲音旋轉，並向外發散，失去了平衡，並且散落滿地。它暈眩著、分散著，並且消融進入關係中。

詩歌能夠拓展我們的視野。它並沒有意圖去增進世界的美好，而是使它們具象化。同時，也是為了讓沒有注意到的、扭曲的現在表現能夠散放光芒。不像一個缺少內涵的複製品，而是猶如一個充滿強烈意志的本體，它的力量能夠進入我們的感受中。這是存在於它原始感官的力量：為了要介入。詩歌就是這個介入的力量，它承接了主動的爆發力量，並且啟動了下一個階段運作：一個明亮的世界就在這裡，這是世界中的世界。不是去掩蓋「真實世界」，或是改變它呈現的外表。它帶領著我們，透過使用我們感官的想像力，去穿越一個看不見的界線。我們被允許對不真實的世界有著「真實的反應」。通常在每日的生活中，我們一開始都傾向於使用「不真實的反應」去面對真實的世界。詩歌式的治療法透過「介入」的原則。雙重、對抗，已經被破壞了；想要立即坐在裡面的想法是被禁止的；毫無遮掩地赤裸著、曝露，都是

令人著迷的。在詩歌的體驗中，我們看到我們在現實世界中所不能體驗到的內容。這就是透過詩歌所得到的貢獻，尤其在表達藝術治療效果上：取得一眼看透世界的洞察力、由世界的內部向外看、去體驗觀察詩歌的當下。透過詩歌所感受到的體驗是安慰，也是對抗。兩者都有。只有安慰緊抱著天真無邪，和只有對抗才會讓一個人去感受空虛的酷寒。我們必須沉到水裡去，才能體會到我們本體與肌肉上升的浮力；我們需要在無助與絕望中迷失方向，才能體會太陽升起的重要性。

透過讚揚和哀悼那些遺失或是被隱藏起來的東西，詩歌就猶如一個中介物進入了每個人自我旋轉的小世界。詩歌的信念認為生命是活的，且生命也是建立於生活之上。詩歌透過它的信念安慰著人們，也對抗著人們。在人們孤立的生活中，詩歌分離了個人的注意力，並且將他們轉入更大的社會體系中。

我們都被限制在毀壞的力量中，當我們愈來愈年長，我們也逐漸衰敗。我們在生命的邊緣行進，行進的終點只有死亡，並且沒有任何回頭的標誌。

詩歌就有如一個介入的力量，透過它的美麗安慰人心，並且透過它無條件的真實來面對世間。透過述說那些言語難以述說的內容，詩歌解構了每日生活中被認知的真理，並且將我們丟入一個想像的空間。在那裡沒有什麼是一定的，只有一個希望，透過人們對詩歌信念的新鮮感與新奇去尋找心靈的避難所。

我們不能忘記，詩歌通常只是娛樂，充滿著幽默與無常。詩歌的體驗在淨化心靈的感受下，包含了笑聲、欣喜、生氣、悲哀的淚水。對介入物的注意力，使我們能夠由對每日生活的關心中抽離出來。抽離的動作也打開了一個空無一物的大洞，中介物必

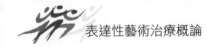

須重新去連結，以彌補抽離所造成的破洞。

詩歌的進入造成了個人的抽離，而抽離則伴隨著重新的力量。它組成了思想、夢想、力量和獨居的網絡。

詩歌是一個「內在產物」，是無法預先計畫或是製造。信念的存在是導致詩歌產生的基礎，而為了在廣大無名沙漠中，看到小小的植物與生物，則是需要極大的耐心。

詩歌不是要解決問題，它是一個中介物，它的進入即是某種解決。

讓我用一個治療的例子，來說明詩歌在治療上所展現的效果。我遇到二十歲的安迪，在一個日間的治療室，在那裡，我領導一個表達藝術的治療團體。在開始自由創作之前，我們寫了一些訊息。在此之後，每一個客戶都能夠以自由聯想的方式寫作。安迪是一個苦於心理疾病的患者，他寫了下列詩句，並且在寫後唸給我聽。在聽完後，我再唸一次給他聽，這種作法能夠讓他分享出他與他母親之間受壓抑的關係。

> 這個池塘在我的房子後面
> 池塘漲滿水時，就像一個漲奶的乳房。
> 當一個河流延伸進入這個池塘時
> 就猶如一道火焰延伸到空氣中一般。
> 池塘中的水到處漂流，就猶如空氣、猶如空氣一般
> 清除了我心中的蜘蛛網
> 清靜了空氣，就有如春天清靜了空氣一般。
> 池水也開始細語：
> 掏空了你的內心

而你將充滿了對神的愛。

母親，我必須掏空我心中的你，和你那吞食我的憤怒

就猶如一個祈禱的螳螂吞食他的伴侶一般。

母親啊！河流帶走了您！並且沉溺了您！

母親啊！河流帶走了您與您的憤怒，

您與您的烤麵包機，您與您的

微波爐，錄影機與洗碗機，唱片

和您希望我成為醫生的慾望。

母親，河流帶走了您的夢想

並且釋放了我。

　　詩歌的想像能夠使個案發出存在的聲音，並提供他們一種方式去展現他們的創造力，並與苦痛一起活著，進而重組，並且轉化苦痛。

　　在這個案例中，詩歌展現了一個視角，是存在於安迪的生命與母親之間。詩歌猶如祈禱者一般，存在於每日對生活的關愛之中。

　　詩歌可能是我們知道最親密的語言。它是個人的，同時又解構個人。使得人們能夠更了解個案，包括個案自己的問題、關懷、苦痛，更不只是他們疾病的症狀。這個人存在於希望之光下，並且身為一個詩歌的創作者，有某些光芒穿透了這個個案，穿透他的掙扎：多重角度的美麗扎根在相同的印象中。令人感動的不是有那麼多的「個人因素」，而是突然被介入的一種情感、一個記憶、一個連結的點所感動。

　　詩歌的文章是一個很安全的夥伴，能夠很耐心地聆聽患者述

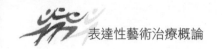

說任何事情，並且記載下來。寫作是存在於展現與孤立的兩種感情中，使一個人能夠在想像的保護薄紗下，掀開內心的秘密。

詩歌的體驗，允許當事人記憶、感受那個剎那感受、轉化那個經驗，而非解釋它的訊息。在這個過程中，當事人與詩歌相通，並感受到詩歌理解與看到了他們的苦悶時，他們會流露出釋放的、哀傷的、欣喜的眼淚。在這裡，詩歌就猶如一個內在理解的訊息，而情感在此釋放了它的力量。

> 希望造就了表面，
> 而懷疑建造了地下室，
> 在這之間，存在著信念。

詩意的想像力建構了詩歌信念，而這個信念同時奠立詩歌想像的基石，並允許生命主導意識，由愛、美麗與真實出發，透過一種形式去發聲。以詩歌來進行治療打開了一個遊樂場，在遊樂場裡，無法預期的變化在這個空間裡幻化成具有效果的治療方式。

◯ 參考文獻

Aristotle (1980) *Poetik.* Leipzig: Reclam.

Laing, R.D. (1972) *Knots.* Vintage Books.

Leedy, J.J. (ed) (1973) *Poetry the Healer.* Philadelphia: J.B. Lippincott.

Meyers Kleines Lexicon Philosophie. (1987) Mannheim: Bibliographisches Institut.

Nehamas, A. (1996) Boston Book Review.

Paz, O. (1983) *Der Bogen und die Leier.* Frankfurt: Suhrkamp.

Rilke, R.M. (1989a) *Duino Elegies.* Manchester: Carcanet.

Rilke, R.M. (1989b) *The Best of Rilke.* University Press of New England.

◯ 延伸閱讀

Fink, H. (ed) (1994) *Standpunkte der Ethik.* Verlag Ferdinand Schöningh Paderborn.

Kluge's Etymologisches Wörterbuch der Deutschen Sprache. DeGruyter.

Morrison, M.R. (1987) *Poetry as Therapy.* New York: Human Sciences, Inc.

Pöggeler, O. (ed) (1972). *Hermeneutische Philosophie.* Munich: Nymphenburger Verlagshandlung.

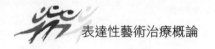

CHAPTER 11

口語傳統下的詩歌：
認真的文字遊戲

依麗莎白・高登・馬吉姆
（Elizabeth Gordon McKim）

詩歌是附有韻律並且能表達意象的語言，能夠具體表現出我們的經驗。詩歌就猶如生命的火焰，由靈魂深處燃起，引導我們進入記憶與想像的世界。詩歌是喜悅，它蘊含著無限爆發的力量，同時也形成其運作的架構，並滿足個人對心靈自由的追求。詩歌以令人驚訝的形態呈現在世人面前，它是思考與感情的綜合體、形式與內容綜合體、請求與詢問的綜合體，透過一點運氣與辛苦的文字工作，使得文字圍繞著真實。有關詩歌令人驚訝的理由還有很多：詩歌的朗誦和撰寫、表演和口語呈現，這些都能夠成為表達藝術治療師可以運用的工具；尤其當治療師歡喜地與當事人演練著詩歌時，或是在一個團體中，詩歌開始觸動人們內心的埋怨、詛咒、歡笑、雀躍、祈禱、漫步、滑動、自誇、隱藏、搜尋、下跪與哀悼等種種情緒的同時，詩歌發揮了它強大的治療效果。

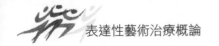

> 有些日子，我幾乎不知道自己是誰？
> 歌唱的染色劑洗刷著我的身體
> 身體在黑色中擴散，而黑色正發出喜悅的哼響

　　詩歌是屬於個人的，它連結我們與文字間之親密的互動。當我們有某些很親近、很深層的感受時，這些感受全面回應我們的呼喊。我們希望搜尋適當的文字、真實的音律去回應它們。我們隨著聲音、影像和意義一起搖擺，並獲得了喜悅。透過說唱的經驗中，取得了支配的力量。透過使用語言，我們回憶，並試圖重建我們已知的事情。詩歌轉移到了事物的核心，用語言來命名、彰顯（不是解釋）這些每天自動進入我們生命裡的瞬間、強烈的訊息。這並不是一個普遍、抽象的思想，而是特殊、個人的意識，並且緊密連結著我們的感覺、生理自我、脈搏和心跳、幽默、勇氣、內心與我們聽到的語法、民族心和文化連結、對我們的讚揚、我們的孩童時期，和由夢想所發展出的自我等等。在詩歌中，我們尊崇專門屬於我們的表達方式，由熟識鄰居所聽來的故事、街角發生的記憶、孩童時期的風景，和我們處於鄉村時的心情。

> 我們用手與膝蓋緩慢地爬行到發熱點
> 爬行到我們身體的中央：
> 貧民區、少數民族、有著荒廢草地隱密的住宅邊緣、
> 午夜的郊區。

　　詩歌的本質是聯想：透過一個世界連結著另外一個世界，一個聲音呼喚著另外一個聲音，一個影像關係著另一個影像，透過

這種方式，詩歌成為你所駕乘的海浪，允許你去掌控心智，決定是否要棄離或是緊隨你內在的體認，去理解你所知道的事物，並且促使你變得專注、勇敢、狡獪、自發、幽默、謙虛、耐心、生氣，或是不管那是什麼，就是你所感受到的一切。然後你可以自由選擇，是否要帶著具透視力的注意力和你詩人的工具，進入詩歌的領域。

　　挖、挖、挖，現在往泥土中挖
　　現在一點都不覺得痛呢！

　　我已經擔任社區內藝術家超過二十五年之久，並且指導兒童作畫；我也幾乎花了相當長的時間，指導公立學校的教師們作畫，這些教師攻讀與創意藝術相關領域的碩士學位；同時，我也指導心理健康領域的研究生去擔任表達藝術治療師。當然，這些都是不同類型的課程。我們可能不會在同樣的面向，探討詩歌寫作和其運用，但我們開始在相同的學習過程中，尋找詩人和發自我們內心的詩詞。在這個工作中，我擔任嚮導的角色。我協助人們開始創作，因為人有時候會強烈地抗拒詩歌，他們可能不熟悉閱讀與寫作的技巧，或是他們可能過去曾經接觸過詩歌，卻在學習的過程中因天分的限制而受到了挫折與阻礙，從此裹足不前。

　　一個機靈的指導員是非常好的
　　當你在通過一座搖搖欲墜的橋樑
　　從這裡到這裡……就是這裡！

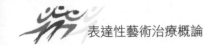

　　就像其他所有的表達藝術一樣，我們希望從一個安全的地方出發，在那裡可以控制風險、環境是包容的、人們可以保持他們的自信心。

　　我通常會以吟唱來展開活動，所有的人揮舞著雙手，並做著簡單的動作，這些動作會反映出他們呼吸的韻律。吸氣、吐氣；吸氣；再吸氣；然後吐；這是詩歌開始的方法。我們隨著文字的音律移動著雙手，透過肢體語言呈現詩歌。接觸、接觸；接觸天空，不要問我為何現在要接觸天空。這時候韻律開始接手。推；拉；蒐集羊毛。挖、挖、挖，現在往泥土中挖；現在一點都不痛呢！韻律就像擁有自己的生命，進入了身體裡面。我們重複著這個韻律。我和你；我；我和你們和我們；我們乘著巴士。韻律就在我們的體內，在我們的心跳與脈搏中，韻律環繞著我們，在時間與季節的道路上，在我們成長與發展上、在我們的開始與結束上、在我們的年長與枯萎上、在亮光與黑暗中、在波浪與海風中、在每個手勢與動作中、在我們的演說中。

　　我們唸著自己的名字，感受聲音的韻律與音節。我們哼著我們的名字，並連結聲音與動作，成為文字的整體型態，接觸了聲音動作的語言。我們寫著簡單、沒有威脅性的詩歌，有著我們名字的離合詩（acrostics），這是每個人都擁有的東西。這是一種在表達治療團體中，引導大家進入治療程序一個很有效的作法：簡短的訊息會由信中出現，而這個信正是詩歌的骨幹。

　　　　白鷺（Egrets）
　　　　徘徊在薄暮中（Linger at dusk）
　　　　依傍在河川的邊緣（at the rIver's edge）

黑暗也受到驚訝（amaZing the darkness）

透過牠們有毅力的單腿（with their pAtient one-legged）

鳥的美麗（Bird beauty）

蹲於或站立於午間的莎莎陰影下（under/standing how Evening shadows）

當突然遇到（Over Take）

滾盪石面的白晝（The Heated tones of day）

　　一個字帶出另外一個字，在寫作時，我們根本不需要事先計畫要使用什麼樣的文字，我們退到一旁，讓詩歌盡情地揮舞，並且緊緊跟隨詩歌的韻律。我們大聲朗讀詩歌。有時，當我們大聲朗誦並且運用一些樂器，例如打鼓、手指琴或是雨聲棒，我們的身體也可能隨著詩歌的韻律與節奏而擺動。一般人通常是透過閱讀紙張的方式來欣賞詩歌，只有當詩人朗誦詩歌，且大家都聽見詩歌的時候，才會產生治療的效果。聆聽者提供了詩歌停歇的處所。

　　我隨著詩歌搖擺我的身軀，並且進入了詩歌的林地

　　我沒有笑容

　　但卻歡喜

　　當我不斷重複詩歌中的文字

　　元質（prima materia）。對詩人而言這是文字。名詞與動詞。我們知道名詞代表著宇宙事物，而動詞則代表著宇宙中的運動與

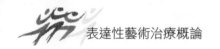

工作中的騷動。我們可以創作屬於我們的文字集。環顧房間的四周、走出戶外，一同與文字漫步，並且直接尋找名詞與動詞，隨著你的感官去觀察。去當一個獵人和蒐集者。很認真地運用文字。在擁有了自己的文字後，特殊地、知覺地，並且具體的去運用文字，試著與文字一起工作，排列和重新排列文字順序與文字所屬的行列，觀看它們會如何一起搖擺，觀看它們會散發出什麼感覺，並且觀看它們會形成怎樣的詩歌。讓訊息由文字中顯露出來。

> 現在你將要游泳
> 穿越海灣與河堤，並且進入開放的海域
> 你驕傲地將海水穿在身上
> 而我，就像一個被完善使用的錨
> 承載著見證人
> 到你閃亮的潮汐

有時，生命的某些時期，你的嬰兒期、兒童期、青少年期都將成為你創作詩歌的泉源與觸媒。或許這是一個特殊的事件、情況或人物，這些都將激發出字字句句。生活中所發生一點一滴、平淡無奇的事情，例如在清晨中醒來、離開你的房子、進入你每天的生活、轉個彎並回到千萬個自己所熟悉的活動中，我們都應該帶著新鮮的心態去感受體驗，這些都能夠無止境成為激發你寫作的觸媒。

> **向上伸展**
> 你不需要期待

將出現什麼

即將出現的
將會教導你

你只要準備好你自己
去接受訊息

訊息
散布在各地

語言
向上竄升
超過了樹木葉子

這一切都毫不費力
在宇宙中

　　當找到了適當的名詞與動詞以後，將它們寫在兩張不同顏色的紙上，並分別放置，如此它們成了兩個分散的個體，並且將它們放在你的面前。現在問問自己一個重要的問題：哪個是你想要保留的？哪個是你認為可以丟棄的？寄出和保留。失去與尋找。認真地選擇，並做出你的決定。你將要加入什麼？並且刪去什麼？大聲地唸出你的詩歌。不斷重複它們。投入你的聲音，將自己放在它之下，它旁邊，與它一起掙扎，與它一起搏鬥。這就是詩歌

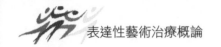

創作的過程。這並不是雕刻在石頭上。一頁一頁地寫，並且完成它。重新檢查你的錯誤。改變你的想法。這是創作詩歌中，最有趣的過程，也是詩歌開始逐漸成形的時候。

尋找我們的型態

　　在過去，我們只能攤開四肢，瞠目結舌，對於暴動，我們不知道自己該做什麼，能做什麼？或是，我們如何才有膽量去假設我們的型態；我們可悲地收起雙翼；我們不知道怎麼停歇，或是全部停止；我們敲打著宇宙；我們永遠地清淨我們的喉嚨；看起來好像我們沒有皮膚似的；有的事情都令人傷痛；我們只記得出生地方的泥土；我們假裝對雲霧感到毫不在意；我們無法抑制地哭了出來；我們說了一個笑話；忘記了最精采的部分；我們還沒準備好就進入了森林；我們沒有任何文字；這就與站在墳墓前一般；我們希望宣布愛情；我們並不知道求愛前，應該做的第一件事是什麼？我們因為害羞而臉紅；在內心中，我們感覺遲鈍；我們總是快速地變動，並感到自己好像四分五裂一般；要知道未來將發生什麼事情，是不可能的；我們說祈禱者與詩歌是沉默寡言的；搖籃曲也是一樣；全速前進，我們搖搖擺擺地進入風中。

　　在表達治療團體中，必須擁有寫出心中話語的渴望，這要由自我體驗的翻滾中昇華出來；從一連串的事情中：從事件、活動、生氣困惑、對話、衝突、從舞蹈中、唱歌中、運動中、冥想中、讚美歌中、從心理劇場進行中、從角色扮演中，去感受、去昇華。這是我們嘗試透過詩歌與其他的藝術型態，給予身體、聲音和外型的一種體驗。我們開始去撰寫詩歌。

一開始

當世界仍然是嶄新的時候

每個東西都包裝得好好的

並且全部都密封得好好的

　　開始撰寫詩歌的時候，我們必須讓文字自己發揮，就像水由水罐中潑灑出來一般。我們必須有效地運用紙張的空間。我們使用一張大白報紙和一個簡單的藝術素材，就像蠟筆、色筆、彩色鉛筆。我們跳脫一般文字的使用規則。文字也擁有使用規則與使用時機。我們聆聽文字的呼喚。我們持續這種方式，直到我們完成了撰寫的第一步：寫下我們需要說的內容。我們反覆閱讀我們的詩歌；這個詩詞是如何開始的，它們如何持續，和它們如何結束。（至少到現在為止）這個寫作的工作會連結到其他各種的表達藝術，就像身體裡的各種器官、彼此相關，卻又各自獨立。

你的呼吸在我的歌裡，我的歌在你的心裡，

你的心在我的血中，

我的血在你的手中，

你的手在我的身體中，

我的身體在你的心智中，

你的心智在我的靈魂中，我的靈魂在你的火中，

你的火在我的生命中，

我的生命，我的生命

正在燃燒！

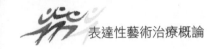

在撰寫完詩歌後，我們將詩歌分享給周圍的人。尤其當我們希望治療確實能夠改變患者並發揮療效時，這個動作更為重要且必須。當其他人聽到了這首詩歌，並且很認真地聆聽，那麼文字就能夠存活於我們的心中。我們兩兩一對相互閱讀詩歌，並圍成一個大圓圈，然後我們仔細地聆聽。有些詩歌發人深省，其他的則是在狂歡，有些難以入耳，有些是反射性的，有些是投射性的，有些簡單而且充滿著孩子氣的，有些很神秘，而其他的則是刺耳或難以理解的。如果一首詩歌能夠成功地表達出它的真實性、整體性和內心的感覺，這個詩歌在整個治療中是極具效力的。有些詩歌需要再延伸並且再開發，有些需要靜等情緒的到來，有些則需要表現得更緊湊，其他則需要增加特殊性與私人性。我們不需要去評論這些詩歌的優劣，我們只要試圖去理解我們所聽到的內容。我們試圖看出哪裡是弱點，哪裡可以繼續發展，哪裡語意不清，哪裡讓人們點頭回應，或是感到困惑。我們聆聽，並且回應。在團體中彼此相互包容並接納詩歌。這就是治療發生療效的地方。

> 有什麼是未完成的
> 總沒有完成
> 那些已經完成的
> 再次啟動
> 然後綠地就會不斷地重複
> 再重複

當開始在團體中寫作時，我們只由一個不具威脅性的寫作建議開始，這個建議將是包容及邀請，而非挫敗與排除。有的時候

我們聆聽，無論我們寫的是什麼。我們專注，集中全部的注意力，讓心中的想像能夠激發出必需的文字。我幫助學生去聆聽其他人的內容、狀況、本質、城市街道、衝突的聲音、一個記憶、一個幻想、夢中的特質和物體、傷痛、歡笑、抱怨，與難過。當我們撰寫詩歌的時候，我們開始去聽聲音，或是發出聲音，我們與其他人對話，有時候我們將詩歌的聲音放在一個可視的形狀或是構思中。

動物說著

女士說著

羞恥的人說著

妻子說著

治療者說著

傻瓜說著

旅遊者說著

裁判說著

小偷說著

酒鬼說著

上癮者說著

老師說著

小孩說著

　　聆聽詩歌的聲音：它的聲調和字尾的變化、它的微妙與巧妙、它的方向與意向、它的細節豐富或簡略的描寫、它的根源等等。感受詩歌如何開始、如何繼續、如何停止、如何成形，以及如何

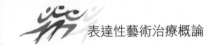

結束。我們註釋文字，就猶如音樂家一般。我們編輯詩詞，透過對自己不斷朗讀，也對別人不斷朗讀，嘗試去感受那些我們已經出口的，和我們隱忍未說的，並為我們的文字負責，使自己在安全的圓圈中，顯得脆弱、發出聲音、打破沉默。

> 它並沒有因驚嚇而飛走
> 我將它握在手中
> 事實上是它停留了下來
> 經歷整個季節
> 直到天氣雲集
> 並且改變
> 我不知道
> 這可能代表著什麼
> 或是我為何而哭

　　所有詩歌都是關於我們是誰、我們去過哪裡，和我們將要去哪裡的故事。詩歌就猶如一個小雨滴落在水面上，激起了很多相互連結的連漪，這些連漪持續向外擴散。詩歌述說著你自己的故事，有關你是誰，你由哪裡開始（在你真實時空的某個地方）是非常重要的，並且詩歌也探討更寬廣與更深層的文字和世界。詩歌表達出你的立場、職業，並且使你為自己的立場鋪路。詩歌必須是勇敢的，因為它們告訴我們有關於你的一些事，以及你如何成長。它們訴說了你個人的一些情境與狀況，且它們對於更深入的詩歌給予更多的信任，這些詩歌與下列議題有關：自由和限制、衝突和限制、關係、政治、愛與願望、憤怒與恐懼、自然和與自

然共處、星星與開始、結束與改變、照顧與接觸，還有所有與詩
歌有關的人類事務。

小妹妹

你是最後的寵愛

是老先生的種子。

你應該是碧眼金髮的

對我而言

而我是黑的

並且是永遠不停止的。

我要你

停止。

當你不願意停止時

我忍住暴怒

在我結痂的膝蓋間

很多年之後。

仍然

我想要抱住你

媽說

當你生出時

我令你來到世間。

他們送我遠去。

當我回到家

我無法持有

任何東西。

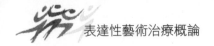

數字或色彩
或甚至是尖銳的紙
我學習去結巴。
你期待什麼
一首歌？
忘記它
我幾乎快四十歲了
我想要抱你。

讓我們由小地方開始，只有你知道的地方，在那裡根植了你認知世界的發源地。雖然你無法說出所有的故事，但你可以給我們一個眼光，讓我們能夠進入你的世界。只要你讓我們進入，我們能夠感受你和你的狀況，那是一個你詩歌所處的時刻。

讓你的感觀與你的文字互通：你聽到什麼，有什麼聲音環繞著你，接觸著表面和內側，觀察和內涵，刮傷和小的事情，強烈的甜味，呼叫與回呼，對祖先的推拉，還有你建立生活的領土。如果你帶著能量與誠實告訴我們這個詩歌的故事，我們一定能用更尊敬與慈悲的心（或熱情）去感受你和你的生活。

在詩歌中，我們扮演著考古學家的角色，去揭開和重新掩蓋，這麼做的目的是要去發現已經存在那裡的詩歌。每首詩歌都擁有它自己特殊的能量、呼吸、行列、韻律、音調、色彩和陰影，還有個人的方向。這些屬於她和他故事的詩歌，幫助我們去理解扮演你自己所代表的意涵，還有扮演我自己所代表的意涵等等。詩歌就擔負著這種責任。透過對詩歌的練習與熱情，表達藝術治療能夠將詩歌帶入人們的生活中，並且增進每個人在生活和企圖心

上深度與廣度的質感，尤其在個人的工作、視野、親密度上。

> 誰是我和誰
> 是你這又怎樣
> 這就是了！詩歌

口語傳統

祈禱

發言

謾罵

玩笑

問題

挑戰

敲擊／歌曲／土司

高／故事與童話故事

發抖／漫步讚賞

愛情歌／喃喃細語／嘆息／瞄準

誓約／自吹自擂／說教

戲劇／歷史／藍天

喃喃自語／抱怨／結巴

捕拾蚌蛤者／口吃

預言／宣言

拍賣／堅硬／賣／柔軟／賣

市場哭泣／搖籃曲／反對的論點

喝倒采的噓聲／治療

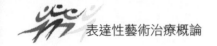

跨越／文化的／問題

橫過寬廣的探索

在耳力所及的範圍

全球村／天譴

護身符／魔符／保護

詩歌給予四方的光榮

根植於區域的詩歌

和地方色彩與季節的詩歌

去唱誦和擊鼓的詩歌

代代相傳的詩歌

第一個聲音

呼吸／哭泣／細語／喊叫

詩歌帶來喜悅，詩歌帶來珍惜

詩歌測量著苦痛

因為詩歌，所以我們不用去解釋

苦難的詩歌

和慶祝的詩歌

揭露的詩歌

因為詩歌我們傾向於

而因為詩歌我們不再依賴

開始的詩歌

和結束的詩歌

為了修改的詩歌

旋轉的詩歌

為了下一輪的板球

為了聚集和修改的詩歌

獵捕與搜尋

伸展／跑步和性交

揭發醜聞

讚頌搖滾和自由的詩歌

尋找／讚美微小的詩歌

和讚美巫師的詩歌

讚美乾癟老太婆的詩歌

讚美所有孤獨的詩歌

讚美黑暗時刻的詩歌

讚美高塔的詩歌

去破壞連鎖的詩歌

去減輕損失的詩歌

去選擇的詩歌

去發現的詩歌

去欣喜的詩歌

為性愛的詩歌

為復原的詩歌

由你到我的詩歌

由我到你的詩歌

對所有人或所有方法的詩歌

使我們結束

和使我們經歷這些的詩歌

CHAPTER 12

心理劇：
關於受納粹迫害者

葉卡‧諾耳
（Yaacov Naor）

簡介

　　過去十年間我經常往返德國（主要去柏林）。每次前往德國，都是為了主持一個特殊的工作坊：「在心理劇中面質受納粹迫害者」（Confronting the Holocaust Through Psychodrama）。雖然本工作坊是特別為了猶太裔災難倖存者的子女和第二次世界大戰後德國人世代所舉辦，但是如果任何人對這個主題感到興趣，我們也樂意邀請他們參加。身為兩個猶太裔災難倖存者的子女，這個工作坊對我而言絕非是個容易的任務。

　　本工作坊的目的在於對受迫害者所帶給我們在道德、社交和個人內在層面的影響有更深的了解及認知。我們在工作坊中使用自發性、表達性和創意性的方式，來了解我們每個人和我們社會中加害者－受害者角色的互動關係。

　　這個工作坊主要是由我和漢尼‧列溫倫茲（Hanni Lewerenz）小姐來主持。漢尼‧列溫倫茲小姐是德國心理劇和互動劇場的導演。在工作坊中，我們使用心理劇的技術和工具，再配合其他來自表達藝術治療領域的方法，如藝術、音樂、動作、戲劇和詩歌治療法。

　　我們用來治療受害者的主要工具是治療性劇場與心理劇，因為這些方法的表達媒介主要是肢體表演，而非僅依賴口語。口語在治療的過程中，由於對語言解讀的不同將會隱藏著非常多的危險。

　　心理劇的方法是基於莫雷諾（J.L. Moreno）的哲學理論和心理治療經驗中發展而來。在心理劇中，「演員」可以在舞台上呈現自己的經驗、夢想和情感。藉由這個方法可以發覺演員經驗的更深層意義，以及這些經驗如何影響其生活中的決定與行動。

　　戲劇化和角色扮演有助於促使參加者在活動中，更同理彼此，並且激發他們去珍惜彼此的差異。也因此讓他們能學習以更真實的態度面對自己的過去。

　　主動的肢體工作促使內在情緒世界立即安全地開啟，並進入內心世界秘而不宣的實相。

　　發覺情緒實相並與他人分享，就是釋放與療癒的行為。團體的過程將為參與者逐漸建構出信任、合作、夥伴關係，以及敏感度。

　　將個人置於中心的過程被賦予大量的注意力（內在中心和團體中心）。這避免了比較、批判，和評價，並且創造了強大的支持。更特別的是，它開展了一個讓每位參與者為自己行為負責的過程。

劇場和心理劇的舞台可以讓團體成員（根據他們每個人自我開發的程度、節奏，以及能力）去盡情表演，並對所有成員分享他們真實的自我、記憶、經驗、情感和印象。這個過程不需要擁有先天戲劇表演才能，而是由團體成員的支持和接納中發展出來。

治療性劇場和心理劇讓參與者有機會去戰勝與無名之間的掙扎，並與其他成員分享自己的故事。這可以成為打破沉默的經驗。受迫害倖存者與德國人的孩子，在否認和壓抑中成長。他們共同的經驗就是保持情緒的低調與沉默。「加害者－受害者」兩者之間的共同經驗，可能會讓雙方有進一步的交流，並且允許更多、更深入的了解。交流並不代表一定會得到寬恕與認同，但卻可以治療一些傷痛。至少，可以打開對話的大門。

受迫害倖存者下一代的特徵

第二代擁有三種主要的特徵：

1. 強烈的受迫害經驗就猶如背景一般，成為第二代們的表徵，甚至比他們的父母都來得強烈。他們的父母至少是誕生在沒有迫害的時代中（他們擁有和平時期的童年，但第二代卻沒有這樣的童年）。這使得第一代受迫害倖存者能夠將現在與受迫害前的世界連結起來，所以仍能保有通往光明世界的聯繫。

2. 潛意識認同不認識的人物。舉例而言，受迫害倖存者的子女通常會被自比為父母親橫死於迫害中的兄弟。此外，有些人的父母親可能在受迫害時失去了子女，他們也自問到底父母親比較在乎自己還是已故的兄弟姊妹呢？

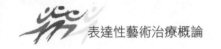
3. 他們的父母通常對災難、死亡、痛苦有一定程度的麻木。對於情感世界的麻木不仁，似乎已經影響到他們身為父母親所該有的機能。在小孩出生的前幾年，他們的父母可能會自認為是一個身心不全的人，並且視自己為一個情感的機器人，這無可避免地會影響到他們所有的生活。

事實上，這些倖存者的第二代各自擁有不同的童年經驗，有的經驗甚至是相互對立的，所以根本不可能去建立這一代人共同的形象，在這裡，我們將這些人稱為「第二代」。此外，在有關他們生活和童年的報告中，我們已經發現一些重複出現的觀點及共同的特性。由於戰後社會的封閉性本質，社會拒絕去接受嶄新的聲音，所以，倖存者的子女都埋沒在他們父母的情緒、記憶與經驗之中。

孩子扮演著家庭救贖者中的角色，並且補償著家庭所受到的苦痛。那些依照受迫害中所喪生的親友來命名的孩子，發展出認同的問題。在某些案例中，他們甚至未曾被告知承繼誰的姓名，他們感到困惑：我是誰？我是否是父母親上一個婚姻所失去的孩子？也因為如此，他們深深地受到罪惡感的侵襲：是否是因為我活著的關係，所以他或她必須被殺？這個秘密一直跟隨著他們。為此，他們對自己的未來感到極度困惑，並且不知道自己有什麼值得被期待的地方。

有的孩子擁有兩個名字：一個是活著孩子的名字，而一個是過世孩子的名字。這證實了這些倖存者很難走出失去孩子的傷痛，並且企圖讓已去世的孩子透過剛出生的下一代傳承下去。這種作法會增加情緒上的負擔，不管是顯而易見的，或是隱藏的，都造

成這些孩子們人格的分裂與扭曲，一個活死人的感覺，以及一個渴望行動和容易陷入沮喪的衝突之中。

有的孩子會內化父母在家庭中或與朋友間的衝突，而這些孩子現在皆無法離開已受創傷的父母，也無法離開他們的核心家庭。因為這些都和束縛他們的罪惡感與死亡有關；這些結果阻礙他們發展正常的人際關係。

有的人認為既然身為一個倖存者，他們應該表現得非常強壯且充滿威脅性。第二代成員們在內心世界中將受難者與侵略者合而為一，他們展現了自我理想化的傾向，一種全能的感覺。既然他們的父母親從地獄中逃脫了出來，他們有著一種獨特的感覺，並且擁有強烈的歸屬感，「我是受迫害倖存者」。在另一方面，有些人卻一直受憂鬱的症狀與低自尊的情緒所苦。他們都傾向不挺身而出，甚至放棄成功的機會。第二代畏懼成功的心態可能是來自於挺身而出的風險是攸關生死的，同時更受到一面期待能夠成功，一面卻為擁有美好的生活而感到極度罪惡的衝突影響。有些第二代成員所受的折磨，使他們無法得到快樂。

其中一些第二代會無法控制他們的憤怒、罪惡感及羞恥感。對於他們父母親所經歷過的痛苦，他們忍耐並壓抑著極大的憤怒。這個憤怒被內化於他們的心中，有時候他們會因為生活中的其他事而勃然大怒。他們不斷抗拒自己的情緒，以避免失去控制，因為對他們而言，失去控制就意味著死亡。

有些第二代抱持著殉難與犧牲的精神。他們父母所受的污辱、恥辱和迫害，都已經潛意識地傳送到自己的心中。他們感到自己是易受傷害的。保護父母的心形成了沉重的情緒負擔。這種負擔很容易使人變得更敏感，並且有可能使得他們在情況變化時，表

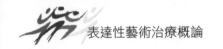

現得更脆弱。有的人偶爾會有惡夢，就像他們的父母一般。很多人無意識地重演父母親故事中類似的情節。有時候，他們會發展類似父母親受迫害期間的行為，比如偷竊等等。這些行為都發自於內化和投射父母親行為的過程。

這個傷痕是長期性的，並且會一代一代地傳承下去。如果要除去這個傷痕，通常需要承受巨大的痛苦。治療這些倖存者的子女通常必須面臨巨大的痛苦。他們苦於內心的矛盾，一方面希望去了解真相，另一面又有強大的慾望想要隱藏事實。

受害者第二代更容易焦躁不安，並且不會處理暴力衝動。現實上，他們成長於已經沒有暴力的世界，但卻被灌輸「有人在外面抓你」。事實與被教育內容相互牴觸，並存在著巨大的差異，促使他們對外在的世界感到困惑與矛盾。

在第二代的心中，他們認為這個世界是仇恨的、壓迫的，並且是具有威脅性的。父母親與孩子必須聯合起來抵抗外在世界。整個家庭關起了內心世界的大門，並且很少與外在溝通。在這種案例中，倖存者第二代心中的焦躁與沮喪通常只會逐漸增加。

在工作坊中，我們常常看到受迫害倖存者的孩子以被殺害的家人的身分活著，而非他自己。經由體驗想像中他們親戚被謀害的情境，並在心理劇場的場景中，與這些被害的人相見。他們可以學習如何從自我認知中抽離出已經死去的人。這個分離的動作會切斷長久占據在他們心頭的幻想，也就是死亡者仍然生存在他們的身上；更會將他們從死者可能仍然存活或將要復活的希望記憶中抽離出來。

德國二戰嬰兒潮的特色：納粹的孩子與孫子

雖然德國是一個國家社會主義年代歷史研究的領導者，德國社會和大多數的德國人都仍然無法完全面對上一代所交付給他們的包袱，也就是作為一個加害者的孩子和它所造成他們情感與生活的影響。已經有人在進行關於這個題目的研究，但幾乎沒有什麼人準備好去談論這個話題。似乎大部分的人傾向隱藏他們的羞恥與罪惡的感覺，也就是否定有關於迫害猶太人的事實。因此，我將每個來參加我們工作坊的人都視為一個勇敢的先鋒，他們有勇氣去面對這個令人傷痛的話題。

對大部分二戰後出生的德國人而言，他們絕少或幾乎不談論家庭成員參與納粹組織的活動。這種特性已經形成了一種所謂的「集體沉默」。這種自我壓迫的方式可以在許多方面得到印證，比如說，德國人自我貶抑、缺乏清晰的認同感、沮喪、自虐和無力感等等。

在德國，人們並沒有太大的興趣去研究那段時期對於情感的影響與意義，因為知道得更多實際上對他們到底會有多少幫助，仍然是個未知數。他們希望忘記這段過去。德國人正在邁向「忘記」之途的第一個階段。如果有任何學生想要去探究這個話題，那他就必須去面臨碰觸禁忌所帶來的阻礙。

丹·巴朗（Dan Bar-On）教授是來自位於貝爾謝巴分區（Be'er Sheva）的內蓋夫大學（Negev University）的一個以色列研究者，在會面和訪談了一些德國境內的納粹後裔後，相信在德國境內缺乏對於迫害猶太人之影響的研究，是由於人們主動或故

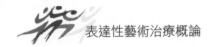

意忽略這個議題，主要是因為他們仍然沒有足夠能力，或者是沒有方法去抗衡這個傷痛。

以奧地利為例，當我們盡力去翻閱所有的文獻後，發現並沒有任何一個研究是與這個話題相關。在此同時，有關戰後後遺症的話題卻是西方世界非常熱門的研究方向。

丹‧巴朗教授發現，對於大部分的德國人而言，打破這個禁忌並不值得。他表示，有些在德國進行的研究顯示，納粹份子教育下一代有關於他們的故事，通常缺少細節與描述，就好像沒有什麼好說的一般，只有非常少數人可能會鉅細靡遺說出所有的事情。丹‧巴朗教授相信，只要德國社會不想以坦率、明確的立場，在他們與他們孩子之間，去正視他們身為謀殺者的事實，這段歷史永遠都不會有明朗的一天。不只是他們自己不想面對，再進一步探討，他們的孩子也沒有深入調查他們的父母或是祖父母在哪裡？而他們在那個時期到底在做什麼？

納粹的孩子如果想去探究過去歷史，會發現真實是存在於一個無限制且絲毫不減的痛楚中。他們無法認同嗜殺的父母，並且通常難以投入婚姻生活和養育孩子。似乎歷史的罪惡已經感染到他們，且令人難以釋懷。即使他們決定好好地經營婚姻，卻仍然傾向於不與自己配偶論及他們父母的過去。他們善於埋葬過去不可告人的秘密。

一個慈愛的父親殺害其他孩子卻愛著你，這形成一個極端衝突的印象。無法避免地受一個問題所困擾：「到底什麼才是真愛？」

劇場的治療力量

劇場是賦予苦難聲音的一種藝術形式。它可以從分裂的自我人格中表現出痛苦與困惑。透過這種方法，演出者能夠毫無保留地面對自己。

劇場表演也是一種儀式化的動作，是要讓故事與疑團透過表演的方式重現於人世間。儀式本身就具有治療的效果，它創造了一個觀點，一個同時存在於過去、現在、未來的空間。這是一個能夠溝通個人內在與外在世界的橋樑，達到淨化、改變並且整合自我。

儀式也具有平衡個人與團體的效果。劇場提供了一個安全的場域，可以保護當事人免於內在世界受傷的風險。

我們相信劇場的力量可以被稱作為一種藝術。就像所有其他表達藝術一般，劇場也有著創造聚焦效果的能力。主人翁（表演者）將他們的靈魂、看不到的隱喻言語，以及隱藏的情感過程，在舞台上毫無保留地呈現出來。劇場也允許參與者將心中壓抑、制止的情緒與問題活生生地帶入世間。它迫使我們透過距離效果和創造超越現實（surplus reality），不得不去面對現實。這個治療的劇場能夠幫助參與者經歷、並走出老舊的劇情和無效的角色，甚至由無用的虛幻中解脫出來。

治療劇場和心理劇主要目的是引導主人翁盡可能扮演各種不同角色，透過這種作法也會加強主人翁反應與表演的能力。領導者或是治療師會幫助主人翁檢視自我的面具與真正的自我將會如何對話（心理人格與真實自我）。在治療劇場所產生的意象是透

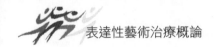

過不同的角度，持續在虛幻與真實間交錯，以讓當事人能夠更了解自我的兩端。

我們應用戲劇表演的技術在治療上，主要是因為它們是一個非常有力的工具以觀察人類存在本質、影像與幻想的平衡、主觀與每日客觀的真實等等複雜的關係。

在表達藝術治療和治療劇場間，我已經發現了五個不同的結果：

1. 肢體表演經驗的滿足感。
2. 由情緒壓力、憤怒、恐懼、害怕、焦躁、痛苦、壓力、性幻想等中解脫。
3. 增進想像、表演和表達的能力。
4. 觀點的處理，比如信賴、開放、衝突、寂寞、支持、領導力、武斷、失落、哀悼、分離、拒絕、投降、控制和依賴。
5. 關係的創造，內在世界和隱藏的人格間可以連結。

治療劇場和心理劇的方式能夠改進參與者的生活，並且幫助他們去發展自我控制和自我組織的能力。在一個安全的空間，他們可以專注於自己的情緒，並且勇敢地表演出來。透過口語與非口語的溝通，他們能夠學習如何增進社交的技巧。

這種方法能夠增進他們的自尊，以及自我與身體所呈現出的形象，以及發展他們的想像力、表演能力與夢想。參加心理劇工作坊能夠幫助他們學習如何更能分辨現實與虛幻，並且能夠體驗掌控身體的接觸與觸摸。

治療劇場與心理劇提供淨化的管道及對動作的覺察，更發展了在清晰與保護範圍下的自發精神與創造力。透過角色扮演能夠

建立他們相互間的信賴感，並且給予他們對群體的強烈歸屬感。

工作坊的過程與活動的案例

「這是一個很小的地方，沒有任何人知道這個地方」

在其中一個工作坊中，一位三十六歲的德國婦女擔任主角，她自願走向舞台並且說：「我想嘗試心理劇，這是關於我童年時所發生的故事。那段時間我父親總是不在家。我父親在東部前線的某個軍營中，擔任黨衛軍軍官（SS officer）。我不想去處理這個事實，因為這已經包含在我的治療中。我只需要去處理他不在家的事實。我在意的並不是他為何不在家，而是當我是一個小孩時的感受，我想念我的父親。至今，我仍感受到這個悲傷。」

我很有耐心地聽她陳述，但我的心跳卻是非常急促。我有著些許的問題。我告訴自己：「黨衛軍軍官會是什麼樣的父親？她會如何稱呼他呢？只是『爸爸』嗎？但他是一個謀殺者啊！他犯下什麼樣的罪行呢？誰曾經栽在他的手裡？……不要告訴她你的想法。你在這裡所扮演的角色是心理劇的導演。你在這裡是去幫助她的，不要把能量用在怨恨她的父親上。這不是你的故事；這是她的故事。」

然後就彷彿她真的能知道我的想法，她說：「讓我們達成一個協議：我們不處理我父親在哪裡這件事。」我同意她，但在整個過程中我不停想著：「他在哪裡？他在哪裡？他是誰？」

我請這個德國婦女自己選擇一個想見到父親的場景，並且從群體中選擇一個人來扮演她的父親。然後，我建議她先扮演她的

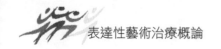

父親，如此我就可以詢問她有關她父親相關的背景問題，並且幫助輔角去了解和感受她正在扮演的角色。

這個角色反轉也是一個機會，去詢問主角通常不會問的問題。當她扮演她父親的時候，我詢問：「請你向我們介紹你自己。你是什麼樣的人？」然後，當她談論到集中營的時候，我失控地詢問她：「那是哪個集中營？那個集中營的名稱是什麼？」在那個時候我感到驚嚇不已，因為我知道自己已經破壞了我們所定下的協議。但那是由我內心深處而來的衝動。

她看著我，並且說：「這是一個很小的地方，沒有人知道這個地方。」她試圖暗示我，希望我不要再繼續這種問題。

但我無法相信自己的耳朵，並開始去感覺到自己的心跳，我的心臟像在賽跑一般。我有一種似曾相識的感覺。我記得在一個週六，當自己六歲或七歲的時候，父親從工作中回來，我問父親：「為何你整個星期都在工作？即使是週六？為何你從來沒有在家中和我一起玩？」我的父親沒刮鬍子，看起來十分蒼白。他坐了下來，並且告訴我工作有多重要，因為他工作我們全家才沒有為飢餓所苦。然後他告訴我有關迫害猶太人和他在哪一個集中營。我問他集中營的名稱，他竟然是用同樣的方式、同樣的語氣回答：「這是一個很小的地方，沒有人知道這個地方。」

在心理劇的過程中，當聽到那位德國婦女說出集中營名稱的時候，我感到十分震驚；那個名稱與我父親在受不了我的窮追猛問下所說的名稱一模一樣。

我感到自己應該做點什麼，因為我覺得自己無法繼續扮演這場心理劇導演的角色。我請她再次回到自己的身分，不再需要再扮演她的父親。並且請她坐在舞台的另一邊，然後我說：「我需

要休息一下子。我需要自己成為主角一下子。」然後，我從群體中再邀請某個人來扮演我父親的角色。我和他都坐在舞台上，我對他說：「請原諒我，請允許我幫助這個女人，他父親可能就是當時令你痛苦的黨衛軍軍官。」在那個時候，我哭了出來，眼淚由臉龐上滑落下來。我轉換了角色，扮演著自己的父親，並且說：「孩子，我原諒你，因為你在這裡的職責是去治療受到傷害的人們，而不是去傷害任何人。我相信你能夠繼續這個心理劇，因為事實上，這也是你自己的心理劇啊！我對你感到驕傲，因為現在你身處於德國。現在你扮演一個導演的角色，而不是扮演著一個受虐者的角色。這是我的勝利，看到你長大成人。我深深地愛著你。」我再度轉換角色成為自己。這段令人感動的言語至今仍持續迴盪在我的腦中。

在幾分鐘的休息後，我們回到了德國婦女的心理劇。此時我感到更加無所拘束了，並且由心理劇中所得到的正面回饋對我而言深具意義，同時對她而言亦然。

在分享的時間裡（分享在舞台上的表演），許多群體的成員都選擇對他們已故的父親角色說話。

最長的沉靜

哈洛德是心理劇的其中一個成員，他是一個六十二歲高瘦的德國人，一個德國知名大學裡的社會學教授。他非常遲疑地加入了其中一個工作坊。在他於舞台上訴說自己的故事，以及在故事被演出之後，他對加入工作坊的遲疑更被了解。

下面是由第一人稱說出這個故事的精確版本：

　　時間是 1944 年。人們已知曉有關德國軍隊戰敗的謠言與情報，但是沒有人敢公開討論這件事情。對外，每個人仍然欽慕希特勒和他在人民之間精湛的行動；但事實上，國家正面臨著百姓飢餓和食物缺乏的問題。我居住在一個很小的村莊。我父親正在遙遠的東部前線，我已經有很多個月沒有見到他了。我和母親住在一起，我們居住的地方是一個很小的動物農場。每個清晨我都會去學校，並且由那邊帶回最新的消息給我母親。

　　那時候我剛好十歲，在我這個年紀的小孩都忙著參加所謂的「希特勒青年團」，這是一個很特殊的青年運動，它的宗旨是為納粹主義奉獻。這個運動是為了培養反猶太思想，也是加入受人景仰的德國軍隊所必須經歷的先行教育。然而在這個青年團中，我並沒有辦法找到我自己，但我也沒辦法長期違背國家要我扮演的角色。

　　有一天，在休息的時候，這個青年團的領導人召見我。他在我面前用力地丟出手中的一隻幼鳥，這隻鳥甚至還沒有學習如何飛行。他命令我明天回來的時候要帶回這隻鳥，並且他要看到這隻鳥是死的，以證明我的勇敢。他說：「你必須在牠們（鳥）還小的時候，將牠們殺死，這樣牠們才不會吃光我們軍隊的糧食。如果你這麼做，你就算是加入了這個運動，成為運動中的一份子。」

　　我感到心跳加速，同時那隻幼鳥也在我手中顫抖，四周唯一剩下來的只有無限的害怕與無助。我從來沒有殺過任何一隻動物，這可算是我的第一次經驗，這對我

來說是非常困難的。我為這隻無助的鳥感到惋惜。整個晚上，我不斷苦思苦想；我自己不斷跟小鳥說話，並且懇求牠在我不得不殺牠前自己死去。我知道如果明天我帶牠到學校，而牠仍然是活著的話，其他孩子會瞧不起我；他們會大聲取笑我，並且我將被流放很長一段時間。我也很害怕青年領導和他的朋友們會殘酷地圍毆、凌虐我。我試著使用一個小刀去結束這個可憐的生命，但我卻使用刀鋒底端最鈍的地方。我所做的最多只能讓小鳥流血，但小鳥仍然活著。牠很沉重地呼吸著，並且用可怕且令人做噁的方式，整晚不斷發出高亢的聲音。當我到學校的時候，青年領袖使用非常短的時間扭斷了小鳥的頸子。他施恩給這隻小鳥，因為我所做的一切都只是給予這隻小鳥無盡的受苦和凌虐。

他的故事對我們所有的人而言都是悲痛的。在他結束故事後，相繼而來瀰漫在屋子裡的是一個非常長的寂靜，是我這輩子擔任團體領導員的經驗中所經歷過最長的寂靜。似乎只有與所有人彼此互相分享這份寂靜，才能夠治療這個攤在我們面前的傷痛。

在這個故事之後我們做了一個戲劇性的演出，這個演出對全體而言都是一種釋放，使得我們能夠去掌控這個我們所體驗難以相信的真實。演出後的分享也令人深深感動，這同時給予所有人一個機會，去釋放長期在他們內心中的痛苦、生氣、憤怒與無助。

我們在這個故事中使用的技巧就是「一人一故事劇場」（playback theater）。這是由約翰森‧福克斯（Jonathan Fox）所開發出來的方法，約翰森‧福克斯是莫雷諾的學生。透過這個方法，這

群演員會為說故事者表演出屬於他的故事，並且透過自己創意的理解方式去呈現。我們感覺自己仍然應該保持一定的距離，因為就像我們已經注意到的，這種痛苦的感覺是非常深遠的。

在選取場景的表演後（哈洛德和幼鳥在夜晚的相遇），哈洛德要求再次到台上來，為了要重現他自己與幼鳥的對話。他選擇了一個猶太女孩去表演幼鳥的角色。這個女孩在幾個小時前才剛擔任主人翁，並且表演完她自己與她那為迫害生還者的父母親。哈洛德的場景非常感人，也使得他能夠將隱藏在心中五十年來的感受表現出來。當扮演場景中的幼鳥，他也同樣擁有表達自己憤怒與悲傷的權利。

哈洛德角色反轉，並且表演幼鳥的角色。在故事結束後，緊接著是一片寂靜，再來很快地又是一連串的動作。當所有人都坐在那邊，為故事中幼鳥悲慘的命運哭泣。而每一個人，在場的每個人，都覺得自己就像是那隻幼鳥一般。

心理劇之後的團體分享是具有創造力與生產力，因為它包含了個人的故事，而每個故事都代表著團體成員在心理劇場中的反應。有些在舞台上表現出來的分享模式，真的就成為心理劇中所謂的插曲（vignettes）。這是一種非常聚焦和有效的迷你心理劇場。在場景中最常重複出現的是「埋葬」幼鳥的場景與向幼鳥告別的場景。

這段特別的動力在工作坊期間引領我們至一段額外的團體工作。我們決定回到幼鳥的故事，但這次是從身體律動的觀點出發。參加者只能使用聲音，不能夠使用文字。我們將群體兩兩一對、拆成不同的組。每個人必須選擇自己（他或她）想扮演的角色。每組的一個成員扮演母鳥，而另外一個角色則扮演尚不知道如何

飛行的幼鳥。母鳥的任務是教導幼鳥如何飛行。這段非口語的過程，允許每個人透過自己的肢體語言去探索角色的內容。這個過程有時間限制，但沒有規定母鳥一定要在時間內教會幼鳥如何去飛行。有的母鳥選擇使用阻擾的方式，讓幼鳥難以學習飛行，因此幼鳥就不會遠離她。相同地，每個幼鳥也選擇自己所要面臨的學習飛行的困難，和成功的機率。

然後我們在要求每個組做角色轉換，這樣每個人都可以嘗試擔任不同的角色。

這階段結束時，還包含要求參與者詩歌朗誦或信件寫作。每個人選擇是否要以母鳥或幼鳥的角度來寫作。朗誦詩歌與信件在本質上也屬於劇場，因為朗誦者在舞台上「表演」出他們所寫的內容。有些人選擇在朗誦詩歌時搭配音樂，而其他的成員則自願去演奏音樂；也有些人選擇不要撰寫任何內容，而以繪畫的方式回應先前的演出。這些畫作由希望分享自己作品的成員帶至舞台上呈現。

舉起手

有些時候，我們透過運動來讓這些成員們在生理上感到可以控制的痛楚。舉例來說，我們建議在舞台上的成員們做一個姿勢。輪流邀請每一個參與者到舞台上，並且高舉其雙手。在幾分鐘以後，雙手會因為疲憊感到疼痛不堪，有的參與者會詢問是否可以將雙手放下，但我們仍要求他們保持原來的姿勢。這麼做的原因是為了尋找一個新的方法去抵抗痛楚，使用動作與聲音，連結身體所發生的變化，並且自發地表達自我的情緒。這一連串的反應總是非常強大，並且非常奏效。人們尖叫著、憤怒、哭泣，並且

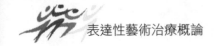

說出他們早已忘卻的事情，只有透過這樣子，痛苦才能夠再次被喚醒。

其中一位參與者艾娃，德國人，報告了她在練習中的經驗：

> 對我來說，在這個練習中我們似乎突破了我們所認為的界限，不論在身體或是情緒上都是。這個經驗深深地沉澱在我的心靈，現在我已經更清楚知道身為一個受虐者是什麼樣的感覺。我感覺自己的雙手好像被吊在波蘭城鎮的城門上。在我身邊站滿了黨衛軍的人，到處都是軍靴和狗、喝叱和鞭打，這種感覺就好像這個身體不屬於我的一般。四處沒有任何地方可以讓我逃竄。只有無盡的尖叫……如果有可能，我願意放棄一切，只求不要出生在德國，不要受到漫無止境的折磨。我無法忘記奧滋維（Auschwitz）集中營。我以為今生可能永遠都無法克服這種感覺，但這是第一次，我能夠承認這個痛楚，並且去分享心中的這份恨。我感到憤怒，但是同時我可以開始看到另一面。我不在那裡。

「你自己才是那個真正的納粹！」

我記憶最深的心理劇經驗是有關湯尼，一個四十五歲猶太男性，他父親是一個受迫害倖存者。他父親的苦難大部分發生在奧滋維，在那裡，他經歷了世界上最糟糕的事情。湯尼的心理劇專注於五到十二歲童年時所發生的事情。他掀開了一連串的迫害、折磨與殘酷的事情，而這些都是由他父親所造成的。

劇場表演的場景選擇發生在湯尼成長屋子的地窖裡所發生的一次經驗。有時候，湯尼根本沒有犯錯或是刺激父親，但他父親會專制地將湯尼關在地窖中，並且留他一個人在那裡幾個小時，有時候還可能是兩到三天之久。他母親對於父親施予他的折磨，只能表現極度的無助，並且不會出面阻止。相反地，她卻會安靜地配合。通常她會出面糾正她丈夫的行為，都是因為她害怕有一天她也會成為暴力的受害者。

經由演出心理劇，湯尼終於有機會能夠表達他心中對他父親的憤怒和積壓已久的狂暴，此外，更表現出他從來沒有在父親面前展現的情緒，因為他深深地害怕這麼做，會受到他父親更嚴重的暴力虐待；當然，也因為他同時憐憫父親的行為。整個心理劇成員都被邀請到台上去排成一個封閉的地窖。每個人都圍繞在湯尼身邊，並且營造他獨自長時間被關在地窖中，令人窒息、飢餓與飢渴的感覺。有一位成員則扮演湯尼父親的角色。他站在地窖的外面，憤怒且嚴厲地斥喝著，並且頑固地認為他兒子必須受懲罰。由成員所圍成狹小的圈圈象徵著地窖，並且從另一個角度來說，也代表對憤怒的防衛，因為在無法控制的情況下，憤怒可能會變成直接的攻擊。

在一個關鍵點上，我建議湯尼拿枕頭拍打一個空椅子，以引導他的感情，集中所有感情。在淚水中我可以聽到至今仍在我耳邊迴盪屬於湯尼的嘶吼：「你一直警告我必須抵抗邪惡的納粹，因為他們會來教訓我，那我的罪到底是什麼？你為何總是對我這麼無情？我應該是你在這世界上最重要的人啊！這是你一直放在嘴巴上講的。你聲稱那些納粹就在家的外面，並且很快就要過來，但他們從來都沒有來過。誰是那些納粹？這是不是你創造出來的

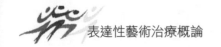
謊言？你自己才是那個真正的納粹！你才是那個在傷害我的人！我對你非常生氣。我需要你，你並不愛我，反而一直糾正我。你總是希望我成為某個人。你將我關在地窖裡，但總有一天我會逃離地窖，我會遠走高飛，到那個時候一切就已經太晚了……」

當湯尼轉換角色，扮演他父親的角色時，我們都感到非常驚訝，他說了一些他父親可能從來都沒有跟他說的話：「我對你很生氣，因為你跟我非常親近。你是我最親愛的人，但我卻對你非常生氣。我不知道為什麼，或許這是因為他們（納粹）曾經對我做過什麼所造成的（當湯尼說到這裡，他的淚水發自內心深處地奪眶而出）……你知道我這麼做是為了掩飾我對你的愛……或許我從來沒有告訴你，但是當我在奧滋維……（接下來是有關父親受苦的感人故事）。」

湯尼再度轉換回自己。當他父親伸開他的雙手面向他，他卻拒絕去擁抱他的父親，並且站在那邊像是一個被打過、被遺棄的孩子。他說：「我無法忘記你對我所做的事！如果我現在擁抱你，那麼這裡的所有人都會以為這件事就會這麼算了。但對我而言，這個故事才剛剛開始……」

這次在分享的過程中，我們使用信件撰寫（letter-writing）的技巧。在這個技巧中，所有團體成員都必須圍坐成一個圓圈，並且緊閉他們的雙眼，然後每一個想要對主人翁發出訊息的人，依次都可以大聲說出訊息。此外，成員也可以「寫信」給其他成員，就當作是對其他人訊息的回應。成員必須在信件上「簽名」，並且可以加入信末附筆。

其中一封來自受迫害倖存者第二代的信感動了我。那晚我將他的信記述下來，我盡可能去記載下它原來的面貌：

　　湯尼，我親愛的兄弟，我愈來愈清楚我們確實是受納粹迫害的倖存者，我們在荒廢的家園中成長，並且陪伴著這群稱作「父母」的活死人。但我們確實成功地在暗夜裡逃出了地窖，雖然已經是遍體鱗傷；我們持續地掙扎希望能夠逃離壓迫我們童年的魔咒。並且我們蟄伏，等待著一天，當我們的時代來臨時，我們會站上舞台，並且大聲地對所有人說：「我在這裡！我已經得到了救贖。我活下來了！」

　　最困難的是讓我們身邊的人打從心裡了解這真的是一個大災難。因為找不到任何的照片或是歷史研究，也因為許多專家都正在處理其他的直接受納粹迫害者，而我們身邊的這些間接受害者顯得非常渺小。相較之下，他們幾乎消失在直接受納綷迫害者的陰影中。無論如何，我們仍然是存活著的。什麼是我們真正需要的？什麼是我們真正缺少的？我們被給予了所有的東西，且他們也給了我們所有東西。我們又有什麼好抱怨的呢？或許我們只是不知節制、要求更多，是個被過度溺愛的小孩。我們是唯一的「沙漠」世代，一個處於中間的世代。一個橋樑。記憶的燭光。對死去的人活生生的回憶。希望的守衛。灰燼。信念。我們被禁止去享受、開心、狂野，卻應該去悲嘆，並且流著眼淚哭泣。我們父母不敢在我們面前這麼做，如此，他們就不需要去面對他們不敢面對的痛苦了。我們是他們的代表，替代他們對拒絕與他們交流情感的人、圍繞在他們身邊的人，特別是親近他們的人，去表現他們心中的哀傷、悲痛和害怕；以讓他

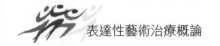

們表現出所有的事情都沒有問題，沒有任何事發生。那些都是我們的想像。所有事情都結束了，曾經發生的都已經是過去了，那些真的是很久以前的事情，現在幾乎都已經不存在了。

所有我們能做的就是承續，並累積物資。我們應該賺取更多的金錢以購買更多家具、其他的事物。因為生命中重要的就是，你能夠擁有更多的物資去填補你心中的傷痛。因為生命中重要的就是死亡，因為死亡是一個好的結束，這就像是甜蜜的睡眠一般。飢餓再也不會折磨著我們的身軀，此外你也不用再整天的工作，你不用再去受苦。死亡是一種轉換、釋放與解脫。死亡是不再感受或了解真實。死亡是去假裝，去帶著虛偽的面具告訴別人所有事都沒有問題……而地窖中的所有事都沒有問題……

■ 結論

大部分的參與者先前都沒有參加過類似的心理劇和表達藝術治療。他們發現，這個技術能夠協助他們克服在受迫害所遺留下的恐懼與傷痕。藝術治療提供安全的地方，給予他們表達並且體驗埋藏在心靈內在的真實。

團體過程具有特殊意義。團體提供信賴、支持、敏感和歸屬的感覺。團體中人們從寂靜轉化為相互分享。表演困難的場景給予參與者一個掌控感，並且走出自我迫害的惡性循環中。

團體成員間的相遇創造了一個矛盾的環境，在那裡可以投射

他們內心中的另一面，並且透過表達與表演呈現出來。這創造了一個公開（很多次都是痛苦且困難）的對話，透過對話，我們能夠探究更真實的關係。在這個過程中，希望能夠驅除不信任與懷疑的感覺。

許多參與者報告，這個過程協助他們有效治療過去的傷痛，並且也變得更有活力。

在很多面向來看，其實不管是受迫害者或是施暴者都是二戰的受害者。他們都有一個共通點，就是歷史的焦點永遠都是關注在倖存者與施暴者（第一代）身上。人們對於二戰第二代所帶來的影響，並沒有太大的關注。

在這個背景之下，治療性劇場和心理劇是可以選擇表達的一種方式，因為在治療的過程中，他們透過表演，無遺地能夠展現個人內心真實的生命故事。對很多參與者而言，這是第一次在人群中將自己的這個部分敞開。

我們的目的並不是為了帶來一致性與和諧，而是去融入這個治療的過程，並且帶給個人一個新的視角與想法到他們個人與家庭的生活中。這能夠幫助他們尋找新的表達方式和具創造力的方法，去處理他們所忍受的心理壓力。

我們的目的並不是去尋找一個解決方法，且也不希望能夠親切或親密地結束這個工作坊。我們的目的是允許每個參與者去學習他們內心的另一面，去學習他們自己，並且去接受差異所帶來的痛處。就猶如尼爾常常說的，和平不是沒有衝突，而是能夠與差異共存的能力。

我們的目的是去尋找能夠協助個人回到社會懷抱的方法，協助他們重新連結家庭與個人。這都是需要他們去學習「歸屬」，

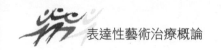
表達性藝術治療概論

而非遺忘或是原諒，是去成為這個人所屬的豐富與美麗的歷史見證。

我們的工作立基於每個人都有能力在心智上與精神上茁壯，並且能夠改變他們原來觀點的假設與信念。我們深信人們具有自我發展的可能性。

在我們創造的安全的空間裡，也就是沒有批評與批判的時候，人們就可以真實地相互交談。

這是一個溝通橋樑兩端的過程。我們試著去改變人們對敵人與自己內心中設防的心態。

這個工作坊的結果之一就是去認同與表達下列存在的問題：

- 是否有方法可以與以前的敵人建立互信?
- 是否可能讓一個曾經充滿壓抑、寂靜與否定的兩端去開啟新的對話？
- 是否有可能去接觸到人心深處的痛處？

透過詢問這些存在的問題，我們證實了自己的信念，也就是透過藝術我們將可以有力地面質災難的終極形式：受納粹迫害者的劇場。

◯ 參考文獻

Bar-On, D. (1989) *Legacy of Silence: Encounters with Children of the Third Reich.* Cambridge, MA: Harvard University Press.

Bar-On, D. (1995) *Fear and Hope: Three Generations of the Holocaust.* Cambridge, MA: Harvard University Press.

Bergmann, M.S. and Jacovy, M.E. (eds) (1990) *Generations of the Holocaust.* New York: Columbia University Press.

Blatner, A. (1996) *Acting-In: Practical Applications of Psychodramatic Methods.* Third Edition. New York: Springer.

Emunah, R. (1994) *Acting for Real: Dramatherapy Process and Technique.* New York: Brunner/Mazel.

Epstein, H. (1988) *Children of the Holocaust: Conversations with Sons and Daughters of the Survivors.* New York: Penguin.

Fox, J. (1994) *Acts of Service: Spontaneity, Commitment, Tradition in the Nonscripted Theatre.* New York: Tusitala.

Jennings, S. (1994) *Introduction to Dramatherapy.* London: Jessica Kingsley.

Kellerman, P.E. (1992) *Focus on Psychodrama: The Therapeutic Aspects of Psychodrama.* London: Jessica Kingsley.

Krondorfer, B. (1995) *Rememberance and Reconciliation: Encounters Between Young Jews and Germans.* New Haven and London: Yale University Press.

Moreno, J.L. (1946) *Psychodrama: Volume One.* Beacon, NY: Beacon House.

Moreno, J.L. (1973) *The Theatre of Spontaneity.* Beacon, NY: Beacon House.

Rosenthal, G. (ed) (1998) *The Holocaust in Three Generations: Families of Victims and Perpetrators of the Nazi Régime.* London: Cassell.

Salas, J. (1993) *Improvising Real Life: Personal Story to Playback Theatre.* Dubuque, IA: Kendall/Hunt.

Sichrovsky, P. (1986) *Strangers in their Own Land: Young Jews in Germany and Austria Today.* London: I.B. Tauris.

Wardi, D. (1992) *Memorial Candles: Children of the Holocaust.* London: Tavistock.

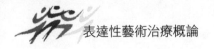

CHAPTER 13

流亡於身體之外：
在等待室創造一個遊戲室

瑪琳達‧艾許‧梅耶
（Melinda Ashley Meyer）

　　本章將說明及討論如何以表達藝術治療來處遇團體治療中重大災難受災者。在本章，「重大災難受災者」意指當事人曾遭受官方、政府、政治、宗教或信仰等，所施予心理或生理的迫害。

　　一群來到挪威的受災者住在收容中心裡，他們不知道還要待在收容中心多久？因此，必須提供受災者一些「立即性的工具」，讓他們得以處理住在「等待室」裡所衍生的壓力。

　　我在過去的六年中，曾經在奧斯陸大學（University of Oslo）的難民心理中心（Psychosocial Center for Refugees）帶領過一個多元文化表達藝術治療團體，在本章中也將討論這個案例。

　　在簡短介紹重大災難及戰爭所造成的影響之後，我將介紹將身體比喻成房子的方法。作為治療者，將面臨的是如何運用表達藝術治療，來協助當事人目前正在「流亡」的身體，而獲得「重整」的感覺。在重整的過程中，當事人是否可以感受到「在身體中有一個家」？我將以個人的見解來詮釋「在身體中有一個家」

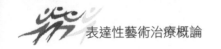
的現象。最後一個問題是，作為治療者，如何預防、確保自己就待在自我身體裡的這個家當中。

流亡的人通常失去了所有的東西。他們已經失去了家庭這個「房子」、社會這個「房子」、唯一僅存的是「身體」這個房子。然而，「身體」這個房子卻儲存太多痛苦以及不堪的回憶，因此，當事人往往選擇「搬離」身體以拯救自己的靈魂。

戰爭所導致的後果之一是社會網絡遭受破壞。社會這一道防線失效、斷水、斷電，以及通訊中斷。我於 1996 年的秋天在波西米亞時，曾目睹數以百計的房子像枯骨般，放眼望去僅有廢墟一片，所有房子看似冤魂不散，每一個房子似乎隱藏著一個故事。

當我們將焦點轉向「身體」這個房子，我們會發現它受到類似以上所述的傷害。在嚴刑拷問、極大的迫害之下，「身體」這一個房子的防線同樣失效。為了要自我保護，將鎖上「門」、關緊「窗」、關掉所有的燈、把自己藏匿在黑暗之中。一時之間，會喪失一個或數個感覺以減輕所遭逢的痛苦。最糟的狀況是全完無法待在這個「房子」裡，僥倖存活的唯一方法只有「離開」，比方說，遭受嚴刑拷問這般極大的傷害，個體為了存活只好逃離「身體」這一個房子。當「身體」這一個房子如同社會所有的網絡系統都中斷時，「身體」這個房子將又黑又冷。一段時間之後，「身體」這個房子開始損壞了，它所經歷的痛將由肌肉痛或關節痛的方式顯現出來。靈魂無法表達的將由身體為之表達。

■ 戰爭與重大創傷的影響

芮絲娜走進團體治療室，她的眼神似乎跨越了時空，飄向另

一個向度。她的一腳跨著另一腳、倚著牆站立著。我問她說是否已經到達這間治療室。她回答，她無法承載「這個身體」，她的口吻就好像身體是別人的一樣。我又問：「你有什麼感覺？」她回答：「沒有感覺。」

遭受戰爭、嚴刑拷打、集中營、牢獄的痛苦而存活下來的人，為了能繼續生存，大多傾向於搬離「身體」這個房子。

> 當遇到了危險，動物有三種基本的選擇：逃走、打鬥或靜止不動。靜止不動很可能是動物的催眠作用使然。當人類遇到危險時，會擁有更複雜的因應方式，同樣擁有三種基本的選擇，甚至，如果人類擁有催眠的能力，他們會本能地轉化成自發性的自我催眠，以作為一種基本的處理機制。（Stuntman and Bliss 1985, p.741）

經歷重大災難而存活下來的人，他們將自我脫離於情境之外，以免除遭受身體及心理的痛苦。「自我催眠，在一段時間之後，將衍生出一些症狀，包括去人格化、脫離現實、幻覺、喪失記憶。」（Stuntman and Bliss 1985, p.741）

最近幾年來的一些研究顯示：在受到重大創傷的當下會有解離經驗，即是罹患創傷後壓力症候群最主要的一項長期性的指標（Herman 1992, p.85）。創傷後壓力症候群的症狀包括了失眠、缺乏統整感、易怒、肌肉疼痛、頭痛、沒有未來感，以及缺乏感受。當痛苦大到令人無法承受，只好選擇脫離自我。

感到身體的痛苦證明了一個事實——仍然存活。痛是身體的語言。當代的西方文化（文化意指人與人之間互相溝通的方法、

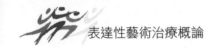

管道），對於痛的忍受度是相當低的。一旦痛就希望盡快解痛，因此一有頭痛、肌肉痛、牙痛等痛苦就服用止痛藥。身體想要表達出的訊息卻馬上就被拒絕了。當全身上下無一不痛時，例如受到嚴刑拷問，個體就只想要捨棄掉身體，作法之一是捨棄自我到一種全然孤立的狀態。

威廉·賴希（Wilhelm Reich）發現，他的一些當事人有一種一再發生的行為模式。他們會摒住呼吸，並且盡其所能地淺呼吸，如此一來，他們感覺到自己更能夠控制自己的感覺。然而，缺乏能量卻導致臉部的動作低於一般正常的情形，因此，當事人的眼、嘴、臉頰等似乎都凝結不動了。如此低能量的程度可以直接降低當事人的新陳代謝，接著更可以降低他們的焦慮感（Reich 1972）。

經由淺呼吸、繃緊的肌肉，身體失去了知覺，一個原本屬於某人的身體就轉變成一個無人的身體。嚴刑的結果是把一個人的力量取走，這個人就由一個主體變成了一個客體。這個身體變成一個「開放的房子」，主人並不在家而任何人都可以進入。在嚴刑的痛苦下，感覺的記憶混淆了、變形了，因此物體變得模糊、不具體，世界也失去完整性。在受到創痛之前，花的香味往往帶來了美好的回憶，然而現在卻帶來被強暴的經驗。浴缸對大多數人而言是愉悅的物品，但是在嚴刑的陰影下，它卻變成了一個武器，例如，把一個人用力地按壓在水裡。悠揚的樂音卻在極為恐怖的情況下奏起，那麼同樣的音樂再響起絕不可能讓人放鬆。美妙的事物卻連結了恐怖的經驗，那麼絕不可能走出創傷經驗。當事人無法待在「現在」而是被拉回過去，而且是回到過去的「那裡」而非這裡。無法承受的巨大痛苦破壞了語言能力，文字失去

了原本的意義。為了要痊癒，搜尋適當的字眼來調整那段不堪的經驗變得極為重要。因此，「受創的敘述」被摒除於「生活的敘述」之外，這意味了「受創的敘述」是待在那裡的，然而要陳述它只能透過身體，因此受創的記憶存活在身體的細胞之中。

處遇

　　協助受重大創傷的當事人復原的第一步，是讓他或她回到身體這個家當中、重獲所有權，以及面對那些不堪的故事，但是請注意，要先從一個安全的處境開始。接著，協助當事人打破被孤立的感受，並且有能力可以重新生活、感受此時此地、脫離僵直不動的狀況、找回時間感及創傷的恐懼感。

　　治療「重大災難受災者」的一項困難挑戰，是處理已鎖死的記憶。記憶是會變動、會調整的，但是對於「重大災難受災者」而言，記憶卻鎖死了。藉由運用想像力，可以修復記憶和想法的變動性。因此，協助當事人運用想像力可以產生不同的結果、新的可能性（Van der Kolk et al.1996）。

　　溫尼可（D.W. Winnicott 1991）區分了想像和幻想的不同。幻想是內在世界的活動，但是卻與外在世界的現實沒有關連；相反地，想像是從內在世界通往外在世界的橋樑。當事人每一刻都暴露在印象中，但是他會有意識或潛意識選擇要保有哪一段印象而摒除哪一段印象。對於健康的人而言，內在世界與外在世界、幻想與想像之間是持續不斷辯證的、流動的。在受到災難之後，內在與外在世界、幻想與想像之間已被鎖死，整個世界都鎖在一個災難的故事當中：所有的男人都是強暴犯，我是一個受害者。在

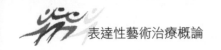

受到嚴重創傷之前，所有美好的回憶都存留在身體這個房子當中，只不過鎖在一個陰暗的地方。表達藝術治療結合想像力與活動身體的方式，以協助當事人從身體中找回美好的回憶。

莫雷諾（Jacob Levy Moreno 1973）提出自發性的動作和創造力的理論。使用創造力的目的在於產生自發性的動作；自發性的動作意指遇到新的情境會有一連串的反應，或者是以新產生的反應來取代舊的反應。沒有自發性的動作就沒有生命，因為自發性動作的相反就是焦慮。焦慮凝固了整個生命。受到嚴重創傷之後，要重新生活的關鍵就是自發性的動作。對於舊的創傷要能想像一個新的結果，必須讓當事人在很安全的情況下重獲自己的能量。為了使身體「復活」，必須要有自發性的動作，以及使身體的「網絡系統」重新運作。搬回身體這個家的第一步，就是活動身體、呼吸、進食正常的量、體驗此時此地。

我所帶領的一個治療團體中有一位波西米亞女士，她在戰前扮演了許多角色，其中一個角色是用除草機除草。因此在這個治療團體中，我帶領所有團員做除草的動作，這個活動既美妙又優雅。他們的臉有了生命力。這位女士透過想像原有的角色，並且實際上進行除草，喚起了她美好的記憶。

▓ 如何運用表達藝術治療讓身體重獲整合感？

有別於其他治療方法，表達藝術治療強調身體的表達。身體的表達包含了跳舞、唱歌、音樂、繪畫、雕刻、戲劇及朗讀（Levine 1997, p.131）。

經由舞蹈可以活動身體；唱唱跳跳可以強化呼吸；繪畫、說

故事、寫詩可以豐富想像力，受災倖存者可以因此而找到回家的路。

法耶（Paolo Freire）在《受壓迫者教育學》（*The Pedagogy of the Oppressed*）一書中曾論述：「唯有幫助受迫害者找到表達自我的方法，他們才能夠得到自由。」（Freire 1996）表達可以解放被「囚禁」的自我。自由的經驗能夠提高搬回祖國的可能性嗎？

在智利發展了一種方法，稱為「宣言」，受害者在人群面前說出自己遭逢迫害的故事，如此就具有極大的療效。然而。就我的經驗而言，受害者往往無法說出自己的痛苦經歷。透過活動、看影片、看圖片及畫畫，比較可能促使當事人的「靈魂」找到回「家」的路，以及讓「身體」說出自己的故事，以及整合生命的所有歷程。

在所有人面前展現自己的故事、戲劇、詩，也就是將觀眾納入自己的命運；藉由傳送內容來納入觀眾是非常重要的方法。如果要產生療效或整合感，「演出者」必須能體驗自己的故事已被他人所接受。然而，許多當事人不敢說出自己的故事，或是害怕在人前「演出」，是因為他們擔心他人根本不相信自己。如前所述，流亡的生活打斷了生活中的連續性。我所帶領的治療性團體中的其中一位成員，她曾經畫自己躺在兩截中斷的鐵軌之中。受災倖存者表達他們的故事、體驗他人可以接受他們的故事，將可連結中斷的鐵軌，如此生命就可以繼續。

重大災難倖存者有一種「正常」的反應模式，他們對於病態的情境卻反應得很正常。在此隱含了一個危機：我們促使他們感到不正常或病態。在今日，流亡至全世界的受災者面臨結束感覺消極與不再依賴「主人」的危機。然而，很多人因此生病、就醫。

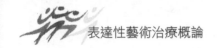

流亡生活並非自願的，這是一種懲罰。流亡就是將人從「那個場景」中移開，並且確認他們像個客體一樣隔絕於外在世界，只要他們還活著，他們完全不受外在世界的影響。流亡打斷了他生命故事的連續性。

治療師的一項重要任務是，幫助受災者重回到身體這個家當中，在這個過程中，要促使他們表達自己，以及說出生命故事中痛苦的經歷。

藝術提供災難倖存者經由所有的場景表來達自我的所有可能性，在場景中讓觀眾有機會參與並與他們溝通。藝術作品會「溝通」，我們必須相互分享這個作品傳了什麼。在所有的場景中，「溝通」協助了災難倖存者留在身體這個房子當中，而不是離開或者是待在別的房子中。

如同史第分·理文所寫：

> 在奧滋維集中營之後的治療就是存活。表達藝術治療教導了生存的藝術，經由創造藝術來生存。為什麼是藝術？因為沒有其他任何事物可以擁有如此強大的力量，去修復自我的創傷。藝術不是娛樂，也不是高級文化，更不是一種炫耀的工具，藝術是最初受苦的一種方式。（Levine 1997, p.120）

他繼續表示：「治療的力量在於表現生命的遺憾與恐怖，來彰顯流亡生活的價值感。如果我們加速進行這個任務，我們將受到神的祝福、得到平安與喜樂。」（Levine 1997, p.121）

因為藝術同時含括了醜與美，中斷的鐵軌可以重新連結。囚

禁的過往將連結到現在，甚至帶到未來。

　　災難倖存者可以從藝術表達「迫害」之中得到美感經驗，因為有能力面對並表達事實就是一種美。我相信，「真實」是包括了美與醜，二者是一體兩面，藝術提供了活在真實之中的機會，並且能重回到身體的這個家當中。

在「等待室」當中設立一個「遊戲室」

　　接下來，我要呈現的案例是來自於兩個不同的表達藝術治療團體，他們都是組織迫害下的受災者。其中一個是單一文化團體、波西米亞戰爭下的難民，目前安置於挪威的難民收容中心；另一個則是多元文化團體、受過重大災難的難民，目前安置於挪威奧斯陸（Oslo）的難民心理社會中心。

　　1993 年 1 月，總數四十九人的波西米亞人被安置於靠近奧斯陸的收容中心。其中四十七人是待過薩賓（Serbian）集中營的戰俘，也就是過去所謂的南斯拉夫（Yugoslavia）。待在集中營的平均時間為六個月。四十一個人曾經遭受身體上的刑求、三十五個曾目睹他人被用刑或處死，但只有三個人主動參與這場戰爭。三十三個人失去了至親，包括妻子、子女、兄弟姊妹。

　　在集中營中，有一個男人曾經被迫躺在烈日下長達好幾個小時，而且滴水未沾。他們被鞭打，而且目睹自己的親友被處死。有的人在集中營中沒有東西吃、幾乎就在餓死的邊緣，當他們來到挪威的收容中心，他們都嚴重營養不良。

　　挪威的收容中心是難民抵達時第一個居住地，但他們總是擔心可以在此待上多久。因此在好長的一段時間，他們在生理上總

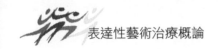

是被動地存活著。他們也經常擔心在祖國的親友將遭受什麼苦難。他們不斷煩惱擔心，他們對自己未來的不確定感及不斷擔心親朋好友的安危，因此身體永遠都處於從不間斷的壓力之下。當這些難民接受心理治療時，他們已經待在收容中心 —— 這個「等待室」很長一段時間了。這個處境強化了存在於身體之外的感覺，他們覺得自己身體已死。

我在此帶領一個全體男性包括老少均參與的團體。治療目標是幫助他們可以觸碰自己的身體、正常呼吸、活動自如，以及感覺在故事中的自己其實並不寂寞。在評估這個團體之後，我發現應該採用活動身體這個藝術方法。所有的團員在學校或軍校都做過體操，他們也都喜愛民歌和跳舞。

在「等待室」中透過活動身體，我們慢慢地建立了一個「遊戲室」。玩遊戲就是體驗此時此刻。這種藝術活動幫助我們以遊戲的詩意語言來互相溝通。

每次聚會一開始，我們都進行同一種團體儀式。透過每次固定的團體儀式，讓原本感到無確定感的團員們能夠體驗可預測性、持續性及確定感。儀式讓他們有機會可以用身體及語言來表達，在此，也讓他們可以自由表達自己的情緒，像是生氣的表達方式可以是大聲喊叫、說出「不要！」、說出「要！」、哭泣、笑，以及尖叫。在一開始，完全沒有以上的表達方式。這個團體允許所有的參與者可以自由表達情緒，然而在波西米亞集中營裡，並不允許所有的情緒表達方式。團體中的其中一人說：「我剛到挪威時，我僵化而冷寞。我獨自一人來到這裡，沒有任何家人的陪伴，這個團體讓我遇到了其他人，我的身體也變得更靈活了。如果沒有這個團體，我想這裡一半的人都仍然像個行屍走肉。」另

一個人在某次遊戲的聚會中讚美了團體的美妙：「這是我這麼多個月來第一次開懷大笑。」

再次的體驗原本已失去的情緒，給予所有的團員一個希望，未來可能有所不同。一個年幼的男孩非常高興，因為他看到了父親在團體內遊戲及活動的樣子。在家中，父親總是直挺挺地坐著、盯著牆壁看。然而，看到了父親在團體內活動的樣子，給予這個男孩希望以及通行證——生活可以重現歡樂。還有一個團員對這個團體下了一個結論：「就好像我的靈魂已經回家了，回到了一個新的身體。」

在挪威的奧斯陸大學為難民而設的心理社會中心，過去六年來，我帶領了多元文化藝術表達團體。這個團體有六至八個成員，他們全都得到了政治庇護。每一個成員來自於不同的國家，因此提供了創造特殊團體文化的一個機會。如果太多成員來自於同一個國家，他們將「回歸」於祖國文化，如此一來，對於其他成員或領導者而言，會形成一個隔離的、不具安全感的環境。

更甚者，治療中心很難成立一個單一文化的治療團體，因為來自於同一個國家的受難者人數不足以成立一個團體，也有些人因政治、宗教、種族學等理由，而拒絕與祖國同胞一起加入團體。為了避免上述的問題，成立一個來自不同國家的治療團體是較為可行的方法。

所有的成員都抱怨身體很痛苦，其中好幾個成員已看個好多個醫師，卻被診斷為「無異常狀況」。他們大多抱怨失眠、做惡夢、總是無精打采。他們的身體狀況讓人聯想到繃緊的吉他弦。這個團體的一位成員說：「有時候我真希望我只有一條腿，那麼大家就會相信我的痛苦。」然而，她卻從未感受到團體中的其他

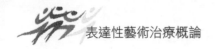

成員曾質疑她的痛苦。

　　在一開始，所有的成員都無法和他人建立關係，也無法感受到此時此地，因為他們自我封閉太久而害怕與他人接觸。表達藝術治療讓他們有機會一再地感受到自己存在於此時此地。他們逐漸地受到自己對他人及對自己的感受面質。藝術對每一個人說話。團體成員體驗到表達藝術可以發洩情感，以舞蹈的動作來表達痛苦，給予痛苦一種形式以及美感。以戲劇的方式演出某個成員的痛苦故事，可以讓整個團體更聚焦於痛苦這個議題。

　　我曾經問來自於厄立特里亞（Eritrea）的奧斯卡（此為化名），在他自己所畫的圖中，人頭上方的黑影是什麼？他回答：「這黑影夜夜都糾纏我，但我從未向任何人提起過。這是一個孩子的聲音。」當奧斯卡十一歲的時候，他親眼目睹了父母親苦苦求饒，卻仍然慘遭射殺而死。當奧斯卡十三歲的時候，他成為一名士兵。有一天，他受命將六個戰俘由一個集中營遣送到另一個集中營，這些戰俘看奧斯卡很年輕，於是威脅要殺了他。奧斯卡就射殺了其中一名態度最為凶狠的戰俘。其他戰俘看到情況不妙，開始哀求饒命，但是奧斯卡仍然射殺了所有的戰俘。最糟的是，這些戰俘中也有同一個家庭一起求饒的，就像他的父母一樣，但是徒勞無功。他知道，如今他們的小孩都成了像他一樣的孤兒。透過表達藝術治療，奧斯卡說出自己故事，也讓團體中的其他成員共同目睹了這個故事。

　　六個月後，也是奧斯卡離開祖國流亡到他國的八年後，奧斯卡回到了自己的家鄉。翌年奧斯卡又再度回到故鄉，卻在途中卻死於意外。如今他埋葬於故鄉父母的墓旁。他是這個治療團體中最年輕的成員，其他的成員為他感到十分悲傷與懷念。奧斯卡的

故事更促使了成員們思考存在的意義。

　　經由表達藝術治療，團體成員們有機會以不同的表達方式來表達他們的感受，而且其中一位團體成員建議大家可以製作一個年曆，將它獻給奧斯卡。

　　妮娜在團體一開始的時候就參與了本團體，當奧斯卡說出自己生命故事中最難表達的部分，妮娜深受感動。妮娜十六歲時，是個激進的學生，並且加入革命黨。在十七歲時，妮娜被捕入獄四年。這四年來，她不斷被刑求並且受盡屈辱。其中一項刑求就是握住經火燒熱的鐵條，並且以水柱潑灑至全身濕透。她仍然可以感覺到疼痛，尤其是胸部。最可怕的是她禍及家人：為了讓她招出其他黨員的名單，她的兄弟及姊妹在她面前接受刑求。自從她入獄以後，她再也沒有見到父親，而且在她能夠通知到父親之前，他已遇害（至於母親，於妮娜九歲時已亡故）。

　　在團體中，妮娜被問及是否想見到自己的父親，並且對他說說話。導演本劇的是一位心理劇的學生，本戲開始：

妮娜：站在台上的我過去是一位革命黨員，但是在我坐牢被
　　　釋放了之後，我變成舉目無親、無依無靠，而且至今
　　　我仍然感到非常羞愧。走出監獄、重回生活真的太艱
　　　難了。

導演：你想在哪裡見到你的父親呢？

妮娜：在監獄裡。現在是會見犯人的時刻。有許多人排隊要
　　　見我，我的父親排在最後一個。我看到他，但是我卻
　　　不想見到他。

妮娜（演出父親的角色）：我名叫摩斯塔法，今年五十歲。

我終於可以見到我的女兒了。我想知道她的現況如何。她被逮捕時，我既快樂又悲傷。我很擔心她從此沒有未來。當我死了，誰能照顧她呢？我每個星期來看她一次，但是她從來不願意見我，只見她的朋友，我不比她的朋友重要啊！我真難過。我了解你，妮娜，你還是喜歡我的，但是你卻變了。我很擔心你。你被捕入獄是好事，否則你在外面反而會被害死。我可以看到你現在還平安，但是對我而言，你仍然是個孩子呀。我很想再靠近你一些，但又擔心會再度被拒絕。

妮娜（對父親說）：我也希望你能再靠近我一些，我愛您呀！但是一旦我有感情，我就會失去所有的力氣。我必須要丟掉所有的感情，不論是對兄弟姊妹或是父親的愛。無力感是非常危險的，這也就是我不能見你的原因，父親。

（導演問，是否有更好的地方會見父親。）

妮娜：祖母扶養我長大。我父親在靠近山區的地方工作，我想和父親在這座山見面。這座山就是我父親的象徵，而且是座很美麗的山。

妮娜（演出山的角色）：我是一座神秘的紫色山峰。我的顏色表明了他人永遠無法真正了解我。我有許多秘密。山頂是白色的，到了夜晚，牧羊人帶著羊群回到我這裡。牧羊人來到這裡，是想找一個休息的地方、點燃火把。我會一直矗立在這裡。我曾是座火山，但現在再也不會爆發了。我會支持妮娜，並且給她力量。

妮娜演出了這座山支持自己的樣子，並且要求我演這座山。
妮娜和父親一起肩並肩登上這座山。

妮娜（對父親說）：我從來都沒有來過這裡，即使我知道你
　　　死去的消息。我們在家裡從來不曾學過如何表達情緒，
　　　但是現在我想說的是我愛你，以及我永遠無法原諒我
　　　自己。

妮娜（演出父親的角色）：我很難過你不願見我，也從不來
　　　到這裡，然而我現在已經原諒你了。

妮娜：我應該繼續處罰我自己，因為我連累了全家遭受那麼
　　　大的痛苦。不過，我現在很高興我可以在這裡見到你，
　　　並且表達我對你的情感。

妮娜（演出父親的角色）：希望現在說還不會太遲，我希望
　　　你要好好照顧自己。

妮娜：我仍然無法原諒我自己。

　　妮娜仍然自我懲罰，仍然與外界隔離，只待在自己身體內。
在她自己身體這個家當中又黑又冷。她曾經愛過的每個人，她都
捨棄不愛了，她覺得自己已經被囚禁在身體這個家當中。治療的
第一步就是協助她走出來，並投入生活、表達自我。後來，在流
亡異國的九年之後，她第一次回到家鄉探望她的兄弟姊妹。

▓ 治療師所面臨的風險

　　治療重大心理創傷或暴力創傷的受害者，治療師面臨的風險
之一是自己也會嚴重受創。

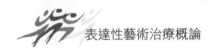

　　治療效果最重要的因素之一是，治療者與當事人所建立的關係。治療關係奠定於治療師有能力讓本身及他人都處在此時此刻。如果治療師隨著當事人受創了，甚至也跟著流亡了，那麼治療師便沒有能力待在此時此刻。

　　受到刑求破壞了個體的自我，個體因此無法再成為真正的自己，也無法再融入社會。因此，受刑求的受害者一生都被毀壞了。

　　從波西米亞的阿墨斯卡（Omarska）和墨尼卡（Manjaca）集中營死裡逃生的倖存者所說出的故事中，我聽到了從來都想像不到的遭遇。我對於世界的整體認知因而改觀了。我感受到許多事物是污穢不堪的，自己不再那麼天真，我的知識體系已承載了罪惡。我實在說不出這些罪大惡極的骯髒事，我擔心這些罪惡將會污染了自己的生活。

　　身為治療師的我所受的痛苦與恐懼竟已變本加厲。例如，我呼吸困難。我還記得自己曾經想要大聲喊出：「我再也無法忍受了，我再也不要聽了。」我很痛苦卻無處表達自己的痛苦，曾經有一段時間我讓自我離開了自己的身體、流亡在外。

■ 治療師如何自我防護

　　當無法用文字來表達原意時，藝術可以給予當事人及治療師其他的表達方式。當我帶領波西米亞受難者團體時，這場戰爭彷彿正在進行、事事都無法預料，我需要花好長一段時間，才能找到存在於此時此刻的方法。我明瞭自己可以承受恐怖故事的限度，依照經驗在團體治療的一開始，大部分的成員不會討論創傷這個議題。因此，在每次團體治療快結束時，我帶領者全體一起活動、

呼吸、唱歌。我們全部一起接受了許多回憶，並且共同擁有了一個遊戲空間，在此空間，我們以跳舞、活動以及唱歌來表達自己。我們不斷在回憶與表達之間遊走，因此成員們彼此可以互動。

　　表達藝術治療提供了當事人一個可以幻想的空間。這個空間讓治療師可以與自己所擁有的痛苦保持足夠的距離，如此治療師就有能力存在於此時此地，而不是流亡。傳統口語式的治療若允許當事人幻想，那麼將會對治療師產生移情作用，因此，將難以建立治療師與當事人之間信任及穩固的治療關係，尤其是在對受創傷的當事人進行治療的一開始。在上述治療師與當事人的關係中，傳統治療師相較於表達藝術治療師具有更高的地位，例如，我曾以傳統口語式的治療方法，問及當事人許多生活上的問題，然而如此一來，當事人卻很容易聯想成被審問。

　　表達藝術治療室和審問室具有很大的區別，不同於僅有桌椅、幾盞燈、空蕩蕩的房間，表達藝術治療室充滿了色彩、音樂，以及許多藝術用具。表達藝術治療室所營造的氣氛與慘遭痛苦的情境相當不同。

　　文化不是固定的，而是動態的。文化經由代代相傳，不同的文化有其不同表達痛苦的方式。多元文化團體的治療師所面臨的一大挑戰，是必須能「折衷」，不能強迫來自不同文化的當事人背離自己的文化。表達藝術治療給予治療師更大的彈性及創造力，來處遇來自不同文化的當事人。

　　藝術直達人心，對於受創當事人的治療，藝術的力量是基本而有效的。

　　妮娜在參加了多元文化表達藝術治療團體的五年之後，寫了下列這首詩。

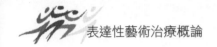

我們帶著傷痛來到這裡

沒有希望、沒有幸福

經由分享彼此的感受

燈，亮了

燈點燃了希望

就好像天空上的星星，有時近、有時遠

我體驗到真誠

雖然真誠是無形而無法觸摸的

我帶著寂寞來到這裡

而有時我卻逃離了寂寞

治療團體就是一道門

它讓我遠離了寂寞、走出自我的世界

寂寞是無法與人分擔的

如果可以分擔，寂寞就不是寂寞

經由表達，分擔了我的苦痛

我的苦痛分擔了我的寂寞

我必須接受事實

如此我的抱怨才可停歇

生活才可展開

　　表達的風險是擔心不被接受。然而，最終的問題是——我有權利繼續活下去嗎？

　　藉由在等待室創造一個遊戲室，表達藝術治療師可以協助當事人不再流亡，而是回家；除此之外，再次找回自己存活下去的權利。

參考文獻

Freire, P. (1996) *The Pedadogy of the Oppressed*. Revised edition translated by Myra Bergman Ramos. London: Penguin.

Herman, J. (1992) *Trauma and Recovery*. New York: Basic Books.

Levine, S. (1997) *Poesis: The Language of Psychology and Speech of the Soul*. London: Jessica Kingsley.

Moreno, J.L. (1973) *The Theater of Spontaneity*. New York: Beacon.

Reich, W. (1972) *Character Analysis*. New York: Touchstone Books.

Stuntman, K.R. and Bliss, E.L. (1985) 'PTSD, hypnotizability, and imagery.' *American Journal of Psychiatry 142*, 6.

Van der Kolk B.A., Pelcovitz, D., Roth, S., Mandel, F.S., McFarlane, A., and Herman, J.L. (1996) 'Dissociation, somatization, and affect dysregulation: the complexity of adaptation to trauma.' *American Journal of Psychiatry 153*, 7, Festschrift Supplement.

Winnicott, D.W. (1991) *Playing and Reality*. London: Routledge.

延伸閱讀

Janet, P. (1909) *Nevroses et idees fixes, Vols 1, 2*. Paris: Alcan.

Knill, P., Barba, H. and Fuchs, M. (1995) *Minstrels of Soul: Intermodal Expressive Therapy*. Toronto: Palmerston Press.

Laban, R. (1947) *The Mastery of Movement*. London: McDonald & Evans.

Levine, S. (1994) 'The second coming: chaos and order in psychotherapy and the arts.' *C.R.E.A.T.E. 3*

Levine, S. (1996) 'The expressive body: a fragmented totality.' *The Arts in Psychotherapy 23*, 24.

Lowen, A. (1988) *Bioenergetics*. London: Penguin Books.

Marks, L. (1978) *The Unity of the Senses: Interrelations among the Modalities*. New York: Academic Press.

McNiff, S. (1981) *The Arts and Psychotherapy*. Springfield, IL: Charles C. Thomas.

McNiff, S. (1985) *Educating the Creative Arts Therapist: A Profile of the Profession*. Springfield, IL: Charles C. Thomas.

McNiff, S. (1988) *Fundamentals of Art Therapy*. Springfield, IL: Charles C. Thomas.

McNiff, S. (1992) *Art As Medicine*. Boston: Shambhala.

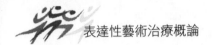
Meyer, M.A. (1992) 'Creating a character in a locked facility.' In M. Cox (ed) *Shakespeare comes to Broadmoor*. London and Philadelphia: Jessica Kingsley Publishers.

Meyer, M.A. (1994) 'The symbolic expression of pain.' In *Pain and Survival. Human Rights Violations and Mental Health*. Oslo: Scandinavian University Press.

Meyer, M.A. (1995a) 'Stress prevention in refugee reception centres.' London: *Energy and Character, The Journal of Biosynthesis*.

Meyer, M.A. (1995b) *Stressforebyggende tiltak I flyktningemottak*. Oslo: Sykepleier.

Meyer, M.A. (1996a) 'Nar selvet blir ødelagt og nedbrutt av tortur.' In *medicinsk Arbog*. København: Munksgaard.

Meyer, M.A. (1996b) Videofilm: 'In exile from the body.' (21 mins) Oslo: NIKUT.

Scarry, E. (1985) *The Body in Pain*. Oxford: Oxford University Press.

Van der Kolk B.A. (1989) 'Compulsion to repeat the trauma.' *Psychiatric Clinics of North America 12*, 2.

Van der Kolk B.A. and van der Hart, O. (1991) 'The intrusive past: the flexibility of memory and the engraving of trauma.' *American Imago 48*, 425–454.

遊戲：
兒童心理治療與表達藝術治療

艾倫・理文
（Ellen G. Levine）

　　大衛，九歲，一直待在等待室中不願和母親分開，也不願進入遊戲治療室，然而最後終於進入了遊戲治療室。他給治療師一個枕頭當作防守配備，隨即展開他精采的表演。頭部打擊動作、猛烈攻擊、身體平衡動作、展現肌肉，以及許許多多誇張的動作。治療師很喜歡大衛，並且握著枕頭回應著大衛的動作。接著，大衛開始命令治療師繞著治療室移動：現在他當家作主，是一個軍官大吼著一連串的指令。治療師則接受指令，並氣喘吁吁地完成指令。不過，為了避免耗盡體力卻又能維持由大衛下命令的關係，治療師有時不再離開座位，而是改成接受命令，並且誇張地做出反應。因此遊戲仍然能夠持續下去，治療師能一直與大衛有所交集，並參與了他的世界[1]。

在遊戲治療室中，大衛體驗到一種互動關係：有一個人願意和自己一同待在特殊的遊戲空間。遊戲總會涉及情感，大衛的遊戲所帶來的影響或情感是興奮。大衛完完全全沉浸於遊戲之中。治療師認為，大衛的遊戲內容並不是來自大衛所面臨的外在世界，而是來自大衛自我想像的世界。大衛想要在治療師面前展現這個想像世界，並且讓他理解這個世界。治療師既不害怕大衛，也不害怕大衛在遊戲中的表現。他接受大衛在遊戲中提供給他的一切。治療師具想像力的回應大衛又前進又後退的動作，而接著大衛又再給予回應。

　　馬修，十歲，第一次到遊戲室就堅信這間治療室已被監聽，而且治療師一定會把他的事情報告上級。馬修想要畫畫，但是每次都將畫出來的東西丟進垃圾桶。馬修丟棄自己的畫畫一連丟了好幾個月，有一天，當治療師正在畫畫時，馬修坐下來觀看。治療師很喜歡這幅畫的顏色及呈現出的情感，她大聲地向馬修分享了自己的感受。治療師邀請馬修一起畫畫。一開始馬修模仿治療師的畫，後來就自我創作，並且與治療師分享他的畫作。在馬修創作了幾個星期之後，他大聲說：「看看我，我真是個藝術家！」當馬修體認到在治療師的陪伴下自我創作的樂趣時，這一次由治療師主動地回應及鼓勵：「馬修，你真是一個藝術家！」

1　本章中的此段文字，來自我個人及我在過去二十二年督導兒童臨床工作的學生的經驗。這些經驗來自私人工作室和多倫多的兒童心智健康中心（C.M. Hincks Centre for Children's Mental Health）。

現在，馬修正在體驗塗顏料在紙上，而且也可以知道自己會畫出什麼。一開始，馬修因為感到自己無能而有挫折感，後來竟畫出具藝術感的圖畫，再接下來治療師便鼓勵馬修創作。

從以上的兩個案例，兩位治療師使用不同的素材，一位是使用遊戲，另一位使用藝術創作，然而兩種治療流程的架構卻是相同的。遊戲和藝術源自於相同的刺激，從同樣的空氣中得到養分，發生於同一片土地上。

遊戲治療與藝術治療的重點，都是讓當事人從治療的經歷中找到自己的家，此兩種治療的共同基礎是建立信賴感。信賴感建立於連結遊戲治療所形成的「改變經驗」，以及治療師與當事人之間的「藝術練習」。遊戲治療與表達藝術治療的共同概念是：想像、轉變空間與轉變現象、設定架構、實驗、循環與譬喻。當然，上述這些不同的概念其實也可以歸結成同一種概念，但是為了更詳細地分析，在本章將分別一一說明。關於本章我的目標之一是，呈現遊戲治療與表達藝術治療相同的基礎點：遊戲與藝術是相互關連的。

▮ 想像

遊戲治療和藝術治療最核心的概念就是想像。沒有想像力，人類將迷失在限於表象的世界，而無法適應現實世界。想像力使我們生活的更如意，因此我們在這世界上生活，想像力是很重要的。在遊戲及藝術治療中，我們會強調想像力及其力量。不論是遊戲治療或是藝術治療，我們都需要借助想像力，那麼想像力究竟是什麼呢？

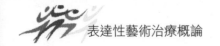

想像，不同於幻想，想像可以創造圖像、具體化圖像，並且根據圖像來塑造新的現實。圖像是想像的基本素材，透過遊戲和藝術創作可以具體化地呈現出圖像。更積極來說，想像可以幫助我們連結這個世界和其他的人。想像可以幫助我們發現隱藏於自己身上而自己卻又不了解的那個部分。我們持續不斷地建構了世界，也與他人共同建構了這個世界，想像力可以重塑我們與這個世界的關係。以創造力的觀點來看想像力，想像力並非只有再製的功能，而是具有原創性的。一直以來，精神分析認為兒童遊戲是內在、符號表徵的普遍系統，而這個系統需要被詮釋、被理解。治療師的任務是：詮釋遊戲內容，以呈現出不為人知的焦慮將可以協助兒童處理困難及創傷經驗，協助兒童表達並降低防衛，最終目的是降低兒童因創傷經驗所導致的固著。精神分析學派所強調的想像源自於病理學。從病理學的角度來看，個案的心理會處於一種強迫的、固著的狀態，對於過去的受創經驗他們會一再重演。受創經驗愈嚴重的個案，愈會在遊戲中有一再重複強迫的行為。

相較於精神分析學派，我認為，心理的想像力不僅僅只有唯一途境，如果以藝術家的觀點來看，想像具有全然不同的功能，它是創新的而不是再製的。雖然病理的遊戲不是自由、創新的，遊戲所重演的內容不完全是創傷經驗，總會有某種程度的變形，因為兒童的遊戲內容還包含了當時的生活經驗。正如白日的生活經驗成為夢的素材，兒童遊戲的內容包括了每天兒童或兒童與重要他人之間的言語、發生的事情、物品和情感等。然而，如果觀察兒童的遊戲，將會發現內容總是兒童實際生活中的變形，遊戲總是以不同的面向呈現。在某種程度上，就病理學而言，遊戲的

內容是更為重複而較少變形的。然而，我再次強調，如果完全抽離兒童平日的實際生活，要解讀兒童的遊戲是非常困難的。兒童不太會直接表達究竟發生了什麼事，這是因為他們的遊戲總是試圖呈現不同的變形，及想要更控制自己的體驗。

因此，我們不能完全以重複、再製的觀點來解釋想像。表達藝術治療所強調的想像和病理學不同，而認為藝術創作來自於主動的將經驗轉化。我們視想像力既受限又不受限，有時想像受限於想像本身，有時想像是天馬行空、具有實驗精神。治療的目的在於盡可能讓兒童的想像力不受限制。有時候，當兒童遊戲的能力受到限制時，治療師可能需要教他們怎麼玩。在表達藝術治療中，遊戲和想像是相輔相成的。以精神分析的觀點，當兒童遊戲受限是因為創傷經驗所導致。然而，表達藝術治療則認為，當遊戲受限時，必須更積極地調整遊戲和創作藝術。兒童生長為成人的發展過程中，想像力非常重要。如果兒童受限於創傷經驗，而不能更積極的運用想像力時，後果之一就是無法順利地在發展成長過程中轉化經驗的想像能力。如同藝術家一般，以想像力來形塑我們的經驗，是生活於這個世界上的一項基礎能力。

轉變空間與轉變現象

在治療中，兒童與治療師之間的關係，可以促使兒童在遊戲時運用想像力。以上述的案例來說，大衛和治療師能一直持續攻擊與防守的遊戲，是因為他們兩人共同創造了這個遊戲空間。治療師是大衛的遊戲夥伴。更重要的是，治療師設定架構，讓大衛能遵守架構中的規定，大衛只能在這個遊戲室玩攻與守的遊戲，

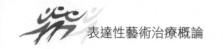

走出了遊戲室則不可以玩。因此，治療師總是等到大衛確實走進了遊戲室才可以玩，在走廊或等待室都不可以玩。設定治療架構，可以加強治療效果。進行治療時，在架構之內所發生的一切就稱為「轉變經驗」（Winnicott 1971）。之所以稱為轉變，是因為轉變經驗是由治療師和當事人共同創造的特殊經驗。

另一方面，馬修玩的是藝術，藝術創造就像是玩玩具一樣。他和諮商師之間也是一種有界線的關係，例如，諮商師技巧性的親自作畫，並向馬修分享對畫作的感想，接下來又進一步地演變成角色互換的關係。馬修的畫作漸漸不再有諮商師畫作的痕跡，在兩人共同的努力下，造就了馬修獨創的藝術作品，該作品本身就是一個轉變物，因為諮商師與馬修的共同分享對彼此畫作的感想，才導致了創作出這個作品。馬修主動作畫源起於諮商師運用想像力，因為諮商師以評論馬修的畫作作為回報，才促使馬修創作藝術。這個轉變物可說是由馬修和諮商師共同創作的。

諮商師看著兒童畫畫以及回應兒童的畫作，便造成了前進與後退、角色互換的關係，這正是表達藝術治療中非常注重的關係。藝術創作因此成了一件具體的作品。身為一個表達藝術治療師，將上述的回應稱之為「美學的回應」（Knill, Braba and Fuchs 1995）。表達藝術治療師有責任給予兒童美學的回應，這也是一項關係和諧程度的指標。退居為觀看者及回應者即形成一個轉變的空間。對於遊戲治療及表達藝術治療而言，形成這個有界線的空間是產生療效的重要關鍵。轉變空間的品質是取決於轉變活動。轉變活動不可能只由一個人造成，而是由兩人進與退、角色互換所形成的。這一個共同創造的空間是第三個區域，也就是介於兩人之間的轉變空間。

　　奧典（Ogden 1989）強調，由當事人與諮商師之間共有的關係，創造了一種空間的概念。奧典以動態而非空間這個比喻，來理解治療過程中這種兩人共同創造的區域。他以共有的過程這個相似詞來解釋這個轉變經驗。沒有當事人就沒有治療師，沒有治療師就沒有當事人，兩人之間持續不斷的互動，這就是一種持續不斷的「和諧意義」（Ogden 1989, p.259）。奧典又強調，持續不斷發展的共有關係，不同於現實無法與想像力結合的死寂關係。以一個當事人為例，在治療中，他無法扮演「如果是什麼」的情境，執著地認為治療師就真的是自己的母親（如精神分裂患者）。

　　在遊戲治療中，將原有的物品想像成另一種物品來進行遊戲，只有在治療師和當事人特定的心理狀態，才會產生這種轉變。在遊戲中，一個物品可以想像成許多種物品；然而在現實生活中，一個物品有其特定功能。在現實生活中，桌子的功能是放東西。在遊戲治療中，桌子可以想像成許多東西——床、船、海灘、公園等等。

　　英國的心理分析師兼小兒科醫師溫尼可認為不論何種治療，治療師和個案都必須一起玩，玩本身就是一種治療（Winnicott 1971, p.58）。然而，玩是一種發展而不是突發狀況，第一次的玩是在新生兒還和母親合而為一、密不可分時母子之間的舞蹈。接著，當新生兒發現自己身體的獨立性時，新生兒開始回應整個世界。剛開始的回應通常是笑，伴隨笑容，新生兒可以對自己以外的其他人有所回應。對於新生兒的笑容，母親通常會覺得被接納，並再回應一個正向的反應。這兩人的互動可顯示「前進與後退」發生了。在一開始，母親與新生兒合而為一、密不可分的關係，是兩人所共同建構的。然而，隨著新生兒一天天長大、愈來

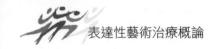

愈能掌控一些任務，在兩人關係中，嬰兒就愈來愈能和母親分離。當新生兒嘗試著分離，來自母親的信任和建立自我的信任感是非常重要的。然而，分離的同時也伴隨著失落感，失去與母親合而為一的狀態及失去完全擁有的感覺。為了要處理在發展過程中被遺棄的感覺，以及變得更加獨立，嬰兒創造了轉變物來象徵親子關係。典型的實體轉變物有：姆指、籃子的一小角、泰迪熊等。然而，在此時，實體物似是而非地象徵了已經歷的關係。母親不在的時候及重新出現的時候，都必須有這個轉變物，有效性及象徵性才能持續下去。這個轉變物暫時取代了不在場的母親。接著，母親又出現又離開的情況下，在一個場地或空間內都可能產生所有的想像活動。

溫尼可又再度將轉變物延伸成包含了許多實體物品經驗的空間或區域，因此，藉由如此的想像活動，更能理解遊戲或藝術治療的活動。治療的空間是如此特殊又類似不斷進行想像活動的其他經驗。有時沒人在旁觀看時，也會發生這些經驗，例如畫畫、閱讀，或獨自一人的幻想遊戲。治療空間盡可能讓另一人也在場，並一起參與活動。這個關係像是土地，滋養著轉變空間開花結果。關係建立於信任感之上，一開始是與母親，後來是與一位能主動參與、促進信任的治療師。如果當事人在形成自我概念時卻經驗了不信任感，他就沒有能力形成具想像空間、轉變空間的這一片土地，那麼就必須花費更多時間才能與這些當事人建立信任關係。

遊戲及建立關係的能力似乎就是承續這個觀點。如果母親持續地破壞信任感，那麼會阻礙新生兒建立信心，甚至這個新生兒都無法體驗形成自我的階段所必須經驗的控制感及無所不能的感受。如此更導致了無法遊戲，缺乏了基本的生活能力（Winnicott

1971, p.50）。

如同溫尼可所言，我們生活的地方就是治療的地方，也是聚集了文化經驗的地方；此外，生活的地方也是遊戲和創作藝術的地方。以遊戲而言，進與退的關係促進了分享；以創造藝術而言，作品的力量存在於創作者與世界之間。在創作作品時，必須在作者本身的訴求與作品源自的生活素材之間，取得平衡與協調的關係。治療時使用遊戲與藝術創作的功用，在於將當事人與治療師直接互動所產生的移情與反移情的基本模式，轉換成遊戲與創作的作品。藉由遊戲與藝術，治療師與當事人所處的是由他們自己所創的向度（domain）。他們分離於這個向度之外，也可以等同這個向度。這個向度可以是我、非我；你、非你。這個向度是我們：我們世界、我們的故事、我們所共創。我們發展了我們的語言、我們所擁有的故事，和我們的隱喻。我們共創的藝術品本身具有生命，從作品中可以理解我們關係的特色及扮演的角色。

曾有一個案例，十九歲的年輕女孩回憶道：「在一幅畫中，一個女孩的胃上重重地畫了好幾種顏色的漩渦，她是一個很憤怒的女孩。」這是女孩十歲時的作品，到今天她仍然想再看一次，想要再度回憶這影像的力量，想要再次連結這個力量。經由看這幅作品，女孩可以將目前的情感連結至當時她自己的那種狀態，如此一來，女孩又得到了某種程度的洞察。

設定架構

在遊戲和藝術治療中，我們需要去創造一個「如果是什麼」的世界，如此一來，才能保障治療相處時的安全。安全性建立於

治療師與當事人之間如何盡最大能力去設定架構。當治療師強調治療空間的特殊性時，就是正在設定架構。如果設定架構是很安全的，就可以承接任何事。在這個架構內，我們可以做任何事、到任何地方。設定架構亦能掌握住想像活動。設定架構需要告訴當事人這個空間有多特別、時間是什麼時候，以及不可以互相傷害對方。我們可以做任何事，也可以假裝做任何事。「假裝」，也是「如果是什麼」世界中的一項創造活動；假裝可以產生遊戲或是療效。

在架構之內就是轉變空間，這是治療師與當事人之間充滿想像的潛力空間。治療師的任務在於盡力使這個空間更加豐富。有許多方法可以達成，一開始，諮商師強調日常生活與遊戲治療空間的不同之處，前者有人會指使他做什麼而後者並沒有。治療師會告知我們可以玩任何東西、做任何想做的事，甚至治療師要示範如何盡情地玩。以馬修為例，治療師先做一次活動，盡可能使遊戲空間更豐富，並邀請馬修參與活動。以大衛為例，治療師與大衛一起做活動，在某種程度上這就是示範，讓大衛體會活動是很有意義的，並且靜待大衛主動參與。在遊戲治療中，這是一個開拓、闊大的過程，經由聲音、語調和肢體語言促使當事人能盡情地玩。

然而，一個人的需求不可以強加在另一個人的需求之上。在治療過程，要遵循兒童所引領的方向。只有當兒童感受到自己被看到、被聽到，及被了解時，轉變空間才會產生。為了讓兒童開放心胸去參與活動，有時候治療師要退一步，讓兒童進一步。許多兒童在日常生活中無法計畫及控制自己生活，當他們接受治療時，要給予他們更多的自由去探索。治療師需要掌控的是，在架

構之下讓兒童盡情地探索。掌控並非強制兒童做什麼，而是引導他們進行想像活動。

　　詹姆士五歲時被送來治療。他的母親 M 太太宣稱，詹姆士自嬰兒到三歲時遭受到父親的性侵害。自從本案被公訴之後，詹姆士不曾再見過父親。M 太太無法和詹姆士共處於家中，因為詹姆士愛唱反調、暴躁易怒、經常說要把自己丟出窗外。治療師單獨治療了詹姆士幾次之後，有一天接到 M 太太的電話。M 太太說，詹姆士的父親曾給他一條繩子，現在他拿條繩子勒緊自己和小狗。M 太太很害怕，終有一天會詹姆士和小狗會受到傷害。

　　治療師建議 M 太太和詹姆士一起來接受治療，並且要攜帶那條繩子。在治療一開始，治療師直截了當地提到繩子。她在 M 太太的面前告訴詹姆士她的假設，她認為，那條繩子是非常重要而且具有力量。繩子讓詹姆士想到了父親，而且使用繩子可以感受到父親就在身旁。當治療師再繼續說下去，詹姆士竟然拿繩子傷害自己和小狗，詹姆士也知道自己不應該這麼做，但是就是停不下來。後來，詹姆士坐在母親的大腿上，並握住那條繩子。當治療師對詹姆士說話，他就哭。

　　在治療師對詹姆士說話，詹姆士哭泣之後，詹姆士說他有一個辦法。他跳下母親的大腿，說他要一些紙和麥克筆。他開始猛烈地畫畫。他說要畫一個特殊的機器把繩子的力量取走。此時，治療變成由詹姆士來引領，他分派任務給母親和治療師。當畫完機器時，他要母親

和治療師分別拿著畫的一端，並且輕輕地從地板上拿起畫。詹姆士將繩子放在畫畫之下。接著，他又在機器上畫了控制裝置。當詹姆士按下控制鈕，M 太太和治療師必須接收指令製造聲響。控制鈕共有高、中、低三種功能，聲響必須與之配合。他們想像機器會震動，所以也搖動這張畫畫。他們持續了一段時間，一次又一次，直到詹姆士喊停。

到最後，詹姆士從機器下把繩子拿開了。他宣稱繩子已經喪失了它的力量。詹姆士和母親帶著繩子離開治療室。他們同意將繩子放在安全的地方，並且不再傷害任何人。幾週之後，治療師問到這條繩子，詹姆士和母親都忘了這條繩子放在哪裡。此後，詹姆士在家裡比較能控制自己了。

這個案例可以分成幾個層面來探討。從治療目的來看，設定架構大大地促使在轉變區中的想像活動。這個治療師所設定的架構是將繩子帶入治療中來處理，並且指稱繩子為重要的象徵物。接著，治療師相信詹姆士的創造力可以使降低象徵物的影響力。這一步就是將處理能力移交至兒童手上，並且信任他會以想像力來解決自己的困難。

治療師在設定架構的同時也承擔了風險：她直截了當地指出了象徵物是什麼，以及詮釋它的意義。這個詮釋只是一個假設，但是卻能讓兒童直接地處理這個素材。接著，兒童處於這個共同創造的世界中能夠擁有安全感。當然，這是一個「如果是什麼」的世界，在這世界內會發生充滿能量的心理活動。唯有兒童對這

個世界產生共鳴，設定架構才能發揮作用。

當然，治療師不總是直接詮釋。在詹姆士的案例中，因為治療師的直覺，及對詹姆士及其母親已有一段時間的認識，才會大膽地選擇詮釋。詹姆士具有高度的想像力，同時他卻非常迷惑。M 太太總是不敢直接對詹姆士提到過去的經驗，尤其是提及他的父親。因此，也必須處理 M 太太害怕丈夫，及她總是感覺丈夫陰魂不散的這個部分。平日，詹姆士及母親絕口不提父親。治療師直接處理父親這個問題，是為了能降低對父親莫名的恐懼感，及建立一種更開放的氣氛，讓詹姆士能更自由地解決問題。詹姆士解決問題的方式就是遊戲[2]。

實驗

在治療的過程中，遊戲和藝術創作具有高度的實驗性質，因為並沒有與想像相互佐證的事實可供驗證。實驗需要擁有實驗精神，才能對於所有的可能性保有彈性和開放性。對於兒童來說，遊戲是實驗出許多不同結果的途境。遊戲更是兒童學到自己、他人和外在世界一個很主要的方法。此外，遊戲也是兒童學會主控權的一項任務，學會由被動到主動。這正是詹姆士發明了機器消弱那條繩子的力量；此時，他已掌控了過去覺得無助、受控制的這段經驗。他想到了這個點子並開始運作，還指派母親和治療師

2　我此時採用心理分析的架構與兒童工作，詮釋為此處的工作重點。也許今日從一個更具藝術性的觀點來看，我會邀請這個孩子與繩子遊戲，稍後才來尋找它的意涵。表達藝術治療中藝術、遊戲和詮釋之間的關係需要更深入的探索。

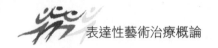

配合這項任務。這項實驗成功了。

藝術創作也涉及了發現和探索。創作需要「先破壞、再建設」。素描，可以畫出各種不同的可能性，是藝術治療中最主要的一種方法。音樂創作，要完成一首曲子之前，要先有許多一小段、一小段的旋律。雕刻，需要先觀看石頭原有的形狀，看看能雕刻出何種成品。舞蹈，要先有一個點子或一首曲子，再配上一些適合的動作；或者是一邊聽音樂、一邊做動作，直到這些動作能形成一支舞。

要形成一個轉變空間，遊戲必須有下列的要素：當事人要有意願到一個從未去過的地方，或是他一而再、再而三已去過的地方，直到發生一件新的事件。表達藝術治療和行為改變技術的一項不同點是，後者已經事先安排好治療內容及治療結果，而非自由探索。M 太太過去想要詹姆士改變不當的行為，但是遊戲及藝術治療並不必然這麼做。遊戲及藝術治療要當事人有意願去觀察照原來那樣做會發生什麼事，希望詹姆士最終能開始不去傷害自己和他人。

如果治療師已認定某個特定的效果，比如說，詹姆士停止去勒緊小狗，這樣的行為改變卻有可能使詹姆士有機會去發現釋放情緒的其他方式。詹姆士會運用創造力去發現其他方法，但是卻不會依照治療師與母親的安排。

如果使用行為改變技術，一開始會設定一些治療性的策略，並與詹姆士的母親共同制定獎勵或懲罰的內容。這樣的技術並未反映詹姆士內在的聲音，這是因為行為改變技術沒有讓詹姆士參與其中，並且不太去仰賴可能性或是機會，治療目標在一開始就已設定好了。行為改變技術是目標導向的，相反地，遊戲或藝術

治療是讓產生一些可能性，並跟隨著某些成果所帶來的可能性。

循環

　　當探討遊戲治療、藝術治療的探索及實驗時，就必須探討循環。遊戲的定義就是循環的活動，因為活動的意義在於為了做活動，及享受活動本身。活動不同於比賽，比賽所強調的是目的及結果。比賽具有規則，而所有的參賽者必須同意這些規則。從語源學的角度分析，遊戲（play）的字根是舞蹈（dance），或是向前、後、左、右踏步（Knill et al. 1995, p.24）。遊戲可以是一而再、再而三，永無止盡地重複。遊戲得到滿足感而且從重複、循環的活動中，更強化了情緒反應。

　　進行遊戲治療的重要過程就是重複。兒童通常在同一次治療中一再重複玩同一種遊戲，甚至在幾次治療中也重複玩同樣的遊戲。重複就像是退潮與漲潮一般，重複也是「退」之後「進」、「進」之後又「退」……所形成的循環，重複更是呈現了固定的畫面，例如，一部陷入沙地的卡車，之後就出現了另一部卡車來拯救它；或者是固定的主題，例如，好男孩與壞男孩。重複是有必要的，因為重複是為了更深層的探索，也是為了不斷重複直到某件不一樣的事發生。

　　治療師的一項重要任務是分辨空白性和典型的重複，以及有用的重複。空白性重複似乎是無效的生活而不是循環。再重回先前所述「想像力」的那個段落，空白性重複就是再製畫面的一種信號，因此可以引用病理學來詮釋。空白性重複的當事人無法自我產生任何的選擇性，所有的可能性已破壞殆盡。

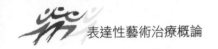

對於當事人的處遇，治療師可以嘗試在遊戲中建議一種新角色或是新的選擇來中斷空白性重複。假如重複對兒童是有用的，那麼，治療師必須控制她的無聊感，並且去了解這個遊戲對兒童的重要性，開始仔細觀察遊戲中微小的變化。遊戲具有循環性而比賽沒有。比賽在既定的規則下進行，並且關注輸贏結果。比賽的輸贏結果會直接影響兒童興奮或沮喪的情緒，而且為了進行比賽，兒童會自我節制感覺與情緒，然而，控制下的情緒反應不是治療師所要處理的素材。至於遊戲，兒童會主動涉入情感，這才是治療師所要處理的素材。

譬喻

彼得，六歲，因為在校及在家的攻擊行為而被送來治療。他半天上幼稚園、半天上小學一年級。在幼稚園時，他適應良好，但是在一年級時大部分的時間裡不是沮喪就是躁動。午餐時間，彼得需要媽媽來學校餵他吃午餐，否則他就不吃。在家裡，他經常打他的妹妹。管教彼得很困難，因為他的行為讓他的父母親認為他很「壞」。彼得的雙親工時很長且不太固定，所以這些孩子們常常由保母來照顧。彼得已經接受好幾次的測驗，測驗的結果是疑似發展遲緩。

彼得從一開始治療及接下來的幾週，都是背對著治療師自己玩耍。在彼得玩的時候，治療師很難聽到他玩的聲音。雖然治療師覺得被忽視，但她仍然留在自己的位置上。過了一段時間，彼得開始讓治療師加入他的遊

戲當中。這個遊戲本身就是一個譬喻：彼得拿了一個大
枕頭，坐在地板上，自己就是一個家。他會熄燈，躺在
地板上睡覺。過了幾分鐘之後，他會起床，開啟了一天
的行程。他叫治療師「媽咪」，然後兩人將一起用餐。
彼得會為「媽咪」做早餐，然後「母子」兩人快樂的用
餐、咀嚼「食物」。

　　在接連的幾次治療，彼得都持續玩這個遊戲。這個譬喻成為
他的主題曲及試金石，甚至在治療中，他已經在從事其他遊戲或
活動。對彼得而言，與治療師重複地玩「家的遊戲」似乎有某種
程度上的必要性。從治療師的角度而言，她逐漸地更加認同這個
遊戲，且同理彼得玩這個遊戲。她不害怕在遊戲中當「媽咪」，
也給予彼得濃厚的母愛。治療師為了讓這個譬喻更加深層而豐富，
她不以口語的方式來表達兩人之間的情感而是在遊戲中流露情感。

　　在遊戲治療中，進與退的循環也是治療內容的一部分，並且
在當事人與治療師之中持續著。他們共同合作的外在形式是譬喻
的建構：遊戲的順序嵌入其中。這個過程是兒童內在世界進與退
的循環，如果他們使用了譬喻的形式，在此譬喻下治療師給予回
應，那麼即由兒童再倒退、轉變成有創造力的方式。因為治療師
掌握了更有力的素材，像是憤怒與攻擊或是愛與性，治療師以同
理或是一起遊戲，而不是回應的方式來處理這些素材，治療師能
做的是將這些感覺交還給兒童自己，讓兒童去接受。

　　在遊戲治療中，使用譬喻這個技術可以允許產生距離感。當
玩一個娃娃時，一個角色或是一個故事可能還會包含了許多的玩
具，我們可以理解這些遊戲所涉及的情感，並且可以從兒童身上

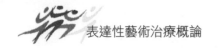

分離開來的，是間接的。譬喻可以產生距離感。距離感可以保護脆弱或是易傷害到自我的部分，並且可以在進行遊戲治療時，減低兒童緊張及威脅感，而非直接去面質兒童。

　　一般而言，被送來遊戲治療的兒童大都有自我分離、無法接受自我，並且認為自己很壞。治療師不怕去正視自我分離、「很壞」的部分，甚至治療師會與孩子一起玩來處理這些問題。運用譬喻以及陪著兒童一起玩，都必須具有意願、一次又一次、前進或後退、繞來繞去地玩，有時候還必須處理沮喪與不安的部分。如此一來，便促使兒童建立自己的資源，並運用了自己基本的創作力。經過一段時間，最終治療師將可看見並理解兒童所創的具有特色的故事。

　　促使治療有所進展的一個重要的方法就是譬喻。「當兒童進入到遊戲的譬喻，他可以體驗任何事情。」（Caspary 1993, p. 211）為了讓治療得以順利進行，必須讓兒童能處在譬喻之中。不論僵化地處理素材或是潛藏在譬喻之中，都將導致無法同理兒童，並且破壞了轉變空間。如果彼得的治療師在擔任遊戲中「媽咪」這個角色時感到不舒服，甚到感到很困惑，那麼她會拒絕演出這個角色。如此一來，譬喻的魔力就不可能產生，治療師將失去處理彼得重要事件的大好機會，例如彼得需要安全感及一個家。玩及存活在譬喻之中是最重要的，因為將可保護兒童去面臨風險。這些風險包含繼續從事危險的素材。例如，詹姆士和父親的那條繩子，譬喻也是治療中非常重要的方法。經由接受繩子的特定意義，並將繩子視為詹姆士持續進行、遊戲的一個感覺與憧憬的貯藏所，治療可有所進展。通常在藝術治療，尤其是詩的藝術治療，譬喻更是核心部分。詩就是譬喻性的語言。「詩暫留在每一個直

接的反應中，因此也喚醒了直覺。」（Gadamer 1986, p.170）詩中的譬喻以拉開距離或是暫時停留在現實的方式，來保護、揭露了事實。

結論

遊戲與表達藝術治療師的工作是使用遊戲或藝術創作來加深、加廣想像活動。想像力具有療效，然而在治療中，我們創造一個特殊的遊戲與藝術創作內容。我們有目的進行活動，以轉變經驗來建立治療師與當事人之間的關係。當我們設定「架構」來強調轉變空間的重要性時，我們已讓想像力萌芽、開花。治療師接受兒童的感覺，以及促使產生轉變空間即是美的回應。我們的目的在於引發嶄新的事件，並且盡情發揮想像力。

當在遊戲治療中想像活動高度發展並已然成形，接下來，兒童與現實的關係就可能有所變化。最終，兒童心理治療、表達藝術治療基於一個相同的論點：想像力可以形塑經驗。對於兒童進行心理治療，我們必須注意遊戲與藝術創造之間的基本共通點，也必須注意以比喻與想像力來建立遊戲空間時兒童的安全與風險。在遊戲空間中的兒童，就像是藝術家經由遊戲中的想像活動能顯露或再創造自己本身。最終，對兒童進行心理治療就是發生在遊戲場地中的想像活動。

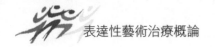

◯ 參考文獻

Caspary, A. (1993) 'Aspects of the therapeutic action in child analytic treatment.' *Psychoanalytic Psychology 10*, 2, 207–220.

Gadamer, H-G. (1986) *The Relevance of the Beautiful and Other Essays.* Edited by R. Bernasconi. Cambridge: Cambridge University Press.

Knill, P., Barba, H.N. and Fuchs, M.N. (1995) *Minstrels of Soul: Intermodal Expressive Therapy.* Toronto: Palmerston Press.

Ogden, T.H. (1989) 'Playing, dreaming, and interpreting experience: comments on potential space.' In M.G. Fromm and B.L. Smith (eds) *The Facilitating Environment: Clinical Applications of Winnicott's Theory.* New Haven: International Universities Press.

Winnicott, D.W. (1971) *Playing and Reality.* London: Routledge.

◯ 延伸閱讀

Jabes, E. (1972) *The Book of Questions.* Middletown: Wesleyan University Press.

Levine, E. (1992) 'Imagination and understanding in expressive therapy: guiding formulations and embedded interpretations.' *C.R.E.A.T.E: Journal of the Creative and Expressive Arts Therapy Exchange 2*, 23–26.

國家圖書館出版品預行編目資料

表達性藝術治療概論／Stephen K. Levine, Ellen G. Levine
主編；蘇湘婷、陳雅麗、林開誠譯.--初版. --
臺北市：心理, 2007.09
面； 公分.--（心理治療系列；22086）
含參考書目
譯自：Foundations of expressive arts therapy: theoretical
and clinical perspectives
ISBN 978-986-191-067-3（平裝）

1.藝術治療 2.心理治療

418.98 96016970

心理治療系列 22086

表達性藝術治療概論

主 編 者：Stephen K. Levine、Ellen G. Levine
譯 者：蘇湘婷、陳雅麗、林開誠
執 行 編 輯：李 晶
總 編 輯：林敬堯
發 行 人：洪有義
出 版 者：心理出版社股份有限公司
地 址：231026 新北市新店區光明街 288 號 7 樓
電 話：(02) 29150566
傳 真：(02) 29152928
郵撥帳號：19293172 心理出版社股份有限公司
網 址：https://www.psy.com.tw
電子信箱：psychoco@ms15.hinet.net
排 版 者：龍虎電腦排版股份有限公司
印 刷 者：龍虎電腦排版股份有限公司
初版一刷：2007 年 9 月
初版五刷：2023 年 6 月
I S B N：978-986-191-067-3
定 價：新台幣 400 元